民国

全国名医

验案类编续编

〔民国〕郭奇远 选评

唐文吉 唐文奇 点校

学苑出版社

民国全国名医验案类编续编

民国　郭奇远　**选评**
唐文吉　唐文奇　**点校**

根据民国二十五年七月大东书局版整理

学苑出版社

图书在版编目（CIP）数据

民国全国名医验案类编续编/唐文吉，唐文奇点校；郭奇远编 . —北京：学苑出版社，2018.9（2021.4 重印）

ISBN 978 - 7 - 5077 - 5497 - 1

Ⅰ.①民…　Ⅱ.①唐…②唐…③郭…　Ⅲ.①医案 - 汇编 - 中国 - 民国　Ⅳ.①R249.1

中国版本图书馆 CIP 数据核字（2018）第 131864 号

责任编辑：黄小龙

出版发行：学苑出版社

社　　址：北京市丰台区南方庄 2 号院 1 号楼

邮政编码：100079

网　　址：www. book001. com

电子邮箱：xueyuanpress@ 163. com

销售电话：010 - 67601101（销售部）67603091（总编室）

印　刷　厂：北京兰星球彩色印刷有限公司

开本尺寸：710 × 1000　1/16

印　　张：22.25

字　　数：373 千字

版　　次：2018 年 9 月第 1 版

印　　次：2021 年 4 月第 3 次印刷

定　　价：88.00 元

贠　序

余与文吉，于微博神交多年，而未曾谋面焉。去岁末赴京讲学时，遂专邀而得与文吉、文奇兄弟一会；兄弟二人皆中医俊秀，皆透儒雅风也。

文吉本北京大学中文系硕士，由文入医，正如民间俗言"秀才学医，笼中捉鸡"，加之师承名家，颖悟过人，中医文化，精研有加，理法方药，悉得要领。

文吉于普及中医文化卖力不少，而于发掘、点校、整理中医古籍方面亦颇显功力。点校整理古籍，乃惠及后世之事业，然大多读者唯顾知识之汲取，却很少留意点校整理之痕迹，故点校者多属"幕后英雄"之列。虽然如此，但点校古籍是件十分不易之事，非一般人所能为也，其当备如此几个条件：第一，具本行业比较系统之学术功底以及心胸疏朗而少私欲、目光敏锐而未蒙尘者，如此方能慧眼识珠，发现有价值而流传不广之奇珍古籍；第二，具扎实的传统文化和文言文字之功底，且擅于训诂和考证，如此方能知悉原著之文化背景，发现原著本身和传承流转过程中出现之字词句错讹错简以及原文衍文等问题，如此才能精准校对；第三，具严谨的学者之风，才能尊重原著，不肆意妄为，不夹带"私货"，并能结合当下的文字形构和阅读习惯而作适当处理；第四，拥有或不畏艰辛、多方搜求而获版本学意义上的珍本善籍以及丰富详实的文献资料。

从其主编、点校、整理出版的多部中医古籍来看，文吉无疑具备如此之素质和功力。这次，他又点校了一套《全国名医验案类编续编》（以下简称《续编》）出示与余，并诚邀文荐。

《续编》之渊源，原著主编郭奇远之绪论业已言明，乃民国时期经典医案集《全国名医验案类编》（以下简称《类编》）之后续稿件，其价值可见一斑。

余个人对民国及民国年间业已成熟之医家及其医案甚为看重和认同，其原因有三：

一者，余以为，因有清一代乃温病学术之高峰。中医至民国，其学术思想尤为成熟，其体系尤为完备。因为单以大处论，民国年间更是经方医学和温病学术融为一炉、寒温一体的中医成熟期，代表医家如张锡纯、何廉臣、丁甘仁、章次公、程门雪等，影响所及，广泛而深远，各名家医案多圆熟老到。

二者，民国年间大师辈出，学术鼎盛，学风严谨，而于医界，各名家之学问渊源有自，根深蒂固，其术行皆儒风习习，而耻于蝇营狗苟，其医案多实事求是，而无抄袭臆造之弊。

三者，民国年间，其中医学术尚未受西医之冲击之改造，既成熟完备、博大精深，又植根传统、思维纯正，各名家医案不像当今之不西不中、不伦不类而贻误后学者。

余随机阅习《续编》各类医案，亦实具此风标和格局也。《续编》当与《类编》一样，颇堪玩味和追慕，于中医学者和临床者而言，其中之理法方药、思辨论治值得借鉴、领会和实践。惜哉《续编》出版后，值战事爆发，上海沦陷，而未能广为流传，现存（行）者仍是民国之版本，于当今读者尤极为不便，致《续编》尚在"冬眠"之中。文吉敏而识察，翻录整理，点校修改，而即将出版，于中医界当是幸事一件矣。

余义不容辞，不揣浅陋，啰嗦以上文字，权充介文耳。

负克强　字毓卿
戊戌年仲春于毓涵斋

薛　序

中医的生命，在于临证。最客观真实反映医家学术思想和临证思辨的，莫过于医案，学习参悟名家医案，无疑是照亮明医之路的一盏星灯。自金元至清末民初，中医学理论日臻完善，医家的临证水平，也达到了前所未有的高度。中医医史文献学家李经纬先生就曾指出，清代中后期的一批江南医家，基本上可以代表中医学理论和实践的最高水平。

《全国名医验案类编续编》搜集整理了清末民初全国各地名医的临证验案，完整详实，临床疗效卓著，医理分析方药运用，均给人以启迪，具有极高的学习研究价值。

本书所选医家涉及地域广泛，北自京津，南抵琼粤，西达云贵，东至苏沪。通过本书，可以了解当时各地名医的临证心法，以及他们遣方用药的风格特色。所选医案，记录完备，条目明朗。所载方药，药方完整，剂量精准，复诊次诊，序第清晰，便于阅读学习。部分医案尚附有医家对病情用药的分析，知其然，亦知其所以然也。医案后加注了郭奇远先生的按语，可供后学赏评。所载医案，医家或用伤寒经方，或用温病时方，寒温本无界限，学者可择其善者而从之。值得思考探究的是，与当下中医偏重诊治内伤杂病不同，本书所选医案中外感之病占比较大。

在西方医学尚未全面进入中国的百年之前，人们几乎所有的疾病都依赖中医治疗，这无疑更予中医疗效以全景展示。应对急危重症，当时的中医能够力挽狂澜，活人无数。如王景祥用麻黄附子细辛汤和白通汤所治寒厥案，尹性初用参附四逆汤治气脱危证。这些经验在现今的中医急重症治疗中，仍有借鉴意义。擅用外治法，也为本书选案一大特色，如尹性初用麝香纳脐中治酒湿痹痛案，王百禄用蜜煎导法治湿热误治变成鼓胀案。当今中医界已所用不多的峻下逐水类方药，在本书中我们仍可窥见一斑，这些都是前人宝贵的经验。如周禹锡用十枣汤治悬饮吐水案，吴介诚用三生饮治暴中风痰案。善用涌吐和泻下法，亦为书中验案特色，如尹性初用瓜蒂散治痰癖痼疾案，蔡东荣用鹅翎探吐及盐水治绞肠痧案，林丽生用瓜蒂散合栀子豉汤治精神病案，萧尚之用半硫丸治寒积脏结案。秉承经典，将临证医案与经典条文，相互映参，融汇贯通，定可获益良多。如李贡廷治湿温蒙蔽上焦案，就是对吴塘《温病条辨》上焦篇第46条宣痹汤的完美运用。

唐略先生此次点校全书，使《全国名医验案类编续编》时隔近百年再度问世，实为天下中医之福，天下苍生之福，功德无量！

乐见书成，欣喜之余，谨以此序。

薛珂

2018 年春月于北京

李 序

余喜读医案。可以说，医案是了解一名医家临证特点和诊病思维的最直接的途径。自明清以来，医案之学大盛。无论是如《名医类案》《古今医案按》这样的类案，还是如《寓意草》这样论病体例严谨详实，兼为门人作答的"教学式"医案，抑或是集中专门体现某位名医学术特点的医案，如《临症指南医案》《吴鞠通医案》《归砚录》等等。洋洋大观，精彩纷呈，是中医传承的巨大财富。

前日与京城同好小聚。文吉兄兴致勃勃拿出其经过一冬反复校对，刚刚整理好的《全国名医验案类编续编》赠余，言其对此书颇为珍视，故特将旧版整理校对成册，付梓以飨读者。余回家细细翻阅，渐觉此书颇可研习，足以启人思路，增长见闻，提升诊治水平。其独到处有二：其一，此书是民国时各地中医将自己验案投稿，经选择而汇编，并非说教式宣讲，亦非仅是一家之言。病种涵盖甚广，且同一种疾病，可有数位医家之医案，互相对比，广学思路，亦可去粗取精，不局限于某家某派，少有思路禁锢之弊。其二，脉案贵在真实，亦贵在用药后疗效，更贵在诊治思路的明确。诊病必明理、法、方、药，亦当知脉、因、症、治。此书俱清晰阐明。有原因、病名、症候、诊断，更有疗法、处方、复诊及效果。足可参究，足可师法。体现了诊治的全部流程。而上述优点，在古代医案中并不算多见，是此书的珍贵之处。

在此书的各位投稿医生中，有些名字少为人知。他们的名气并不响亮，可能他们只是在乡间造福一方，但这都不能掩盖验案本身的光芒，不能掩盖重病收效背后医者的努力。此书足以启迪后学，传继中医之星火。

文吉发掘、整理、校对之功不可没，嘱余为序，乐为之。

李汪洋于戊戌早春

点校者前言

1929 年，《全国名医验案类编》，又名《当代全国名医验案类编》（以下简称《类编》）在上海由大东书局出版。书中的医案，是从全国名医中征集而来的，又经绍派名医何廉臣先生的筛选、编排，加以按语，充分体现了绍派伤寒的博达、精准、犀利，这是何廉臣先生的代表作，是绍派伤寒的代表作，也是中国医学的代表作！此书的出版，在当时中医界的一件盛事，可以说是当时中医界的"诸侯会盟"，也是中医发展到清末民初这样一个巅峰时刻，铸成的一部大典。书一出版，立即风行全国！这本书的出版也带动了更多的优秀中医，他们纷纷把自己的出色医案和宝贵经验寄到上海。可惜的是，何廉臣先生在这一年就去世了，于是，编写续编的重大任务，就落到了郭奇远身上。郭先生也不负众望，1936 年，《全国名医验案类编续编》（以下简称《续编》）出版了。

郭奇远是何许人呢？我们可能不熟悉。但说起李叔同，我们都会知道，这是一代才子，于诗词、音乐、书法都有造诣，情场也很得意，但令人没想到的是，这位风流才子，在阅尽人间春色后，突然遁入空门，当了和尚，成了著名的弘一大师。李叔同在南洋公学（今上海交通大学的前身）上学的时候，老师是蔡元培等人，同学有黄炎培、谢无量、马一浮等人，他们上的是经济特科班，全班都是学霸，而学霸中的学霸，在班上考第一的，就是我们这本书的编者：郭奇远！

毕业后，郭奇远进入政界，后又在译馆、报社任要职，但终因文网森严，郁郁不得志，终于退而潜心学问，致力岐黄——学中医去了。

自古弃文从医的人，比弃医从文的人要多得多。"初从文，屡试不中；改习武，校场发一矢，中鼓吏，逐之出。后改学医，有所成，自撰一良方，服之，卒。"这是多少弃文从医者的前车之鉴，其实这都是因为没有得到传承，所以下场才如此尴尬和悲惨。但郭奇远不是这样的，他聪明颖悟，而且资源很多。一学医，马上身边就是何廉臣、曹炳章等医学大家，可谓"谈笑有鸿儒，往来无白丁"。

何廉臣先生的《类编》出版时，郭奇远曾作序；何廉臣仙逝后，郭奇远又接过了编写《续编》的重担。

何廉臣是医学世家，临床老手，其技艺与文笔经过长期的雨洗风磨，已经臻于圆润，故《类编》的按语，多中正平和，尊重作者，读之如饮醇酒。郭奇远则是才子学医，始终有一股书生意气，故《续编》的按语，多锋芒毕露，切磋讨论中毫不留情，所以，其中会出现一些偏见，比如，见用经方则喜，见药味稍多则曰叠床架屋、杂乱无章，见用黄芩、黄连则恐其寒凉呆滞，见四苓、六味则怒其篡改圣方……这些观点究竟是否恰当，我们不做评判，也不宜盲从，留作为一家之言，以备参考即可。这是我们读《续编》首先要注意的。

如果说，《类编》教给我们的是疾病的常规套路、治病的常规方法；那么，《续编》向我们揭示的疾病套路则更深，而治法也更奇，这些东西，临床少见，但高手必备。这样，遇到别人拿不下来的病，你才能出手不凡。《类编》是常，《续编》是变。知常才能达变。因此，如果要读《续编》，必须是此前已经读过《类编》的，最好是有相应的传承。否则，你会以变为常，以奇为正，混淆思路。这是我们读《续编》更要注意的。

此外，当年的很多中医，都积极学习西医知识，于临床中，衷中参西之处不少，皆能自圆其说，足见中医的兼容并包。但随着现代医学的发展，当年的西医知识在今天看来已经非常幼稚，有的甚至是错的。对于这部分内容，我们也仍予以保留，望读者明鉴。

《续编》出版后，淞沪会战爆发，上海沦陷，因此，此书未能像《类编》那样广为流传。至今，仍然只有民国时期的版本。于是我们将其翻录整理成简体横排电子版，经过仔细校对，重新印行。我们充分尊重原著，只有少数地方，为了尊重现代惯例，做了微调，如：版式修改后原文中少数几处"左"、"右"不得不改为"上"、"下"，"栝楼"、"栝蒌"、"栝楼"我们统一成了"瓜蒌"，脏腑，在很多地方写作藏、腑，我们都统一成"脏"、"腑"……还有一些显而易见的错字，我们也直接做了改正。如此等等，皆径改，不出校记。此外，本书中处方多有一药数名现象，如白术称为"于潜术"、"于术"，肉桂称为"紫猺桂"、"猺紫桂"，等等，我们一律不做修改，以保留旧籍之原貌，且增广读者之见闻。

　　校书如扫落叶，由于时间仓促，水平有限，书中难免有疏漏之处，我们恳请方家指正。

唐文吉　唐文奇
戊戌年春于北京清艾轩

绪 论

　　《当代全国名医验案类编》正编上下两函，主编者为越医①何廉臣。出版以来，风行全国，有口皆碑。嗣以各地名医，仍纷纷投稿寄验案，积久盈尺，续编势不能已。不幸何君忽归道山，负责无人，搁未举办。嗣值远应暨南大学之聘来沪，课余多暇，大东书局主人以远去岁曾为何君作序，冠之正编，颇为何君所赞许，志同道合，必能成何君未竟之绪，谬以续编编纂见委。珠玉在前，自惭形秽，谢不敢当，而主人敦促不已，且以宣扬国故之大义相绳。辞不获命，勉竭驽钝而为之，阅时三月告成。步武何君，每案加以按语，而分六淫、杂病为上下两集，则与何君之体裁稍异。盖从赅括而言之，百病胥统于六淫；然为读者之研求参考计，则以多分门类为便。去圣益远，学术晦霾，分类稍多，则眉目清醒而探求自易。此远再四思维而认为体例有变更之必要也。至投稿诸君，或以忙迫鲜暇，文辞上间有不达及未经修饰之处，且有杂以谚语俗字，一时未及注明者，均为之删润而考订之，务去解释上之障碍，而归于明显。又如全案均佳而有一二瑕玷，以二卵弃干城之将为可惜，则为之指出瘢类，以资商榷，此又远苦心孤诣以实事求是之精神，欲与同道诸君共策进行者也。昔太史公作《史记》，萃古籍而镕冶之文字，多所更易，用能成一家之言；李义山《咏昌黎平淮西碑》亦有"点窜尧典舜典字，涂改清庙明堂诗"之语。区区之心，窃慕此耳。极知僭妄，无所逃罪，然不敢以此自馁，此又可为我同道诸君告而要求加以谅解者也。属草既竟，爰为记其大要如此。知我罪我，听诸贤哲。瑞安郭奇远识。

---

　　① 越医：绍兴古称越。越医即绍兴的医生。

大块噫气，厥名为风。为祥为厉，吹万不同。善行数变，病态难穷，抑其飙悍，俾和而中。录风淫病案第一。

太阳寒水，运行周身。邪或干之，形凛毛森，长沙著论，示我后人。治不失轨，以全天真。录寒淫病案第二。

秋脉如毛，经语分明。东垣主益，嘉言主清。后贤愦愦，择焉不精。阐明法治，思义顾名。录燥淫病案第三。

长夏郁溽，海国熏腥。雾露吸受，或滞或停。渗以淡燥，逐以芳馨。振颓去靡，俾寿而宁。录湿淫病案第四。

夏日可畏，薰风不来。中暍伤暑，人罹其灾。清之解之，法运灵台。我思古人，天士灵胎。录暑淫病案第五。

君火相火，皆病之资。盛则抑之，郁则达之。虚实收泄，咸有攸宜。立方垂世，仰止名师。录火淫病案第六。

以上为初集，六淫病案。

真中风者，朝发夕死。其可治者，类中风耳。气并则厥，寻绎经旨。讲求治法，沉疴以起。录类中风病案第一。

挥霍缭乱，随文为释。实则此名，由于传译。曰虎列拉，字音合拍。以义名之，当名厉疫。录霍乱病案第二。

七情抑郁，虚劳以起。六淫误治，抑或成此。虚中有实，虚由实始。畏首畏尾，身其余几。录虚劳病案第三。

脑筋冷静，澄以鉴物。热而昏之，或由拂郁。降逆清神，灵丹是乞。龙牡镇逆，可以仿佛。录神经病案第四。

韩十二郎，退之之侄。早岁夭亡，缘软脚疾。脚气冲心，千金有述。不素讲求，临证必失。录脚气病案第五。

血本心生，肝脏脾统。三脏失调，由弛而纵。上吐下崩，流异源共。无以治之，身将不用。录血崩案第六。

肿有癥瘕，胀分水气。或汗或下，消导为贵。强弱异宜，刚柔别味。讲之有素，得大无畏。录肿胀病案第七。

疝责少阴，但分寒热。推其原因，不外郁结。仲景之书，已有论列。录存数案，以资圭臬。录癞疝病案第八。

五种成淋，败精为浊。两窍异途，分治为确。譬彼沟渠，污则瀞濯。精选验方，以告后学。录淋浊病案第九。

有形之病，癥瘕肿胀。痹闭之痛，无有形状。源流不同，治各有当。要而言之，利在鼓荡。录痹痛病案第十。

肠澼滞下，今名为痢。暴注下迫，古曰下利。同属肠胃，治法则异。为便检查，并为一类。录泻痢案第十一。

疟脉自弦，非痰不病。亦有疟蚊，成传染性。在阳易愈，三阴邪盛。寒热往来，治详仲圣。录疟病案第十二。

白喉晚出，势焰可畏。推其病原，由感燥热。古书虽无，责在肺胃。良工有方，拔茅以汇。录喉病案第十三。

孟论观人，莫良眸子。灵明之精，开窍于此。不探病原，眼科医士。凉药杀人，滔滔皆是。录眼病案第十四。

牙为磁质，洁净则久。风火与虫，致病恒有。牙疳尤险，十死八九。备录佳案，以示枢纽。录牙病案第十五。

痘疹有三，分顺险逆，因感客邪，传染成疫。东瓯俗谚，名大小客。研求医方，儿童蒙泽。录痘疹病案第十六。

生理自然，瓜熟蒂落。庸人自扰，疾病乃作。亦有他因，伤害经络。为强种族，讲求医药。录胎产病案第十七。

积湿生热，譬之沟渎。气结血凝，虫乃潜伏。赖有药物，为之驱逐。先民有作，佳案宜读。录虫蛊病案第十八。

五毒溃疡，原于周礼。长沙之书，方法完美。历朝贤哲，咸有论议。选录一方，以备模拟。录痈疡病案第十九。

人之恒情，少见多怪。一经说明，心为之快。学理艰深，请求勿懈。异想天开，可扩眼界。录奇病案第二十。

以上为二集，杂病案。

目　录

初 集

·六淫病案·

第一卷　风淫病案（凡 10 案）

1. 大头瘟案

尹性初（湖北武昌）

【病者】冯姓妇，年三十余，住武昌水陆街。

【病名】大头瘟。

【原因】风火挟湿。

【症候①】初起头微肿，耳微痛。医者投以银翘散，药不胜病，迁延旬日，致头面肿大如盆，两眼合缝，口不能张，耳流脓血，其热烙手，二便俱秘，不食者已六日矣。

【诊断】六脉数实，此风火挟湿郁蒸于上之实证也，纯投清凉，致气血冰凝，怫热内作，风无出路，是以愈酿愈深。

【疗法】仿刘河间防风通圣散之旨，表里两解。用海马、全蝎者，解毒而消肿更速也。

【处方】防风三钱　白芷二钱　川芎二钱　连翘四钱　荆芥二钱　黄连一钱　黄芩三钱　海马二钱　全蝎三个　归身三钱　大黄三钱　芒硝四钱

水煎服。嘱曰：如服药后心烦作呕，此药力已行，勿疑也。

【次诊】进二剂，泄动十余行，肿消一半，耳中脓血已愈。仍如前法，惟药味减轻耳。

---

① 症候　同现代的"证候"，下不出注。

【次方】防风二钱　白芷二钱　川芎二钱　荆芥二钱　黄连一钱　黄芩三钱　甲珠一钱　乳香　没药各一钱　归身五钱　大黄二钱　芒硝三钱

水煎服。

【三诊】进二剂，红退肿消，惟眼胞上下肿未全消。前方去甲珠、乳、没、硝、黄；加黄芪者，邪去则扶正也；加昆布、海藻者，导余毒从小溲出也。

【三方】防风二钱　白芷二钱　川芎三钱　黄连一钱　黄芩三钱　生黄芪三钱　当归五钱　金银花二钱　昆布三钱　海藻三钱

水煎服。

【效果】进四剂，二便调和，而诸症悉除矣。

远按：防风通圣散亦为头风妙药，人皆知之，妙在对证加味，使古方悉为我用，录此可悟剪裁之法。

2. 偏头风案

高仲岱（山东泰安北门仁寿药店）

【病者】范夫人，年五十六岁，泰安城东三里许范家灌庄。

【病名】偏头风。

【原因】素有肝郁，一生产子十一胎，五十四岁天癸始止。戊辰三月，国军取鲁，攻泰安城，队伍住其庄，夫人适进食，闻炮声欲逃不得，遂冒风而受惊。

【症候】一起左边头痛，左眼昏，嗅食味即吐。心虚烦，不进饮食。其痛也欲死不得。

【诊断】诊得左寸浮微，左关沉大，尺小缓；右寸浮洪，关中大，尺至微，此素虚而惊，风乘虚入，左疼属风而血虚，故名偏头风。

【疗法】以蔓荆子一味主治头痛而理眼昏，四物等味滋阴降火佐之。

【处方】蔓荆子六钱（醋炒）　当归头四钱　川芎一钱五分　生地黄三钱　杭白芍四钱（酒炒）　云茯神四钱（抱木）　台乌药四钱　藁本八分　南苏子八分（研）　柴胡一钱五分

水二碗，煎一盅，入童便一盅服。

【复诊】一剂，痛止一半，饮食渐进，眼略清，心烦呕吐不减，此有痰也。

【次方】原方加　胆南星一钱　白蔻八分（研末）　　天花粉三钱　福建曲四钱

【三诊】诸病皆愈，惟头不能举，举则痛。

【三方】原方中当归（醋炒）、柴胡（醋炒）、生地黄（酒炒）、茯神（辰砂末二分拌），分量如原数。外以蔓荆子一斤（醋炒）装入枕内枕之。

【效果】三日服第三剂后，即能行步，枕药枕十日痊愈。

远按：此证收效之速，全恃蔓荆一味，药枕尤见匠心。

3. 冒风急惊案

吴佩衡（住云南昆明市甘公祠南廿一二号）

【病者】柯局长培之长子，年岁半，住云南昆明市铁道分局。

【病名】冒风急惊。

【原因】民国十一年，阴历九月初六日，晨寐醒抱出，冒风而惊。

【症候】发热、自汗、沉迷，角弓反张，手足抽搐，目上视。

【诊断】纹赤而浮，唇赤舌淡白，脉来浮缓，由风寒阻塞太阳运行之机，加以小儿营卫未充，脏腑柔嫩，不耐风寒，以致猝然抽搐而成急惊。此为风中太阳肌表之症。

【疗法】以仲圣桂枝汤主之，使太阳肌腠之风寒，得微汗而解。

【处方】桂尖三钱　杭芍三钱　生草二钱　生姜三钱　小枣七个

入粳米一小撮同煎，服后温覆微汗。

【效果】一剂即熟寐，汗出热退，次日霍然。

远按：此证利在急治，倘迁延日久，别生变故，难以逆料。案内桂枝全方，力量甚足，故能效如桴鼓。

4. 感冒风寒案

陈仲彬（浙江平阳）

【病者】张丹溪之子，年四岁，住平阳南隅。

【病名】感冒风寒。

【原因】素体薄弱，丁卯四月初三日，天气暴暖，因换洗脱衣不慎①。

【症候】起时指尖与额寒凉，身热自汗，口渴，欲睡，倦怠，间时发惊。

【诊断】指纹红浮，脉搏浮紧，此外感风寒于肌腠。

【疗法】桂枝汤加栝蒌根。

【处方】（顶细）桂枝尖六分　（东阳）生白芍六分　炙甘草四分　生姜一片
南枣一小粒　栝蒌根八分

【复诊】一剂微汗热轻，惊定神清，惟大便溏泻，咳而上气，微喘，询系
食荸荠水果所致。

【次方】原方去栝蒌根，加　川厚朴三分　（苦）杏仁泥五分

【效果】服后热清息平而愈。

按：此即俗称急惊风之候，明是风伤太阳，肌腠实，皮毛虚，所以自汗，
服桂枝汤加栝蒌根可愈。因误食凉，致肺气不能宣发而微喘，加用杏、朴降
气宽胸，令其从肌腠出于皮毛而解。

附：惊风辟妄

喻嘉言曰：惊风一门，古人凿空妄谈，后世之小儿受其害者，不知千百
亿兆。盖小儿性禀纯阳，易致生热，热盛则生痰、生风、生惊，亦所恒有，
设当日直以四字立名：热、痰、风、惊，则后人不炫。因四字不便立名，乃
节去二字，以惊字领头，风字煞尾。后人不解，遂以为奇特之病也。且谓此
病有八候：以其头摇手劲也，而立抽掣之名；以其卒口噤脚急也，而立目邪
心乱搐搦之名；以其脊强背反也，而立角弓反张之名。相传既久，莫知其妄。
不知小儿腠理未密，易感风寒，风寒之入，必先太阳。太阳之脉，起于目内
眦，上额，交巅入脑，还出别下项，夹脊，抵腰中。是以病则筋脉牵强，因
筋脉牵强生出抽掣搐搦、角弓反张种种不通名目，而用金、石、脑、麝开关
镇坠之药引邪深入脏腑，千中千死，万中万死，间有体坚证轻得愈者，又诧
为再造奇功，遂至各守专门，日杀数儿不自知其罪矣。百年之内，千里之远，
一二明哲终不能纠正其失，如方书中有云"小儿八岁以前无伤寒"，此等胡
言，足为惊风之说树帜。曾不思小儿不耐伤寒，初传太阳一经，早已身强汗
多，筋脉牵动，人事昏沉，势已剧于本经，何由见其传经解散耶？此所以误
言小儿无伤寒也，不知小儿易于外感，易于发热，伤寒为独多，世所妄称为

---

① 从句式看，或有缺文。

惊风者，即是也。小儿伤寒，要在三日内即愈为贵，若待经尽方解，必不能耐矣。又刚痉无汗，柔痉有汗，小儿刚痉少，柔痉多，世医见其汗出不止，神昏不醒，往往以慢惊风为名，而用参、芪、术、附等药，闭其腠理，热邪不得外越，亦为大害，但比金石药为差减耳。所以凡治小儿之热，但当彻其出表，不当固其入里也。仲景原有桂枝法，若舍而不用，从事东垣内伤为治，毫厘千里，最宜详细。

远按：此案及论均极透辟，桂枝一方，为小儿感冒要药，仁言利普，足征仲景书之不可不深研也。

5. 风温灼肺案

周小农（江苏无锡西门外棉花巷）

【病者】薛某，年弱冠，天和药号，西外大街。

【病名】风温灼肺。

【原因】先天阴亏，感受风温。

【症候】身热鼻衄，舌绛无苔，他医早进鲜地、白虎，热减，咳嗽，咽痒，音哑。

【诊断】脉数滑，舌绛已减，仍无苔，营热已清，气分之风邪犹留。

【疗法】辛凉清散风温，并涤痰热。

【处方】冬瓜子五钱　广郁金三钱　牛蒡子三钱　黑栀二钱　光杏仁三钱　苦桔梗一钱　象贝二钱　竹茹二钱　连翘二钱　蝉衣一钱　菖蒲八分　茅芦根各二两

二帖。

【次诊】咳减音亮，口渴溲红，温邪未清。

【次方】兜铃二钱　竹茹二钱　光杏仁三钱　广郁金二钱　冬瓜子五钱　粉沙参三钱　连翘三钱　银花三钱　山栀仁二钱　牛蒡子三钱　马勃一钱　枯黄芩二钱　茅芦根各二两

另僵蚕一钱　蝉衣七分　川贝五分　研末，用鲜薄荷、梨打汁一茶杯温调服。

【效果】服后，音亮咳止而愈。

远按：此证初起时即宜用辛凉透发，乃药过病所而成咽瘪音哑之恶候，是直医误之也，尚幸速为转变，挽救犹易，不然殆矣。

6. 重伤风案

邱莲青（浙江南浔镇）

【病者】梅履庆夫人，年三十余，住南浔南栅华家桥东块。

【病名】重伤风，古称太阳中风症。

【原因】时在初秋，金风乍荐，冒风凉而致病。

【症候】头痛颈酸，汗液频泄，畏风恶寒，口不渴而微呕。

【诊断】舌苔薄白而润，脉象浮缓，此风寒初袭太阳经表。

【疗法】辛温解肌，用桂枝汤加味。

【处方】桂枝一钱　炒白芍一钱　清炙甘草七分　姜半夏一钱五分　生姜两片　新会皮一钱五分　冬桑叶二钱　姜竹茹一钱五分　津红枣两枚

【复诊】两剂恶寒罢，头痛颈酸均瘥，汗亦止。惟胃纳较少，形体疲倦，再以和胃善其后。

【次方】新会皮一钱五分　川石斛三钱　冬桑叶二钱　姜竹茹一钱五分　清炙草五分　炒枳壳一钱五分　蒸冬术一钱　姜半夏一钱五分　云茯苓三钱

【效果】两剂，胃纳渐充而愈。

远按：此证初起即用桂枝汤清解，易如反掌，于此见仲景方法之妙，乃时医皆畏而不敢用，何哉？

7. 大头瘟案

姜德清（平度城北七里河）

【病者】戴圣型，年七十岁，住平度城北五亩兰。

【病名】大头瘟。

【原因】感染时行温毒，上攻头面而发。

【症候】初起恶寒发热，头痛面痒，次日头面肿大，肿处起小疙瘩如粟米状，痛痒相兼，自以去风之药烧水洗之，肿痛更甚。

【诊断】寸关脉浮数，两尺略沉，舌尖紫，苔薄腻。脉症合参，显系热毒上攻之症。

【疗法】用普济消毒饮，轻清解毒治之。

【处方】川连二钱　黄芩三钱　连翘三钱　银花四钱　紫地丁三钱　板蓝根二钱　桔梗二钱　元参三钱　牛子二钱　马勃二钱（布包）　僵蚕二钱　薄荷一钱　甘草一钱

鲜苇根煎汤代水。

【效果】一剂痛痒顿减，肿消减半，二剂痊愈。

远按：普济消毒饮清凉而不伤正气，治时行皮肤热毒最为稳妥。

8. 风火头痛案

蔡东荣（广东琼州琼山县）

【病者】谭吴氏，年四十岁，琼州海口市龙文坊。

【病名】风火头痛。

【原因】丙寅年除夕，用油煮物，向火过多，郁伏热气，新年复感风温。

【症候】初起发热，微恶寒，左边头痛，鼻流浊臭涕，且结小粒。

【诊断】脉弦数细，面微红，舌苔黄，尖绛，小便似茶色。此系外感风温，内挟伏火，相搏而成。

【疗法】以菊、桑、芎、辛、柴、竹、芦、茶散风温为君，芍、茯、丹、栀、芩、连、甘清伏火佐之。且桑、菊、芎、辛、茶叶清利头目，用治头痛殊有功能。

【处方】桑叶二钱　杭菊二钱五分　川芎一钱五分　辛夷二钱　柴胡二钱　竹茹三钱　陈茶叶二钱　芦根三钱　白芍三钱　茯苓四钱　丹皮二钱　栀子二钱　川连一钱　黄芩二钱　甘草一钱

【次诊】二服愈矣。后因食复诊其脉，浮大弦数，兼有革象，知其阴虚，肾水不足，肝木失所滋养。当兹春生之候，木当发荣，如不壮水以生木，难免倾覆之虞。与黑逍遥散加菊花、川芎滋水生木以遂其曲直之性。方中有柴胡、川芎以升散，亦即火郁发之之义。

【次方】干地六钱　白芍三钱　当归四钱　茯苓四钱　白术三钱　柴胡二钱　丹皮二钱　栀子二钱　甘草一钱　川芎一钱五分　杭菊二钱五分

【三诊】二服略愈，再与黑逍遥散加味，以滋水生木。

【三方】熟地六钱　白芍三钱　当归四钱　茯苓四钱　白术三钱　柴胡一钱五分

甘草一钱　栀子二钱　丹皮二钱

【效果】二服愈大半，再用六味加逍遥散，数剂而康。

远按：头痛虽有数因，究以风、火居多，桑、菊、芎、辛实为要药。案中以四物、逍遥滋水善后，亦为正治。

9. 风热肿喘案

周小农（江苏无锡西门外棉花巷）

【病者】许仁全，漆店主之子，韶龄，住西乡。

【病名】风热肿喘。

【原因】天时（三月）暴暖，赤膊迎风，风邪入肺。

【症候】面浮肿，气喘甚急。

【诊断】脉浮，苔白，风邪内袭肺经。

【疗法】辛开肺气，甘寒清热。

【处方】净麻黄四分（另煎去沫）　玉泉散五钱　前胡一钱　光杏仁三钱　冬瓜子皮四钱　牛蒡子钱半　生甘草五分　炙桑皮二钱　枇杷叶四片（去毛）

【效果】一剂微汗，面浮气逆循止。继以轻剂清里愈。

远按：此等方轻清圆活，极类叶天士方案，可为初学师法。

10. 伤风案

丁佑之（住江苏南通东门）

【病者】赵云龙，年五十二岁，业商，住南通。

【病名】伤风。

【原因】下乡收账，感受风寒。

【症候】头痛有汗，谵语狂笑，大便不通，已经六日，小便自利，身热恶风。

【诊断】脉浮而大，因思仲圣云：伤寒，不大便六七日，头痛有热，小便清，知不在里，仍在表也，宜桂枝汤。

【处方】桂枝二钱　赤芍药二钱　甘草一钱　生姜二片　红枣二枚

【**效果**】服后笑语皆止，第二日大便自通，三日而愈。此症或议用承气，余以为脉浮而大，邪尚在表，汗多神昏，故发谵语。虽不大便，腹无所苦，故仍宜以桂枝汤和其营卫也。

远按：读此案，可见仲景之书壁垒森严，丝毫不容假借，而一知半解者之足以误人也。

第二卷　寒淫病案（凡32案）

1. 伤寒从阳明化热证案

尹性初（湖北武昌）

【病者】杜明发之子，年十余岁，住武昌石渚屯。

【病名】伤寒从阳明热化证。

【原因】因热直中阳明，由误治而增剧。

【症候】日晡潮热，大渴引饮，烦乱不安，妄言妄见，起则弃衣狂奔，睡则循衣摸床，五六日不大便。

【诊断】诊其脉，但弦不涩，阳热虽甚，而阴血未竭，犹有一线生机可望。

【疗法】仲圣治发热谵语者，用大承气汤法。奈乡僻不能得药，幸其家有石膏，聊用以救一时之急。

【处方】生石膏四两，煎水放冷，频频喂服，至丑寅时，大便泻动一次，里热减而狂躁渐平矣。天明赴市检药，其方如下：

　　胆南星三钱　人中黄三钱　地骨皮三钱　天花粉五钱　生石膏三钱　人中白四钱　西大黄二钱

　　水煎服。

【次诊】进一剂，导动数次，诸证胥除，能食薄粥，为里热除而阴阳和也。再拟方以资调理。

【次方】紫石英三钱　瓜蒌仁三钱　酒芩二钱　地骨皮三钱　天花粉三钱　生

石膏三钱

　　水煎服。

　　【效果】服二剂，邪热除而营卫昌矣。

　　远按：此病竟用石膏一味获救，诚一快事。

2. 寒袭肾脏凝瘀案

周禹锡（住四川隆昌县拯瘼轩）

　　【病者】袁天锡，年二十余岁，万县英美烟公司经理。

　　【病名】寒袭肾脏凝瘀。

　　【原因】新婚交媾，欲延长其乐，坚忍不泄，致肾脏久受激刺，血液充分挤凑于肾管，待精泄后，神疲力乏，僵卧一觉，寒邪遂乘虚由精窍袭入肾脏。醒时腰脊酸胀，久则隐痛。医者认为肾亏，迭服辛温滋补，致凝着之血，干而成瘀，着而不去，遂长患腰痛，经年不愈。

　　【症候】两腰时时隐痛，酸胀不灵，稍劳动则痛甚，每入房后，则痛不能伸。

　　【诊断】六脉俱涩，左尺尤弱，详察病因，参合脉症，断为肾脏中有瘀血凝滞，为五劳中发轫之一。

　　【疗法】拟桃仁承气汤加鹿茸、三七引入肾脏以攻散其瘀血，尚可根治。以其痛故，尚有邪正互争之象，若再久延，至全然不痛，则邪正混为一家，正气全虚，攻之亦不应矣。

　　【处方】桃仁泥八钱　桂枝尖三钱　鹿茸片三钱　锦纹大黄四钱　生甘草二钱　芒硝三钱（后入）　三七末三钱（分四次冲服）

　　【复诊】连服四剂，溲如油，便溏黑数次，腰痛遂止，但不甚活动，脉涩较扬，是肾虚而邪未尽净也，前方去硝、黄，加乳、没、归、芍、柴、仲。

　　【次方】桃仁泥四钱　桂枝尖二钱　鹿茸片三钱　粉甘草钱半　明乳香三钱　净没药三钱　南坪归三钱　生杭芍五钱　竹柴胡一钱　生杜仲五钱　三七末二钱（分四次冲服）

　　【效果】服二剂，病已全瘳，再拟六味地黄汤加减：熟地八钱、枣皮三钱、光条五钱、云苓三钱、泽泻二钱、粉丹一钱、杜仲五钱、秦艽二钱、鹿茸三钱、砂仁五分、黄柏一钱服数剂，以善其后。

远按：按语精到，药力亦复雄厚。

3. 寒毒类痢案

陈憩南（广东潮安金山）

【病者】吴芸生，年四十八岁，南洋商人，住潮安枫溪乡。

【病名】寒毒类痢

【原因】本体素寒，两月前发生肛门痈（又名骑马痈），从疡科治疗，多服凉血解毒剂，疮口未收。一日午睡起，觉腹寒微痛。

【症候】嗣便似鱼脑鱼肝者，续下几次，以为适。间被寒，服消散药，明日较甚，医作红白痢治，用芩连蒎子之属，病与药日增，屡延西医注射，无效。一星期后，每小时约行四五次，饮食渐减，日夜难眠。

【诊断】六脉非常浮大而紧，两尺尤甚，重按俱空。舌白，中有灰黄苔，面赤头汗，恍惚怔忡，再验其所下之物，虽红白相杂，但色暗不臭，小便亦清。骇曰："再服芩连等药，阳将脱矣！"查肛门痈一症，系肾虚失职，不能吸收血中毒质，以排泄于体外，致令停留肠中，今痈虽稍愈，而疮口未收，君相二火衰微，肠中之寒毒，遂暗长潜滋，肝风乘阴惨之时，大肆其怒号，将脾液胃津，悉捲入肠中，与寒毒合化，气血乖违，为红为白，绵绵而下，绝无穷期。医者不察，漫从寻常红白痢治，而用消耗寒凉，驯至寒毒变本加厉，而病之至于斯极也。

【疗法】以姜、附、桂益君相二火，而散寒毒为君，芪、术、杞、杜补脾助肾为臣，归、乌、续、藜，以柔润息肝风为佐，牛膝引药下行为使。

【处方】焙附子钱半　清花桂五分（冲）　生北姜一钱　甘枸杞三钱　刺蒺藜钱半　苏当归二钱　川续断二钱　于潜术二钱　怀牛膝二钱　制首乌三钱　川杜仲三钱　生北芪三钱

【次诊】二剂他症平，脉仍浮大，紧稍去，每小时约行二次，再主散寒，未便兜揽。

【次方】前方去附子、蒺藜，入补骨脂钱半、吴茱萸钱半。

【三诊】二剂脉紧全去，转和缓有根，二小时约行一次，幸饮食如常，粪色却好，宜兼补虚。

【三方】前方去生北姜，入北姜炭一钱、高丽参钱半。

【效果】前药服后，有二次粪杂红白，再服三剂遂愈。

远按：外科眼科，每喜以凉药误人，卒至所有者未去，而根本已伤，遂不可救，我见多矣，可哀也。夫此案幸早发觉，即从扶阳益火为治，仅能挽救，不然殆已。

4. 寒滞血瘀案

程粹麟（湖北新隄）

【病者】甘张氏，年三十四岁，住西岸张家街。

【病名】寒滞血瘀。

【原因】初由经来不多，腹作疼痛，医达半载，愈治愈甚。

【症候】腹痛硬块，拒按，食入膨胀，病有半载，经闭三月。

【诊断】两脉沉迟而实，实为内积，沉迟里寒，且腹痛有块，拒按经闭。脉症合参，实为寒滞血瘀。

【疗法】经云，热则血行，用肉桂、炮姜温化其寒，川朴、枳实消其气，红花、桃仁破其瘀，大黄泄其实。

【处方】肉桂一钱　炮姜一钱　川朴钱半　枳实二钱　红花三钱　桃仁三钱　大黄三钱

【复诊】服一剂，腹大痛一昼夜，次日黎明下血三次，一罐，硬如砖石，脉无实象，身体见轻，再清余血，更方于后。

【二方】全归三钱　白芍二钱　炮姜一钱　香附三钱　红花二钱　川芎钱半　砂仁钱半

【效果】二剂而愈，后以扶正调血，数剂康健如常。

远按：此案系用桃仁承气，假温药以行之，理极浅显，识得伤寒一百十三方，一生用之不尽。

5. 冒雨感寒入少阴证案

吴佩衡（云南省昆明市甘公祠南廿一二号）

【病者】国民革命军第三十八军第一百师师长，兼任云南省戒严司令官，张凤喜，号麟生，年四十二岁，住云南省昆明市武庙下南联升巷底。

【病名】少阴感寒。

【原因】肾气素亏。民国十八年九月初二日，晨六时，赴北校场阅兵训话，返家时值阴雨，感冒寒风。

【症候】初起即身热恶寒，头疼体痛，沉迷嗜卧（即少阴但欲寐之病情也），兼见渴喜热饮不多。

【诊断】脉沉细而兼紧象，舌苔白滑，质夹青紫，由肾气素亏，坎阳内弱，无力卫外固表，抵抗客邪，以致寒风乘虚直入少阴，阻塞太阳运行之机而成是状。

【疗法】以仲景麻辛附子汤助阳解表主之。

【处方】黑附片一两二（先煮透）　麻黄三钱（先煮数沸去沫）　北辛二钱　桂尖四钱

【复诊】初三日，一剂即汗，身热已退，惟觉头晕咳嗽，神怯而已，然表邪虽解，肺寒尚未肃清，阳气尚虚，以四逆合二陈加辛味扶阳温寒主之。

【次方】附片一两五（黑）　筠姜八钱　生草三钱　广皮三钱　法夏四钱　茯苓四钱　北辛一钱二分　五味四分

开水先煮附片二点钟，再入后药煎服。

【效果】一剂尽，咳嗽立止，食量增加，精神恢复，病遂痊愈。

远按：从"脉沉细，但欲寐"上认为直入少阴，处方亦具有法度，是真能善读仲景书者。

6. 伤寒夹痰饮案

赵子苍（住蚌埠）

【病者】汪捷臣，年四十余岁，蚌埠凤翔旅社账房。

【病名】伤寒夹痰饮。

【原因】冬月暴寒伤表，医用散表方三剂加剧。

【症候】战寒壮热，咳嗽气粗，口吐浊痰，舌白微黄，脘中阻窒，左胁支痛，脉浮紧而无汗，烦躁体疼，口干不欲饮。

【诊断】脉浮紧，系寒邪伤表袭肺，肺失清肃，致痰饮之宿恙发作，气机窒塞不宣，郁热烦躁。

【疗法】疏寒邪以宣肺气，化痰饮而清郁热，大青龙汤加减。

【处方】蜜炙麻黄一钱　川桂枝尖一钱五分　炒光杏仁三钱　生石膏三钱　姜半夏三钱　茯苓三钱　广陈皮三钱　大腹皮三钱　象贝母一钱五分　鲜生姜三片

【效果】一剂遍体微汗，寒邪悉退，痰饮亦减七八，续服骧半夏七粒即愈。

远按：伤寒脉紧无汗，用大青龙极当，妙在加入二陈、腹皮以祛痰理气，故能速效。

7. 伤寒挟房劳案

周小农（江苏无锡西门外棉花巷）

【病者】孙观澜，年三十四岁，钱庄业，嗜烟，住西河头。

【病名】伤寒挟房劳。

【原因】素因阳虚多痰，己巳冬至，寒暑表廿一度，张晚入房，先数日购龟板胶一斤，每日化食，且多食荤腻，向之嗜烟，旬日一便者，便解忽溏。

【症候】寒热二日，肢厥，寐中糊语，神情颓唐。

【诊断】脉紧左大，苔略干微灰，阳虚伤寒挟房劳，兼有蕴痰食积。（当时渠岳母磨成四磨汁一盅，欲与服，急止之。）

【疗法】温经达邪，涤痰化积，益元安神。

【处方】川桂枝五分　白芍二钱　北细辛三分　别直参须五分　宋半夏三钱　盐水炒陈皮一钱　远志肉八分　采芸曲二钱　抱木茯神三钱　制附片五分　淡秋石二分　生姜二片

服药后，便解两次，糊言即止，汗出热退。（外治用肉桂、麝香放脐膏药贴。）

【改方】去生姜、北细辛，加　野于术三钱　煨木香一钱　煨姜一片

【效果】各恙均愈，劝其勿服龟胶，另疏扶元振阳，奠中化痰之方，以善其后。

远按：烟客病本为难治，况兼房劳，尤为棘手。此案处方面面俱到，分量不重，而稳健适当，是真能手。

8. 寒厥案

王景祥（住浙江丽水王衙弄）

【病者】龚宝福，男性，年三十左右，住丽水北乡青岗，业农。

【病名】寒厥。

【原因】寒邪外侵，真阳被遏。

【症候】初起寒热头痛，继则神识昏迷，直视不语，牙关紧闭，唇舌爪甲淡白，四肢清冷。

【诊断】寒者，阴凝之气。寒邪在表，与营卫交争，故见发热、恶寒、头痛；邪胜正败，真阳为寒气所困，不得进展，故致厥。厥者，阴阳不能交泰之谓也。虽非亡阳厥脱，然阴寒之气，亦有杀灭真阳之可能，势亦危矣。

【疗法】阳生阴杀，天道不易之理；邪胜正败，病机危恶之候。际此阴霾弥漫，阳光殆灭之秋，非用斩关夺门之药，难望有济，故用麻黄附子细辛汤以退阴霾，合白通汤加桂以振阳光也。

【处方】净麻黄一钱　熟附片一钱　北细辛五分　鲜葱白五根　桂枝尖一钱　淡干姜一钱

【复诊】一剂即索热饮，二剂口渴止，能甜睡，神识清楚，诸症悉退，能啜稀粥一小碗，乃投以附子理中汤。

【次方】熟附片八分　淡干姜一钱　老东参五分　焦冬术一钱　炙甘草一钱

【效果】三剂食欲日增，惟肢体仍觉疲倦，于是将原方去附子，倍东洋参，令其多服。

远按：用药精到，按语简当，非深于仲景书者不办。

9. 伤寒太阳证案

邱莲青（浙江南浔镇）

【病者】沈某，年约四旬，农业，住南浔西栅西小圩。

【病名】伤寒太阳证。

【原因】初秋暴凉，不加衣衿而致病。

【症候】头痛、腰疼、遍身骨节痛楚，恶寒、发热，盖覆则热，揭开则寒，神烦不安，口渴频饮，饮汤不多。

【诊断】舌苔薄润，脉浮紧而近数，此属暴寒袭于太阳经表，乃有化热之势。

【疗法】疏解表邪，大青龙汤加味。

【处方】陈麻黄八分　生石膏四钱　桂枝五分　清炙甘草五分　淡黄芩钱半　香青蒿钱半　白杏仁三钱　生姜两片　津红枣两枚

【复诊】一剂，汗畅泄，诸恙皆退，惟觉口渴形倦而已，再拟清化余热，滋养胃阴法。

【次方】川石斛三钱　清炙甘草五分　炒白芍一钱　鲜竹茹钱半　淡黄芩钱半　肥玉竹钱半　甜花粉钱半　全麦冬钱半　北沙参钱半

【效果】初秋气候暴凉，发汗尚易，故麻桂轻用而能令汗泄颇畅，俗谓南方无真伤寒者，谬也。又谓麻桂宜于冬令，不宜于春秋者，亦谬也。要之，认证真确。宜用麻桂者，春秋时，麻桂分两不可太重，太重者，恐其汗泄过度而亡阳。严冬时，麻桂分量不宜太轻，太轻者，力有未逮，而不得汗泄，则坐待病变矣。盖用麻桂者当斟酌分两为至要。

远按：认证论药，均极确凿，惟处方未纯，如黄芩、玉竹，非太阳经药，黄芩尤为难用，只能阻石膏之达表。鄙意都宜删去，以归纯一。

10. 伤寒少阳证案

邱莲青（浙江南浔镇）

【病者】王左，年十四五岁，南浔东栅生泰源火腿店之学徒。

【病名】伤寒少阳证。

【原因】感寒。

【症候】乍寒乍热，头痛喜呕，胸宇烦闷，不眠。

【诊断】舌苔微黄而薄，脉象弦而近数，此邪侵少阳经，半表半里证也。

【疗法】和解宣利，用小柴胡合栀豉汤加减。

【处方】软柴胡二钱　淡黄芩钱半　姜半夏钱半　清炙甘草五分　生栀子切八枚　淡豆豉三钱　广藿香钱半　青蒿钱半　鲜佛手三钱　生姜两片　红枣两枚

【复诊】两剂，寒热罢，呕恶止，烦闷除，惟纳谷甚少，乃邪已化而胃气未复也。再以甘淡和中法。

【次方】川石斛三钱　新会皮钱半　竹茹钱半　生炒谷芽各钱半　青蒿钱半　云茯苓三钱　宋半夏钱半　清炙草五分　炒枳壳钱半

【效果】三剂，胃气渐甦，饮食渐进而愈。

远按：此证之用黄芩极当，与前证大相径庭，处方纯而稳，较前方亦胜。

11. 伤寒少阳阳明合病案

邱莲青（浙江南浔镇）

【病者】邵左，年可四旬，住南浔南栅东交界壖桥。

【病名】伤寒少阳阳明合病。

【原因】外感时寒，内挟食积。

【症候】憎寒身热，胸痞脘硬，大便闭结，口渴。

【诊断】舌苔黄糙，脉象滑数兼弦，系感邪化热，挟有食积。

【疗法】表里两解，大柴胡汤加减。

【处方】软柴胡钱半　炒枳实钱半　淡黄芩钱半　炒白芍钱半　生锦纹钱半　姜半夏钱半　全瓜蒌二钱　鲜金斛四钱　生姜两片

【复诊】一剂，大便得泄，诸恙见松，惟纳谷欠佳，形疲而已，再拟苦甘清热，甘淡养胃以善后。

【次方】川石斛三钱　清炙甘草五分　新会皮钱半　淡黄芩钱半　甜花粉钱半　炒白芍一钱　生谷芽钱半　竹茹钱半

【效果】初方一剂，腑气即通，热从下化，病势顿减。次方微苦微甘，以清余热而养胃阴，乃痊。

远按：治伤寒难，治伤寒并病尤难，轻重缓急之间，颇费斟酌，稍有差忒，邪陷益深，非第无功已也。此案寥寥数味，简要适宜，是真游刃有余地者，初学不可草草读过。

12. 肺寒喘急案

张相臣（青县人，寓天津）

【病者】阎星槎之夫人，年二十四岁，寓天津英租界延寿里。

【病名】肺寒喘急。

【原因】身体素弱，因姑丧，八月下旬回籍，往返劳碌，肺胃感寒。

【症候】喘嗽呕吐不得卧，用桑菊，喘呕益甚，面色黯淡。

【诊断】脉象浮而迟，舌苔白腻，不渴，肺胃感寒未尝温散所致。

【疗法】遵修园法，二陈加细辛、干姜、五味子、杏仁、苏叶、砂仁等，以温散肺胃，降逆止呕，肺腧穴贴喘急膏药。

【处方】法半夏三钱　广皮二钱　茯苓片四钱　炙甘草二钱　干姜钱半　五味子一钱　细辛七分　苏叶带子三钱　牛蒡子钱半（捣）　杏仁二钱半（捣）　砂仁钱半　生姜二钱　红枣三枚（劈）

【效果】昨服一剂，喘呕即定，再剂而愈，嘱以慎风寒，戒食凉果，不复发。

远按：喘呕不得卧，非桑菊所能为力，喘呕益甚者，扰动肺络也，此案处方，取法小青龙，所以速效。

13. 伤寒暴咳案

张燕杰（天津法租界广德新里）

【病者】张妪，五十余岁，交河县人，寓英租界尚友里。

【病名】伤寒暴咳。

【原因】戊辰年冬，因应酬劳碌感寒，咳呛呕逆，误投桔梗、麦冬、花粉寒凉黏腻等品，咳呛益甚。

【症候】头痛项强，无汗恶寒，频咳不息，呕吐痰涎，四肢厥冷。

【诊断】脉象浮紧而滑，苔白口黏，系寒邪束肺，内蓄痰饮之证。

【疗法】用小青龙汤以温肺散寒，加二陈以蠲痰饮。

【处方】麻黄钱半（先煎去沫）　生杭芍三钱　桂枝尖钱半　京半夏三钱　干姜一钱　细辛一钱　五味子一钱（打）　炙甘草一钱　白茯苓三钱　广皮二钱　款冬花二钱　生姜三片

【效果】一剂汗解，二剂诸症告瘳。

远按：此证而用小青龙，极为恰当，惟证既简单，方亦无须复杂，二陈可无庸加入，款冬尤为无谓。鄙见如是，姑妄言之，以质高明。

14. 太阴伤寒案

叶鉴清（上海厦门路贻德里）

【病者】孙左，廿九岁，业洋货，天津路景行里。

【病名】太阴伤寒。

【原因】受寒饮冷。

【症候】腰腹大痛，吐水，形寒肢冷。

【诊断】脉来沉细，舌淡薄白，寒邪伤中，慎防厥脱。

【疗法】用附子理中汤加减，温暖中下以急救之。

【处方】熟附块一钱　茯苓四钱　炙甘草三分　淡干姜七分　白蔻仁五分（略打，后入）　饭蒸木香七分　制半夏三钱　橘皮钱半　煨益智钱半　炒乌药钱半

【二诊】呕吐腹痛均平，四肢转温，惟神倦懒言，大便欲解未解，脉来濡细，舌苔薄腻，大势已定，再以温脾和胃治之。

【二方】制半夏钱半　茯苓三钱　煨益智钱半　饭蒸木香七分　橘皮钱半　姜竹茹钱半　大腹绒三钱　焦谷芽四钱　炒枳壳钱半　姜汁炒透红枣三枚

【效果】服两剂全愈。

远按：伤寒化温化燥者，其常。似此一派纯寒之候，实不经见，录之以备一格。

15. 寒积脏结案

萧尚之（四川隆昌警芝医社）

【病者】方吉三，年五十六岁，住东关内菜园坝。

【病名】寒积藏结。

【原因】素禀阳虚，嗜酒，转从寒化，寒积于内，季冬酷冷，中外皆寒，遂病。

【症候】未病先手震，四肢常苦不温，病起筋惕肉瞤，四肢厥逆，小腹急痛，阴茎睾丸牵引抽缩，缓则呻吟，急则以手重按小腹，努力挣扎，腹中苦冷，久按不温，溲便皆闭。

【诊断】脉沉紧而迟，舌淡紫而带青，滑，苔白中下厚而湿润。脉色与因症合参，此积寒藏结之证。《伤寒论》谓藏结无阳证。又云，舌苔白者难治，而痛引入阴筋者死。仲师意，以真火既衰，阴寒复盛，阳光欲灭，君子道消，小人道长，大有岌岌不可终日之势，故曰难治。所谓死者，非必死也，谓微阳欲灭之际，苟不急治，或治不得法，则必死耳。其谆谆垂训，示后人以兢业之意欤。

【疗法】内外并治。外用艾灸，内服辛热温通之品，以回阳驱寒，反佐苦泄药以为向导。煎成稍冷，微温大剂急进，以挽救之。

【处方】干姜三钱　玉桂三钱（去粗皮）　炒附片二两　净吴萸三钱　川椒一钱五分　荔核三钱（杵碎）　延胡索三钱（杵碎）　金铃肉三钱　归须三钱　山甲珠一钱　葱须三钱（后下）

【次诊】昨用艾灸脐下关元穴，得灸痛缓，止则痛急，自午至暮，灸不停手，不计壮数，而小腹始自觉微温，茎丸稍舒。二便苦闷，胀急不堪，腹中微鸣，脉仍紧迟，阳气欲行而不得通，是积寒生饮，阻隘化机。昨方分量虽重，尚嫌不能胜病，寒则水结，热则冰溶，前方增附片足前成四两，加茯苓三钱，吞送半硫丸，以化饮通阳。

【三诊】半硫丸辛润疏利，服至一两，腹中辘辘有声，四肢较和，阳气前通，小溲微行，色浑白如米泔，阴囊涎湿欲流。大解胀急，苦不得通，日夜登圊百余次，脉仍迟紧，显系积寒生饮，由无形化有形，而有形反阻气机，然则非温下有形之寒饮，阳气何由得通，病亦安能速愈？议用斩关夺门之巴豆以下其寒积，但此药服之，必先显烦躁，后通大便，试之已屡，幸勿恐怖，药不瞑眩，厥疾不瘳。诸书皆谓此品可升可降，其实先升后降也。

【四诊】午前用巴豆去壳、膜、心、油，捣霜，温米饮吞送。初服五分，不知，再服一钱，至午后药力得行，果然烦急，心中忙乱登圊，先解燥结，木桶砰击有声，继以冷涩半桶，有形之邪得出，而阳气反显大虚，脉紧迟虽去，而沉微欲绝，干呕吐逆，腹中雷鸣切痛。古谓大虚必挟寒，而此则大寒挟虚矣。一解之后，中无砥柱，微阳欲绝，寒饮上逆，扶阳涤饮，守中宫而定逆乱，用仲景附子粳米汤加参、术、茯苓。

【处方】正路小洋参一两　炒附片二两　清半夏八钱　焦白术二两　大枣五枚（劈破）　清炙草三钱　云茯苓三钱

先用糙粳米一杯煮取清汤，煎药冷服。

【效果】一剂，脉复厥回，各恙皆已，再剂全愈。嗣以近效术附汤吞半硫丸善其后。

远按：此证法在不治，赖有猛烈之硫黄、巴豆，得以破结回天，案中发挥仲景不言之旨，及论巴豆功用，尤为精到。

16. 阳明伤寒案

宋鞠舫（吴兴中医研究所）

【病者】张姓婢，十岁，北齐巷。

【病名】阳明伤寒。

【原因】禀体素实，屡次受寒，因随主人赴宴，恣啖鱼肉，夜复受寒，次日即病。

【症候】一起壮热无汗，目定神呆，四肢抽搐。

【诊断】腹痛拒按，脉来滑实，舌苔黄腻而厚，大便五日未通，他医已晋解表疏风，涤痰定风之品。

【疗法】病在里，宜通阳明，大承气汤。

【处方】芒硝八分（分冲）　制军钱半　小朴八分　赤苓三钱　枳实钱半

【效果】一剂，大便即通，神志顿慧，四肢抽搐亦定，诸恙若失。

远按：此案病简方单，心灵手敏，具见服膺仲景有素，造诣不浅也。

17. 伤寒漏汗喘逆案

广东东莞石龙研医学社卢友琴（住石龙果盒街）

【病者】朱沛，年五十外，广东省博罗县人，住东莞县石龙市郭屋，营航业。

【病名】伤寒少阴证。

【原因】己巳年二月感寒咳嗽，自主不药，缠绵未解，迨四月病剧。

【症候】咳嗽痰喘，气促漏汗，四肢厥冷，身颤震。

【诊断】脉濡浮，重按如无，太阳邪未外解，少阴气已内消。

【疗法】太阳未解，非桂枝汤莫属；少阴气消，惟附子最宜，加龙牡固涩散越之气，且藉以留恋附子守而不走。冀其阴平阳秘，精神乃治。

【处方】桂枝三钱　白芍三钱　炙草钱半　生姜二钱　大枣二枚　煅龙骨三钱　煅牡蛎三钱　熟附子五钱

同煎服。

【复诊】脉微出，病大减，惟重阴见睍，寒气尤盛，用真武汤温阳泄水，以图万全。

【次方】香附子六钱　白芍二钱　云苓三钱　生姜二钱　白术一两

【效果】服次方后，阳回气固，病即全愈。

远按：桂枝加龙牡来以镇逆，重用附子以入少阴，迨外解而用真武以善后，胸有成竹，所以取胜，此等简要之案，易解易学，熟玩有得，乃可读仲景书矣。

18. 伤寒挟痰淫案

王玉玲（一名振声，泰县姜堰）

【病者】张某，年约四旬，住姜堰北街。

【病名】伤寒挟痰湿。

【原因】冬月下旬，因感冒寒邪，挟痰湿而发。

【症候】身但寒不热，头痛肢酸，咳嗽痰不易出，胸痞，纳减，口淡无味。

【诊断】两脉浮紧，左略弦滑，舌苔淡白根腻。浮紧为寒，弦滑痰湿，凭脉断症，即伤寒太阳病也。

【疗法】用仲圣桂麻各半汤逐寒邪，佐局方二陈汤祛痰湿。一剂微汗出而寒退，再剂头痛止而表清，复用三子养亲合苏杏二陈，行气化痰，以善其后。

【处方】生麻黄五分　桂枝钱半　杭白芍二钱　西甘草五分　白茯苓三钱　制半夏三钱　广皮钱半　杏仁三钱　生姜三钱（洗，拍）

煎成食前温服，啜稀粥助药力，厚覆取汗，两贴。

【次方】苏子梗各钱半　白芥子钱半（炒、杵）　莱菔子三钱　杏仁三钱　制半夏三钱　白茯苓四钱　广陈皮钱半　甘草五分　生姜汁一匙和服

【效果】服后痰易咯出，咳嗽渐止，胃健食增，休息数日而安。

远按：伤寒挟湿，仲景原有桂枝加术一方，此加二陈，意亦相同，盖方法不背古人，品味不妨出入也。

19. 伤寒亡阳案

胡星洲（广德县城内杏林春药号）

【病者】周家海之母，年五十余，住城内西门。

【病名】伤寒过汗亡阳。

【原因】体弱形瘦，兼有胃病，仲冬烦劳，遇感而起。

【症候】发热恶寒，头痛而呕，俗谓痧气，以针挑之，继服羌防等剂，以致汗出亡阳。

【诊断】脉沉细，汗出肢冷，呕恶频频，且浑身摇摇，战动不已，有振振欲擗地之状。

【疗法】仿真武汤意，用以温阻降逆，加伏龙、牡蛎以镇肝，党参以和胃。

【处方】生白芍三钱　焦于术二钱　淡附片一钱　云茯苓三钱　炮姜八分　橘红一钱五　法半夏八分　伏龙肝一两（煎汤澄清代水）　生牡蛎四钱　西党参二钱

【效果】服后，呕止战定，四肢转温，再用六君子调理数日而安。

远按：此案虽用真武而兼寓龙牡镇逆之意，是读伤寒而知所变通者。圆机活法，足以引人入胜，故亟录之。

20. 寒湿暴喘案

周小农（江苏无锡西门外棉花巷）

【病者】章从新子，三岁，住梓树巷。

【病名】寒湿暴喘。

【原因】乳孩遍发疥疮，因痒，晓夜不寐，其母觅得硫黄水银治疥药，乃假浴锅先洗后擦，时系腊月，严寒水气束缚肌腠，肺胀暴喘陡作。

【症候】喘气不乳，面浮脉伏，经李绍良君推拿，脉渐起。

【诊断】暴喘脉伏，溲便俱闭，乃外寒水气凌肺，肺胀重症也。

【疗法】温开肺寒，并撤水气。

【处方】川桂枝三分　北细辛二分　淡干姜二分（五味子五粒同打）　净麻黄二分（另煎去沫）　白芍钱半　宋半夏二钱　光杏仁三钱　生甘草二分　白茯苓二钱　通草一钱　防己钱半

【效果】一剂，脉复喘平，乃专治其疥，愈。

远按：此证状虽险恶，而邪入尚浅，故可以轻剂祛之，然非医者眼到手到，当机立断，何能有此奇验？

21. 伤寒案

丁佑之（住江苏南通东门）

【病者】张文哉，年四十岁，皖籍，寄居南通。

【病名】伤寒。

【原因】出外有事，途次受寒。

【症候】头痛发热，腰脊不举，恶寒无汗，呕逆不宁。

【诊断】脉象浮数，诊时已第二日，时值正月，天令尤寒，此属寒邪正在太阳。

【疗法】麻黄汤加味主之。

【处方】陈麻黄五分　嫩桂枝二钱　紫苏叶二钱　整杏仁三钱　青防风一钱五分　生甘草五分　生姜二片

【复诊】一剂，即得微汗，诸症稍减，寒邪尚未全撤，急进原法，冀得大汗而解。

【次方】陈麻黄五分　嫩桂枝二钱五分　紫苏二钱　整杏仁三钱　西羌活一钱　防风一钱五分　生甘草五分　生姜一片

【效果】服次方后，得汗如雨，密覆半日，神已爽矣。至晚索粥，家人弗敢与。余曰邪已解矣，必不传里，食粥何妨？至明日果愈。

远按：用古方于邪未深而正未损之日，识力甚卓，但鄙意则谓加入羌防不免叠床架屋之讥，不如去之。

22. 伤寒案

丁佑之（住江苏南通东门）

【病者】吴少臣，年四十五岁，住南通。

【病名】伤寒夹积。

【原因】内有宿食，外伤寒邪。

【症候】口不能言，目不能视，体不能动，四肢俱冷，已经七日。

【诊断】六脉皆无，以手按腹，两手护之，眉皱作楚，按其趺阳大而有力，乃知腹有宿食也。

【疗法】祛寒不及，消食不遑，惟有釜底抽薪一法，以冀挽回于万一。予大承气汤。

【处方】生大黄五钱　芒硝四钱　厚朴二钱　炒枳实一钱

水二盅，先煎厚朴、枳实至盅半，投大黄煎至一盅，去渣，纳芒硝，一沸热服。

【效果】服后得燥屎八九枚，口稍能言，体稍能动。再与原方之半，又得燥屎六七枚，神识清，口能言，体能动矣。调理半月而愈。

远按：此候非闭即脱，施治一差，危在反掌，作者从腹痛拒按趺阳脉大上认为可攻，非有得于仲景书者，焉能有此识力？

23. 伤寒案

丁佑之（住江苏南通东门）

【病者】王筱泉，年五十六岁，住南通。

【病名】伤寒。

【原因】体质素虚，又伤寒邪。

【症候】烦躁面赤，昏乱闷绝，时索冷水，手扬足掷。

【诊断】脉象洪大无伦，按之如丝，浮大沉小，阴证似阳也。

【疗法】阴证似阳，既经确定，拟附子理中汤或有生理，若投凉药则立毙矣。

【处方】党参三钱　白术二钱　干姜一钱　甘草八分　附子二钱

水二盅，煎成一盅，入井水中冷之与饮。

【效果】服后一时，狂躁即定，再剂而神清，三剂而气爽，调理匝月而愈。

远按：此与上案皆以认证见长，读之增长学识不少，爰及录之。

24. 伤寒腹痛案

杨代英（住泰县北门内大街）

【病者】王学三，业农，年逾二旬，住泰县姜堰市邱家舍。

【病名】伤寒腹痛。

【原因】房事后，早起枵腹田间，芸草受凉，日晏始食冷餐。

【症候】腹痛腰曲，三四日后加剧，如刺如裂，少腹有形如茄者，跃跃然上冲，呕吐痰涎食物，头汗淋漓，大便秘。

【诊断】脉左手弦紧，右手数而且大，苔腻欲黄，断为少阴伏寒肠结之症，《内经·审治篇》曰"诸寒收引，皆属于肾"；又曰"肾移寒于脾"，故腹痛腰曲，甚则肠结反吐。盖斯藏属水，而开窍于二阴，寒则凝结，痛则不通，治拟寒温并用为主，即《内经》所谓"甚者从之，结者散之"之意也。

【疗法】附子、干姜温中散寒为君，大黄、芒硝、枳实攻下散满为臣，半夏、甘草、生姜和中安卫为佐，又外用食盐、葱、艾、胡椒炒熨脐腹，冷则易，藉以疏散寒邪，温暖丹田。

【处方】乌附子三钱　均干姜二钱　生大黄三钱　芒硝四钱（冲化）　枳实二钱　法半夏四钱　甘草二钱　鲜生姜二钱

又　食盐一茶杯　胡椒一酒杯　青葱根十根　艾叶一把

【效果】一剂便通，痛微减，二剂痛减不呕，去芒硝，减大黄二钱，附子一钱，加厚朴二钱、砂仁一钱，连服两剂而愈。

远按：仲景方之寒热并用者，如泻心及姜、栀、豉、附、细、大黄等，不胜枚举，大半涉及少阴，此证从少腹气块上冲，认为少阴伏寒，目光如电。处方内外兼施，尤为有力，宜其效之神速也。

25. 阴寒便秘案

刘厚崑（住四川泸县）

【病者】胡荣三，六十岁，住嘉明镇。

【病名】阴寒便秘。

【原因】喜食生冷果物，以致聚滞，投承气、麻仁丸未效。

【症候】呃逆心烦，胸腹痞满，身倦嗜卧，手足如冰，小溲色白，日二三次，且溲时涩痛，大解秘结，三日未行。

【诊断】脉左尺沉，右寸迟而紧，舌苔灰白。脉症相参，断为生冷凝滞，复兼药石妄投，一误再误，致胃不能容纳，脾不能输运。心烦不安者，阴邪所蔽也。阴邪甚，不但脾胃失职，即他经亦将无权，故诸症蜂起。

【疗法】健运中土，峻剂扶阳。

【处方】黑附片三钱　于潜术五钱　生泡参八钱　均姜五钱　粉甘草五钱　生姜三钱

【效果】服二杯，腹中牵引作痛，旋利大溲二次，且皆黑，病即痊矣。

远按：此案认证处方，识力卓然，二竖狡狯，每以伪候乱真，别嫌疑，定犹豫，端惟此等方案是赖，学者不可不熟玩之。

26. 肺伤寒痰喘案

朱阜山（江苏宝山县刘行乡奚佳町）

【病者】刘聘贤孙，六岁，住刘行乡南潘泾宅。

【病名】肺伤寒痰喘（肺伤寒之名见宋窦材《扁鹊心书》）。

【原因】十一月下旬，夜间随祖父戽水捕鱼，感冒风寒，咳嗽痰黏，医投旋复代赭汤，咳嗽陡止。

【症候】声音嘶哑，涎壅痰鸣，气急鼻搧，肩息胸高，烦躁不安，大小便停滞。

【诊断】脉右伏（脉之转动全系乎心脏之血液循环，其循环之途径有二。1. 大动脉干发于心脏之左室，而弥漫全身之微丝血管，依此分配之血液，集于大静脉，入于心脏之右房，移于右室，是谓全身循环，或曰大循环。2. 自右室肺动脉，至肺毛细管，更集于肺静脉，入于心脏之左房，而还入左室，是谓肺循环，或曰小循环。本病气管枝，被痰涎壅塞，肺循环因之阻滞，更影响于全身循环之右方上行大动脉，其激射血液之势力，不能达到末梢血管，故右手脉伏。）左搏一百四十四至而弦细，舌苔薄白，病状将有再进一步至肺毛细管之势，至危极险。病之初期，本是极平常之伤风咳嗽，痰在气管，可咳可吐，用陆九芝不谢方之风寒温散法，一疏能无余事矣，乃以代赭石重镇之，于是痰涎进一步至气管枝，从此咳不爽，痰不吐矣。故有痰而能咳能吐，此乃生理上之自然疗能，则非病。若有痰而不能咳不能吐，斯真病矣。今非辅助肺脏，使之能咳能吐，无他道也。治以仲圣小青龙汤原方。

【处方】川桂枝六分　杭白芍钱半　仙半夏钱半　北细辛四分　炙麻黄四分　炙甘草七分　干姜五分　五味子四分

【效果】一剂而喘急平，二剂而咯痰便利，诸症悉愈矣。

远按：是案论脉如绘，论证破的，处方中肯，是真学有本原者。

27. 胃寒噫气案

王玉玲（一名振声，泰县姜堰）

【病者】 张立权，午近三旬，住胡家集，教员。

【病名】 胃寒噫气。

【原因】 曩患休息痢，入冬因感寒而发。调治未愈，忽发噫气。医以为肝郁，疏方柴胡。药甫下咽，而噫气愈促，几不能支。更医用代赭旋覆两三帖，亦毫无效果。又疑为气虚，用六君子汤，病者见是补剂，心生戒惧，语人曰：吾自发噫气以来，胸中即觉有石块塞住，板滞不通。若再壅补助邪，不愈增其疾乎！遂决不服。

【症候】 噫气连续不断，日不得倚息，夜不得安眠。身上时觉凛寒。胸脘痞闷，如拳石塞住，气上逆甚则呕。每日仍下痢三四次。饮食大减，精神疲惫。

【诊断】 脉左弦细，右沉迟。舌白苔滑中腻。此《灵枢经·日问篇》所谓"寒气客于胃，厥逆从上下散，复出于胃，故为噫者"，此也。第胃寒必多停饮，气聚久则为痞。胸中清阳，阻抑不通，宜乎痞硬如拳如石，而旋覆代赭辈，不能奏其效也。

【疗法】 寒者温之。故用姜附之辛热温胃为君；痞者通之，故用薤薤之滑利通阳为臣；饮邪内停，故用二陈枳壳之利气蠲饮为佐；湿浊中阻，故用平胃吴萸之燥湿降浊为使。

【处方】 熟附子钱半　均干姜钱半　　正栝楼四钱　鲜薤白三钱（酒炒）吴萸八分（炒）　焦茅术钱半　川根厚朴钱半　陈广皮钱半　制半夏三钱　云茯苓四钱江枳壳钱半　生姜三钱（洗，拍）

【效果】 晚间九时许服药，至夜半，顿觉腹中雷鸣，丹田气暖，颇形舒适，略得安卧。次晨噫气大觉稀松，乃寒邪渐散，痞塞已通，气机枢转之象。药既对症，勿事更张。即于原方中加川桂木钱半、西甘草五分，鼓脾和胃。接服两剂，噫气全除，痢亦不发，食欲渐振，卧起如常。顽固之病魔，即于斯时宣告脱离关系矣。

远按：此案遵经旨以认证，准病情而立方，姜附之离照当空，痞硬之寒凝退舍，是真从学问得来，非偶中也。

28. 伤寒夹食误服凉药案

聂子因（江西玉山县三里街）

【病者】郑明德之子，名牛仔，瓷业。念余岁。江西玉山县横路巷。

【病名】伤寒夹食。

【原因】正月作客，日宴夜赌，感寒积食，遂致大热昏迷。误投条芩、知母等凉剂，牙唇均见出血。复投大黄、石膏、生地、麦冬等致剧。

【症候】痰如曳锯，昏迷谵语。舌色底白浮黄。牙唇出血，浑身大热如烙，喜饮热水。病已五六日。

【诊断】脉浮洪欲散，重按无根。系寒食与凉药结成，里阴凝结，即拒表阳外泄，故大热如烙。胃中真阳，譬诸煤炉之火，被凉药痼闭，则必旁泄。故牙唇裂血。舌底白为寒，浮黄为食积蒸化，非火。

【疗法】以夏、橘、芥、姜汁、蔻、苓化痰为君，以朴、枳、麦、楂、苏宽胸消积利气为臣，以炮姜、吴萸、羌独二活搜其伏邪，化其凉药为佐使，更以甘草和之。

【处方】姜半夏二钱　赖橘红一钱五分　白芥子一钱五分　生姜汁三钱　白蔻仁八分　茯苓三钱　炒川朴一钱五分　炒枳壳一钱五分　炒麦芽一钱五分　炒楂肉三钱　老苏梗一钱五分　炮均姜一钱　泡吴萸一钱　羌活一钱五分　独活一钱五分　甘草八分

【复诊】一剂脉平，重按有根。痰化气顺，神清热退，牙唇无血，舌苔黄退厚白。咳嗽痰紧。

【次方】姜半夏一钱五分　赖橘红一钱　芥子一钱　生姜汁二钱　炒川朴一钱　炒枳壳一钱　焦楂肉一钱　炮吴萸八分　羌活一钱　独活一钱　桔梗一钱五分　前胡一钱五分　茯苓三钱　甘草八分

【三诊】二剂，脉浮滑，重按有力。咳嗽痰松，气平无热，唇裂缝合，舌苔白薄，食进便利。

【三方】姜半夏一钱五分　广皮八分（去白）　蔻壳一钱　广木香五分　焦楂肉一钱　神曲一钱五分　桔梗一钱五分　前胡一钱五分　炒茅术一钱　炮姜八分　茯苓三钱　当归一钱五分　甘草一钱

【效果】连服四剂，两脉调匀。诸症全瘳。噫！仲景治伤寒，不外汗吐下三法。此病初起，只须发表消导，汗出食消，即可无病。乃叠投凉药，几误人命。嗟乎！医者可不慎于辨证哉！

远按：能于水极似火、火极似水处辨认出来，方是真实功夫。惟此案用药微嫌过杂，不免有叠床架屋之弊耳。

29. 风湿案

柯泽菴（泰兴黄桥）

【**病者**】姚泽身，五十余岁，泰兴人。

【**病名**】风湿。

【**原因**】躯体肥胖，每日早起必嗽痰数口。戊辰正月，患感冒。投三仁汤合黄芩滑石汤，反壮热谵语，神情恍惚，病有进无退。

【**症候**】寒热时作，头重痛，胸闷，项背几几，周身骨节尽痛，辗转不能自如。

【**诊断**】体胖者湿痰必盛。今小水短赤，舌苔滑，脉浮数。此风邪外感，湿痰内应也。

【**疗法**】以羌活胜湿汤主之。方中羌活、独活、防风发汗胜湿为君，蔓荆子、藁本升清降浊为佐，更加分利渗湿等品以为使。

【**处方**】羌活一钱半　独活一钱半　防风一钱半　蔓荆子三钱（炒）　藁本二钱　甘草八分　猪苓三钱　茯苓三钱　木通一钱半　泽泻一钱

【**复诊**】一剂即汗，恶寒已退。发热身疼未止，咳嗽胶痰。此湿痰壅肺也。进清金涤痰之品。

【**次方**】桔梗二钱　贝母二钱　薏苡仁三钱　杏仁三钱　橘红一钱　枳壳钱半　茯苓三钱　甘草八分　银杏四枚

【**三诊**】两剂咳嗽渐减，小溲转清，热则夜甚。以前法加减调治。

【**三方**】杏仁三钱　桔梗二钱　橘红一钱　甘草八分　柴胡一钱半　黄芩一钱　法半夏二钱　茯苓三钱　草果八分　南星一钱

【**四诊**】一剂下咽，呕痰涎数碗，胸境忽畅，精神乃清。惟湿痰未尽，身疼如前。

【**四方**】防己一钱半　姜黄一钱　晚蚕沙三钱　龙胆草二钱　威灵仙二钱　南星二钱　油松节一钱半

另以络石藤四钱，丝瓜络三钱半，鸡血藤三钱煎汤代水。

【效果】服一剂，吐痰甚多，再一剂而愈。前此曾病数次，悉以此法进退治愈。

远按：此麻黄加术汤证。后人畏麻桂不敢用，以羌防代之，有时亦效，然终不若古方之可操券也。

30. 太阳伤寒案

杨代英（住泰县北门内大街）

【病者】周子山，年二十一岁，业农。住泰县娄庄乡。

【病名】太阳伤寒。

【病因】晨起至田园工作，感受风寒而致。

【症候】发热恶寒，无汗，头痛项强，肢节痹痛。

【诊断】脉浮而紧，苔白而腻。浮为风，紧为寒。脉症合参，此风寒外感之候也。

【疗法】拟桂麻各半汤加味，以疏散风寒，调和营卫。

【处方】川桂枝二钱　麻黄八分　光杏仁三钱　京赤芍二钱　生甘草一钱　左秦艽三钱　红枣三枚　生姜二钱

【效果】一剂见效。二服去麻黄，又服两剂而痊。

远按：此方与原方稍有出入，大致无甚差异，故能速效。且秦艽一味，亦自有作用，非泛泛者也。

31. 少阳伤寒案

杨代英（住泰县北门内大街）

【病者】雷鸣夏君之夫人蓝氏，年逾三旬，安庆人。寄居泰县张尤庄。

【病名】少阳伤寒。

【原因】初感寒邪，置之勿理。迁延数日，遂传入少阳经矣。

【症候】胸满作恶①，寒热往来，不时呛咳。

---

① 作恶　"恶"读ě，呕吐的样子。

......

【诊断】脉弦滑而细，苔水白。凭脉断症，此寒邪郁于腠理也。少阳主胆，其脉循胁，故胁满作恶，少阳经在半表半里，故寒热往来也。

【疗法】小柴胡汤原方和解之。

【处方】柴胡三钱　台党参二钱　法半夏二钱　枯黄芩二钱　生甘草一钱五分
生姜二钱　红枣三个

【效果】一剂知，二剂已。

远按：此案证与古书符合，方即不加增减，是信古笃实处。

32. 阴暑（即时疫证）

潘亮卿（上海）

【病者】谭延闿女，二十余岁，住塘山路三十七号。

【病名】阴暑。

【原因】体质丰肥，荷月寐中感受阴寒而起。

【症候】醒即腹痛，微微四肢发冷，烦躁口渴。

【诊断】脉象数大，按之忽然而空。知其躁渴等症，为虚阳外越而非真热。

【疗法】以附子、吴萸为君，散寒救阳；炮姜、川朴、广皮、扁豆、甘草理脾和中逐湿。

【处方】淡附子一钱　炮姜炭六分　广皮三钱　吴茱萸四分　制川朴八分　甘草一钱　白扁豆衣三钱

【复诊】一剂四肢渐暖，腹痛已止，口亦不渴。便泄一次，复发寒热，背如冷水浇泼。此为阴邪外郁，拟香薷饮以散阴邪，理湿达表。

【次方】西香薷八分　赤茯苓三钱　青陈皮各一钱半　川朴花一钱　香苏根一钱
宋半夏钱半　白扁豆三钱　炒竹茹钱半

【三诊】寒热大减，仍转腹痛。脉来软濡。此经候过期为寒滞作痛，宜调之。

【三方】制香附一钱　全当归二钱　茺蔚子二钱　炙甘草六分　桂枝五分（炒）
白芍二钱　川芎钱半　赤茯苓三钱　泽兰叶二钱　姜竹茹钱半

【四诊】二剂经临痛止，容颜有彩，神倦少力。

【四方】仍拟前方加减。

全当归二钱　川芎钱半　赤茯苓三钱　春砂仁四分（打）　佩兰梗二钱　制香附二钱　泽兰叶二钱　南楂炭二钱　焦白术钱半　宋半夏钱半

【**效果**】三剂，神气畅适，天癸亦净而愈。

远按：此案从脉上认为阴寒，识见甚卓。惟暑字从日，阴暑二字，不相连续，仍以伤寒名之为妥，或冠以暑月二字亦通。

第三卷　燥淫病案（凡5案）

1. 太阳病兼阳明燥化案

尹性初（湖北武昌）

【病者】李某，年十五，在公信公司发行所学贸。住武昌西宫街。

【病名】太阳病兼阳明燥化。

【原因】蕴热既久，壬戌九月，感风燥而即发。

【症候】突起恶寒，战栗，身热如焚。两目如鸩。呕逆，昏冒，舌黑，便秘。

【诊断】六脉洪数。审系伏热蕴酿既深，感风燥一触即发。风火性急，故脉洪数。火极而兼水化，故战栗而舌黑。风舍肌腠则发热，风走空窍则目赤，热犯胃气则呕逆，热乱神明则昏冒，热伤气液则便结，是经络脏腑间浑是热气布濩，故断为太阳病而兼阳明燥化也。

【疗法】用麻黄、石膏以解肤表肌腠之邪，用南星、酒芩、骨皮、花粉以清蓄结之热，用硝黄之彻上彻下者，俾秽浊尽去而迅收其效也。所谓在表者宣而去之，在里者清而泄之耳。

【处方】麻黄一钱　胆南星二钱　酒芩二钱　地骨皮三钱　天花粉三钱　西大黄二钱　风化硝三钱

嘱曰：水一碗半，煎至一碗，冷服，泄动，停后服。

【次诊】导动二行，身热全退，神识亦清，便能进食。再以白虎加人参汤以清燥气而复元阴。

【次方】潞党参三钱 知母四钱 生石膏四钱 生甘草六分

水煎服。

【三诊】服二剂，邪热不生，阴津已回，便能坐立。再用竹叶石膏汤，令服二剂，以资调理。

【三方】淡竹叶三钱 潞党参三钱 杭寸冬三钱 生石膏三钱 苏半夏二钱
生甘草一钱 怀山药五钱

水煎服。

【效果】共计五日而身体即复常度。

按：此证同时患者甚多，有迁延半月或一月不愈者，有愈酿愈深渐增危殆者，大都昧于表里，当汗不汗，当下不下，清润甘寒，旨乱杂投，致风热蓄结不解，则斑、黄、狂、乱作矣。如此者医杀之也。

远按：此为湿温化燥之正治，浅显简明，易如反掌。但不通仲景论者，则茫无头绪，着手便错，甚矣！《伤寒论》之不可不研究也。

2. 太阳温病误治转风温案

尹性初（湖北武昌）

【病者】杨某，年近二十，住武昌察院坡。

【病名】太阳温病误治转风温。

【原因】蓄热蕴酿已久，感风燥而发。

【症候】舌黑唇焦，身热如焚，神昏谵语，五六日不大便。医投任何下剂，不但大便秘结如故，而神色益昏，身热益炽。

【诊断】脉弦数。阴津尚未绝。合脉证而细审之，并检阅前医之方三纸，均用凉下，明明里热甚炽也，胡为凉下三剂，而便仍不通，病势反增乎？沉思良久，乃恍然曰：温邪上受，首先犯肺。肺居最高部分而主皮毛，司卫外之气。热郁于肺，故身热不解也。且肺与大肠为表里，肺热郁则气不下降。下之而不应者，以此也。肺位当胸膈，为太阳之里、阳明之表，乃清气出入之道路也。

【疗法】法当用清气之品，俾肺热一清，则大肠之气化自行，而周身之蕴热自解。佐以行气之方以资向导。

【处方】鲜桑叶六片 金银花三钱 淡竹叶三钱 川贝母五钱 地骨皮三钱

天花粉三钱　　鲜芦根一两　　生石膏八钱　　六神曲三钱　　制香附二钱

水煎服。

嘱曰：一日夜连进三剂。

【效果】进二剂，肺气清而大便即行矣，再进一剂而诸证胥退。后用竹叶石膏汤，三剂全愈。

按：吴氏子，其证与杨某尽同，自饮生姜汤一碗，遂增危笃，余亦以此法治愈。

远按：此亦燥淫之的候方法，近喻氏清燥救肺论断，极有条理。惟标题为太阳病误治转风温云云，案内既无太阳证候，又未叙明如何误治，难以索解。

3. 燥气案

方止逸（芜湖）

【病者】张冬生，年三十二，住芜湖鱼市街。

【病名】燥火里结。

【症候】十月间患夜热，胃脘痛，心烦不寐。脉沉细，舌白。医认为寒，用桂萸等药。

【诊断】秋脉如毛。脉沉细者，病在里也。夜热者，营受病也。胃脘痛者，热极蚘动也。当从燥火治。

【处方】南沙参三钱　　冬瓜子二钱五分　　大生地一两　　清阿胶三钱　　杭芍三钱　　火麻仁三钱　　冬桑叶二钱　　鲜菊叶五片　　使君子一钱五分

【复诊】热减痛止，大便数日不下，改用润下。

南沙参三钱　　冬瓜子二钱　　大生地六钱　　清阿胶三钱　　蒌仁二钱五分　　火麻仁三钱　　甜杏仁二钱　　鲜菊叶三片　　风化硝三钱

【三诊】大便仍未行。

原方加蓖麻子油四钱。

服后是夜下结粪两大段。

【四诊】南北沙参三钱　　冬瓜子二钱　　大生地四钱　　清阿胶三钱　　黑芝麻三钱　　酸枣仁三钱　　冬桑叶二钱　　鲜菊叶三片　　谷芽露一两

【效果】两剂后已能进食。去枣仁、谷芽露，加火麻仁二钱、风化硝三钱，再润下以去燥结而清病原，即以双调气血收功。

蒙按：天有六气，燥气治法古贤独付阙如。只东垣氏有通幽润肠丸，似与燥症相合，然未指定燥在何期。至喻嘉言氏指定秋分以前主湿，秋分以后主燥，后人谓其割裂经文，未敢臆断。第喻氏所立清燥救肺，亦只治燥之复气，与燥之始气、化气，似觉脱略。蒙意手阳明为燥金属大肠，病虽在上，其根在下，故每遇燥症，首在解肌，旋即润下，以杀其势，颇奏功效。下法不敢用黄，防其苦从燥化也。一得之愚，不知当否？

远按：为燥淫辟一新治法，有功于医界不少。

4. 秋燥喘急案

张相臣（住天津）

【病者】李妪，年六十一岁，学生文章之祖母。住天津大伙巷韦陀庙胡同。

【病名】秋燥喘急。

【原因】老年素便燥，今感寒邪，已数日未更衣。

【症候】上气喘促有痰，不得卧，夜剧。胸膈烦热。

【诊断】脉浮短。苔白。不渴，不思食。此肺胃伏热，外感寒邪。

【疗法】麻杏石甘散外寒、祛膈热，复以二陈化痰降气，加润肠之品。

【处方】麻黄钱半（先煎去沫）　生石膏五钱（打细）　光杏仁三钱（打）　皮甘草二钱　法半夏三钱　广皮二钱　白茯苓四钱　火麻仁五钱（捣）　郁李仁三钱（捣）　生杭芍四钱　苏子二钱半（捣）　款冬花二钱

【复诊】九月初十日，昨服一剂，喘平痰降，大便下多，诸恙渐平。惟身软无力，精神欠足，亦渐思食。老年宜活血兼和肺胃调理。

【次方】大归身二钱　杭白芍二钱　广皮钱半　京半夏二钱　茯苓片三钱　炙甘草钱半　天门冬二钱　霍石斛钱半　款冬花二钱　川贝母二钱　北沙参钱半

【效果】至十二日，服二剂。精神渐旺，喘急已愈，饮食渐增。嘱其善养而愈。

远按：此案雅驯可喜，惟第一方款冬似嫌用之过早。

5. 肾消喘嗽案

王竹铭（住昆明市）

【病者】何义兴，年四十八岁，昆明人，丝线为业。

【病名】肾消喘嗽。

【原因】素有痰饮，中西医治数年不效。

【症候】喘嗽碍眠，饮水无度，小溲一日数十次，足冷畏寒。

【诊断】脉虚细弱。面黑唇焦，形容枯槁。此肾消之候。

【疗法】宜化膀胱收摄肾气。以桂附八味加减治之。

【处方】川附三钱　熟地五钱　淮山五钱　益智三钱　杜仲三钱　枸杞五钱　肉桂二钱　山萸三钱　茯苓三钱　沉香一钱　菟丝三钱　苁蓉三钱　龟板三钱　黄柏二钱

开水煨。冷服。

【复诊】渴少减，足略温，喘咳稍缓。仍用前方，重加桂附。

【次方】前方桂附各加一倍，连用二帖。

【三诊】渴大减，溲渐少，畏寒止，咳嗽如前。更方如左。

【三方】前方减杜仲、苁蓉、龟板、黄柏，加细辛一钱　五味一钱　核桃二枚

二帖。

【四诊】脉平，渴止，溲少，咳嗽痰多。用金水六君法。

【四方】熟地八钱　法夏三钱　茯苓三钱　细辛一钱　附子三钱　川归三钱　陈皮二钱　炙草二钱　五味一钱　核桃二枚（冲）

开水煨，冷服三帖。

【五诊】嗽止，痰稀，安眠，进食。以参麦六君调理。

【五方】丽参五钱　野术五钱　法夏　茯苓各三钱　麦冬三钱　五味一钱　陈皮　炙草各二钱　大枣三枚

【效果】三剂后，面容华泽，精神健旺如初。

远按：以饮多溲多认为肾消，具征卓识。惟细按证状，肺家不能无阻，非仅肾气上逆而为喘咳也。案中仅称肾消，是疏漏处。

第四卷　湿淫病案（凡24案）

1. 酒湿痹痛案

尹性初（武昌湖北）

【病者】余族叔瑞龙，年四十余，住武昌南亩山。

【病名】酒湿痹痛。

【原因】素有酒癖，因郁怒而发。

【症候】遍身胀痛，胸腹更剧，二便不通者六日。前医投下剂数服，闭痛益甚。用鹅羽扰喉中，吐黄水碗许，痛仍不减，颠倒呼号，有如刀刺。

【诊断】脉伏，舌苔厚腻。审系酒湿气郁，结而不通。虽服下剂，无辛温散结行水之品以佐之，故闭痛不解。

【疗法】用术、桂、姜、附等以宣阳散结，佐连、柏、硝、黄、甘遂等以清热荡浊。

【处方】先以麝香纳脐中，膏药封之。

制苍术三钱　炮附块二钱　干姜五分　黄连一钱　黄柏三钱　肉桂三分　制甘遂四分　大黄三钱　芒硝四钱

水煎服。

【次诊】麝香纳脐中片时，腹响，小便即通。痛渐缓，服药一剂。泄黑水半桶而胀痛痊愈。调理两日，即能来寓就商。拟方调和脾胃。

【次方】制苍术三钱　陈皮二钱　黄柏三钱　半夏二钱　木瓜三钱　炮附块二钱

当归身三钱　炒小茴八分　大黄二钱　肉桂二分（冲）

【效果】进四剂诸症悉除，身体即复常度。

次年因郁怒又发，检旧方服之而愈。用牛肉炖汤佐食，调理月余，二便遂调，身体壮健。

远按：此证得力在麝香，处方亦寒热适中，开阖有法，非老手不办。

2. 咳血案

尹性初　（武昌湖北）

【病者】李某，年四十，业农，住金口修贤里。

【病名】咳血。

【原因】做苦田间，感受暑热，兼伤风寒。秋为咳嗽，因失治以致痰中带血。

【症候】咳血声嘶，喘逆胸痛，面鬉神疲。

【诊断】脉细数兼滑，舌苔白薄，乃断之曰：此饮邪壅遏肺窍，咳不成声，振动络脉而出血。水气上犯则喘逆，痰瘀内结则胸痛。

【疗法】用射干、生姜、细辛入至阴之地，以祛其饮邪，而和其气机；又用杏仁、厚朴、五味使逆者降之，散者敛之；蒌仁、前胡开其结以豁其痰，竹茹通其络以行其血；茯苓、芒硝使秽浊引从二便出，肠胃洁而营卫自和也。用黄芩者，所以泄三焦之热而调其阴阳也。

【处方】射干一钱　杏仁三钱　厚朴二钱　黄芩二钱　蒌仁三钱　细辛八分　生姜一钱　五味子一钱　竹茹二钱　前胡二钱　茯苓三钱　芒硝四钱

水煎温服。

【次诊】服四剂，喘愈咳减，仍如前法。

【次方】即原方去射干、芒硝。

【三诊】服四剂，吐出紫色瘀血两口，胸即不痛，瘀去而里气和也。依次方加当归以活血。

【三方】即次方加当归身三钱。

【效果】服四剂，诸症胥愈，健步如常。

远按：从胸痛声嘶上认为饮遏肺窍，目光如电，但用药不甚恰扣。鄙意此症必因误服凉药而致，并无热候，岂可复用黄芩滞其气机？似宜删芩而减轻射干、细、味较为稳健，质之高明，以为何如？

3. 悬饮吐水案

周禹锡（住四川隆昌县）

【病者】蔡子庄，壮年五十余岁，万县水利公司总经理。

【病名】悬饮吐水。

【原因】体质丰肥，素患水饮，数月一作，发时呕吐痰涎，必大吐稀饮数斗方松，且大便燥结，尝四五日不更衣，每入厕痛苦异常，必服西药加斯加拉丸数粒方通，习以为常。民十三夏，因过啖生冷病骤发。

【症候】每日约吐稀饮数升，延四五日病益剧，吐水日多，食不能入，大便七八日未行，服加斯加拉丸十余粒无效。

【诊断】脉沉细，按之弦滑。脉症合参，断为悬饮。盖水饮留中，水精不能四布，肺失治节，无以输精于大肠，故为燥结而停痰宿水壅滞胸膈，日积月累，廓落满贮，不能容留，势必吐之而后快。如是累积累吐，正气相随以伤，故愈发愈剧。且生冷伤中，益阻痰水不得下行，故便愈结而吐益甚，寖至垂危。

【疗法】《金匮》云："脉沉而弦者，悬饮内痛，十枣汤主之。"今病若此，非用不行。

【处方】大戟、芫花、甘遂各五分（研细）　　大枣十枚

煎汤送服三分之一，隔二小时又服其二分之一，旋即更衣。三次服完，水饮遂消。但胸间尚觉虚气作满，不能饮食。改用外台茯苓饮。

【次方】云茯苓三钱　川泡参三钱　炒枳实二钱　炒白术三钱　广橘皮二钱半
生姜四钱

【效果】连服三剂，各恙悉痊。病者恐其复发，请立善后方。为开于术、云苓各四两（研细），加糯米粉、白砂糖调和，每日晨晚作粥，当点心服，以杜后患，从此遂未再发。

远按：药惟中病，不忌其峻。此案认证既确，即以仲景原方收效。设稍为犹豫，略事牵制，未有不迁延贻患者。是故医者贵有细心，尤贵有敏腕。

4. 湿热误治变成鼓胀案

王百禄（四川成都）

【病者】叶万青，年四十五岁，住椒子街。

【病名】湿热误治成胀。

【原因】素有茶癖，久则成饮。每晨咳吐后，饮热茶一二盅。六月初突然不爽，烧热大作，医者初用解暑，次用大凉，再用大热，渐至人事不知，腹胀如鼓。

【症候】疲倦胀闷，人事不知，二便俱闭。

【诊断】脉迟细。由于湿热闭滞之故。

【疗法】先用仲景蜜导法，又与润肠解热除湿之剂。

【处方】桑皮三钱　杏仁五钱　花通三钱　云苓三钱　郁金三钱　生军三钱　滑石六钱　甘草一钱　黑芝麻一两（捣碎）

【复诊】服后腹内雷鸣，泻黑粪半桶，即能呻吟。后又泻几次，腹硬渐软。

【次方】云苓　半夏　广皮　藿梗　六一散　广香　槟榔　午时茶　鲜荷叶

【三诊】服后能食稀粥半盏。脉濡无力，湿热未尽，急宜醒脾除湿。

【三方】云苓　白术　广皮　生谷芽　藿梗　建曲　蔻壳　冬瓜仁　木香　通草

【四诊】鼓胀全消，精神渐起，饮食频加，廿余日回复原状。用大固脾肾之药以善其后。

【四方】潞参　云苓　白术　故纸　杜仲　兔丝　砂仁　谷芽　广皮　甘草

禄按：湿为六淫之贼，最难医治。叶君嗜茶生痰，久则伤脾，上虚不能治水，任其泛滥，时逢六月，湿气蒸腾，内外交讧，正不敌邪。医以为寻常暑热，漫不经心，初用香薷饮，继用犀角白虎汤，再用姜桂辛附，寒热妄投。自相矛盾，竟成危险之象。经云："诸湿胀满皆属于脾"，此乃湿热生痰，阻滞清窍，脾失运化之权，肺气闭塞，清气不升，浊气不降。故采仲景蜜导法，降润兼施。午后六钟服药，八钟即见大泻。是夜连泻二三次，泻下黑粪兼涎，胀象全消，醒脾除湿以善其后。

远按：此案证象危急，用药饶有分际，极得心应手之妙，佳构也。

5. 湿热病小便不利案

李征辂　（住南海）

【病者】李朗垣，年四十六岁，南海小朗乡人，经商于佛山西竺街连盛号。

【病名】湿热病小便不利。

【原因】本年七月初间，在禅店中患湿热，小便不利，睾丸刺痛，进利水之剂不应。

【症候】肺气不降，脾胃不宣，大肠秘结，是以小便不利。

【诊断】宜肃降肺胃，润涤大肠，水道自调。

【疗法】开肺窍，涤肠胃。

【处方】栀子豉合厚朴大黄汤主之。

焦栀子三钱　淡香豉二钱半　厚朴二钱半　枳实三钱　大黄三钱

【效果】一剂下燥结之屎而小便遂行。

征按：肠胃结热，故小便不通。徒利小便，而膀胱愈胀，所以睾丸刺痛也。譬如茶壶满贮新茶，不能斟泻，非壶嘴闭塞不通，实由盖之气不泄，揭其壶盖，茶自能斟。是以开其肺窍，通其肠胃而小便自利。不晓然乎？

远按：以壶盖为喻，饶有科学兴味。常见一人小便点滴不通，腹胀欲死，百治罔效。远投以大青龙，覆杯而大泻如注，众皆莫名其妙。远曰，风雨欲来风满楼，必先有大风鼓荡而后大雨随之。今观此案，理复相通，故类及之。

6. 湿温蒙蔽上焦案

李贡廷　（寓广东南海水头墟）

【病者】麦渭，年十六岁，广东南海水头墟人。

【病名】湿热蒙蔽上焦。

【原因】己巳年六月下旬，天气乍雨乍晴。病者因冒雨而行，归家后食鸭面而起。经数医之手无效。延至七月中旬，乃邀余诊治。

【症候】唇面之色皆红，舌苔黄滑而浊，惟舌边白润，牙齿干枯，身热自汗，每至午后其热尤甚。目瞪神呆，不言不语，形同木偶，已两日矣。或时以手摩按其胸膈之上，干咳咯痰难出。大便闭，小便短赤如赭石，口虽渴而不欲多饮。

【诊断】脉无定体，一日而数变，或洪或缓钝或伏或见或细。惟常右盛于左，独右手寸脉极钝滞，不甚流利，重按则软弱。以脉症参观，其致病之原，由于天之烈日下降，蒸动地之湿气上腾。人从口鼻吸入上焦，肺经先受。初得病而不自知，误食鸭面腻滞之品，上焦肺气为浊气壅塞，失其清肃之权。湿虽化热，终属阴邪，故发热以午后尤甚，阴邪自旺于阴分也。目瞪神呆，不言不语不食者，乃心肺相连，清窍不通，心君亦为之蒙蔽也。常以手摩按胸上者，胸背为肺所主之部位，肺气不舒而胸中窒塞，欲以手按之而安耳。牙齿干枯，由于上焦不通阻其津液不能上布，非阳亢津涸者可比。前医多用麦冬、元参、生地以救津，愈服滋润增液之品，尤腻其膈，愈阻其津液不能上布，其齿愈干也。干咳咯痰难出，大便结，小便短，无非肺气不肃降使然。种种见证，无非湿温之邪蒙蔽上焦耳。

【疗法】先以栀豉汤加枳壳通其上焦胸中窒塞为君，以连翘、桔梗、郁金、水菖蒲、杷叶、蒌皮通窍清肃肺气佐之。

【处方】炒山栀子六钱　淡香豉三钱　水菖蒲二钱　川郁金三钱　津桔梗三钱　枇杷叶三钱　川枳壳二钱　连翘壳四钱　瓜蒌皮五钱

【复诊】一剂神清气爽，已能言语，牙齿复润，热退过半，惟咳愈多，但咯痰稍易出矣，是清窍已宣通，肺未肃降耳。仍主以清肃开降肺气之剂。

【次方】北杏仁五钱　瓜蒌皮四钱　连翘壳四钱　津桔梗三钱　淡竹叶三钱　川郁金三钱　枇杷叶三钱　淡香豉二钱　射干三钱

【三诊】热已尽退，大便通调，小便清长，咳虽多而咯痰易出。但痰色黄浊，主以清肺除痰之剂。

【三方】冬瓜子四钱　生薏米六钱　干苇茎八钱　光桃仁三钱　北杏仁四钱　川贝母三钱　枇杷叶三钱

【四诊】咳仍未减，惟痰转稀白，舌苔黄退而白滑，乃热以尽除，独湿邪未清，因湿生痰，当从胃治，转方以二陈汤加味主之。

【四方】云苓六钱　法夏三钱　旧橘皮二钱　北杏四钱　薏仁八钱　甘草一钱

加　白蔻仁八分

【效果】服后咳减痰少，连服三剂而康。

远按：湿蒙上焦，非重浊之品所能奏效。此案初用栀豉，即已扼吭拊背，诸方纯用清解，条达适符，故能收工如神。

7. 湿温案

邵叶飞　（苏州车坊）

【病者】王左，苏州车坊。

【病名】湿温。

【原因】湿犯太阴脾经。

【症候】始而恶寒，胸闷，微发热。头胀眩晕，今则发热口渴而不引饮，上体有汗不解。身重，腰节酸疼，小便短赤。

【诊断】脉弦涩，右手迟缓，舌苔白腻。湿盛上中二焦，气分郁遏，有渐化为热之象。

【疗法】拟从宣通气分着手，佐以泻热。

【处方】大豆卷三钱　制半夏二钱　广陈皮二钱　川厚朴六分　焦茅术一钱半　赤白苓各三钱　连翘心三钱　炒银花三钱　生薏仁五钱　江枳壳一钱　真滁菊三钱

【二诊】头晕微清，胸次较宽。舌尖绛，根仍腻，微有咳，脉来带数。气分渐见通利，湿渐开而热未清，仍用清宣泄热法。

【二方】大豆卷三钱　赤白苓各三钱　杏仁泥四钱　大连翘三钱　炒银花三钱　清半夏二钱　炒黄芩一钱半　川郁金二钱　川石斛三钱　童木通一钱半　辰灯芯三十寸

【三诊】诸症皆退避三舍，第心烦不眠，晨起眩晕，胸次仍不舒畅，汗自出，食后脘腹膨胀，犹是湿热积滞未净，拟用资运助化。使胃和而能眠，气运则湿除。

【三方】大丹参一钱半　云茯苓神各三钱　大腹皮三钱　炙橘白一钱半　香谷芽四钱　冬瓜子皮各三钱　炒白术一钱　炙内金二钱　玉桔梗五分　汉防己二钱　川石斛三钱　生熟薏仁各三钱

【效果】是症初诊服一贴，二诊服二贴，三诊服三贴，汗止眠安，能纳知味，乃愈。

远按：温病所以难治者，一因外感内伏之不同，二因经脉之易混，六经皆有发热，即恶寒、头痛、口渴、烦躁，亦非止属一经，稍有模糊，毫厘千里。此案从身重酸疼上，认为犯脾，具有卓识。认症一真，治法可迎刃而解矣。

8. 湿温案

邓季芳（住无锡）

【病者】陈右，年三十八岁，住无锡城内小篓巷。

【病名】慢性湿温。

【病因】中年守节，素有肝气，而患湿温，月余未痊。因早进补药，及饮食不节，以致反复。

【症候】壮热头晕，气促痰鸣，形瘦骨立，胸闷呕吐，汤饮难进，病已三月有余。

【诊断】脉形大而滑数，舌质光绛而干，其声尖亮而响，面色赤（不是戴阳）而唇焦，曾服过鲜生地、石斛、洋参、麦冬、犀、羚、珠、黄等药不效。病家及前医均认为虚劳不治，日夜号叫，灌以参汤不受。病者姊丈高崇山先生睹此情形，不忍坐视，邀余诊治。细察色脉声音，不似虚劳，乃气郁夹痰，化火上升。但汤饮难进，虽有仙丹不克入口。必先将肺胃痰浊吐清，庶有生机。

【疗法】因苦寒药汁不受，先用鲜竹沥三两　加生姜汁一滴　明矾三厘吐其上焦之痰。

【处方】竹沥三两　生姜汁一滴　明矾三厘

【复诊】服后吐黏痰数碗，气稍平，热略退，脉形亦觉和缓，大便仍然未通。再宗前方加减。

【次方】鲜竹沥二两　生雅梨汁四两
均和冷服。

【三诊】服后下燥粪五六枚，热势大退，气促亦平，精神渐觉安宁，再拟养阴清肺和胃顺气化痰法。

【三方】鲜南沙参四钱　鲜石斛四钱　川贝母一钱五分　瓜蒌皮三钱　茯苓神各三钱　橘白络各一钱　光杏仁三钱　石决明（煅）一两　真滁菊一钱　竹二青（炒）

一钱五分　方通草五分

【四诊】二剂，上午热势已退，暮分微觉火升内热。精神萎顿，头晕耳鸣，怔忡，脉形细数，舌质光滑而润，胃口未开。每日进清老米饮数小杯，以养其胃，再宗前方加减。

【四方】北沙参三钱　川石斛三钱　茯苓神各三钱（辰砂拌）　大白芍三钱　竹二青（炒）一钱五分　光杏仁三钱　川贝母三钱　真滁菊一钱五分　橘叶络各二钱

【效果】连进三剂，大便畅行二次，热已退清，略思饮食，令伊不必服药，每日进西洋参汤一杯，稀粥数调羹，面包二三两。旬日之后，食量大增，每日可进干粥数碗，面包六两。一月之后，病乃痊愈。

远按：此候而云虚劳，何谬至此？案内诸方均极妥帖，尤要在先行涌吐一着，能以少许胜人多许，如兵家先占地盘，有居高临下之势，此等处读者不可草草略过。

9. 湿温化燥案

周小农（江苏无锡西门外棉花巷）

【病者】钱味青，年三十三岁，嗜饮，中华轮局。

【病名】湿温化燥。

【原因】阴虚嗜饮，向有喉痹，患湿温已二旬。

【症候】热炽神糊，咳痰色黑带血，便泄，腹中不舒，前医顾湿不顾热，致有此变。

【诊断】脉糊数，苔灰，症已化燥。

【疗法】清化湿火，涤痰生津。

【处方】竹茹二钱　黑栀二钱　连翘二钱　大腹皮二钱　北沙参二钱　冬瓜子四钱　滑石四钱　枯黄芩二钱　枳实一钱　生薏米三钱　通草钱半　光杏仁三钱　鲜竹叶三十片

另以萝卜二两　芦根一两　煎汤代水，二帖。

【次诊】苔灰化热渐减，去黄芩腹皮加花粉二钱、象贝二钱，黑痰亦稀，小溲既畅，便泄亦定。

【效果】改方加川石斛三钱、川贝二钱，苔润神定，不一旬而痊。

远按：燥虽为六淫之一，然有感燥、化燥之不同。感燥者，其燥彻底，清燥救肺汤、生脉散等治之；化燥者，湿淫未罢，单纯治燥固不可，兼顾湿淫又甚难。此案虽着眼于清燥，而莱菔枳贝，对于湿仍不肯放松，轻重缓急之间煞费苦心，所以为佳也。

10. 湿温属太阳府症案

邱莲青 （浙江南浔镇江）

【病者】梁左，年二十余，米业，住南浔南栅南兴桥河西。

【病名】湿温属太阳府症。

【原因】内蕴湿邪，外感秋凉。

【症候】身躯燔热，略有憎寒，口渴喜饮，小腹膨满，溲溺不利，骨筋酸疼。

【诊断】舌苔白而微腻，脉象濡缓，左手兼弦。此属湿热踞于太阳膀胱。

【疗法】化湿清热，桂苓甘露饮。

【处方】桂枝五分　茯苓三钱　猪苓三钱　制白术一钱　泽泻三钱　寒水石三钱
飞滑石四钱　生石膏三钱　香青蒿钱半

【复诊】两剂小便顺利。寒热已退，口渴腹满均减，惟舌苔未尽化，略有热度。再拟淡渗微苦法。

【次方】方通草一钱　益元散三钱（绢包）　云茯苓三钱　炒薏仁三钱　淡黄
芩钱半　泽泻三钱　川石斛三钱　黑山栀三钱　淡竹叶三钱　鲜车前穗十支

【效果】初方两剂，溲溺利，邪从膀胱清化，而余湿未净，余热未清。次方以淡渗微苦清之渗之而愈。

远按：经言气化则出，五苓散之用桂枝，并以热水送服，具有深意，后世妄者以桂枝之不谐俗也而去之，更名四苓，谓可治湿，是直痴人说梦耳，因读此案而感触，故发挥其大略如此。

11. 湿寒黄疸案

张燕杰（天津法租界广德新里）

【病者】郭右，年十九岁，广东人，寓天津长发栈。

【病名】湿寒黄疸。

【原因】痢后失调，兼嗜食鲜果，由于湿寒内郁而发。

【症候】面目四肢遍体皆黄，食少不渴，腹胀闷或痛泻如米泔，小溲黄短。

【诊断】脉象沉滞，舌苔白腻，系寒湿内郁之候。

【疗法】宜茵陈五苓驱湿，兼用温脾祛寒之品。

【处方】绵茵陈三钱　生茅术二钱　白茯苓三钱　泽泻二钱　桂枝尖钱半　广砂仁一钱（打）　生鸡内金一钱（打）　红茜根钱半　炙甘草一钱　生姜三片

【复诊】服二剂，黄疸渐退，腹胀渐消，惟泄泻未减。

【二方】米泔炒茅术三钱　土炒薏仁四钱　白茯苓三钱　猪苓二钱　砂仁钱半　姜炒川厚朴钱半　茵陈二钱　炒干姜钱半　肉白蔻二钱（打）　炙甘草钱半　生姜三片

【效果】三剂黄疸泄泻以次而愈，胃渐思食，然食后微觉腹胀。予以暖脐膏，并戒食腥冷等物，庶免反复。

远按：茵陈五苓自是治疸正药，惟因寒因热加味略有不同耳，此证一派寒象，干姜、砂仁在所必需。案内善后一层，尤见用心周到。

12. 风温挟痰案

叶鉴清（上海厦门路贻德里）

【病者】奚右，三十六岁，老西门万生桥。

【病名】风温挟痰。

【原因】风温犯肺，早服滋腻致邪发气痹。

【症候】寒热咳嗽，气急，坐不能卧。痰不得咯，胸胁痛甚，痰中带血，便闭溺少。

【诊断】脉细数，舌边尖红，苔白厚，此风温痰热郁束肺气，将有肺胀闭塞之危。

【疗法】达邪宣肺，清肃气机，故以牛蒡、射干、杏仁、苏、葶为君，佐以姜、贝、茅芦根、银、翘、橘络等品，冀其气降痰松。

【处方】熟牛蒡钱半　炙苏子钱半　瓜蒌皮三钱　橘络钱半　射干八分　甜葶苈钱半　连翘三钱　海浮石三钱　杏仁三钱（去尖皮，打）　象贝四钱　银花三钱　前

胡钱半　茅根四札（去心衣）　　芦根一两（去节）　　冬瓜子四钱　射干八分　白前钱半
瓜蒌皮三钱　橘络一钱　丝瓜络钱半

【二诊】逆气一平，即得安寐，惟脘胁引痛依然，咳则尤甚。痰黄稠而带血，咯吐殊不爽畅，大便已行，小溲短赤，寒热已解，脉数亦和。肺胃痰热尚交相熏蒸，气机仍未宣利，慎防肺胀壅塞，治再宣通清降。

【二方】熟牛蒡钱半　甜葶苈钱半　象贝四钱　冬瓜子四钱　桑叶钱半　杏仁三钱（去尖皮，打）　海浮石三钱　丝瓜络一钱　茅根四札（去心衣）　芦根一两（去节）　竹沥二两（冲）　藕两大片

【三诊】脘胁剧痛已和，胃纳亦展，惟咳嗽痰多，咯吐虽爽，血仍未止，大便又行，小溲较利。脉来濡滑，舌苔薄白，气络较为宣通，痰热尚恋肺胃，病虽转机，务宜加意谨慎，法再清降。

【三方】水炙桑皮钱半　川象贝各二钱　海浮石三钱　枇杷叶三片（去毛包）　白前钱半　瓜蒌皮三钱　生蛤壳五钱（打）　冬瓜子四钱　旋复花钱半（包）　橘络二钱　白薇二钱　生竹茹叶三钱　茅根四扎（去心衣）　芦根一两（去节）　藕两大片

【效果】服三剂，诸恙均平，惟咳嗽痰未已，因经济不裕，即用：
藕汁一酒杯　梨汁一酒杯　少佐竹沥炖温，调服川贝末一钱，旬日后全愈。

远按：肺为娇脏，治主清肃。此案以葶苈泻肺，自是正治，辅助各味亦克竭尽清解之能事，善后数味颇为稳健，迈经文意其大半之训，似可无庸另议方药也。

13. 湿痰喘促案

蔡东荣（广东琼州琼山县）

【病者】冯耀生，年五十六岁，琼郡北胜街。

【病名】湿痰喘促。

【原因】己巳年腊月，寒雨过多，身感寒湿，度岁多食年糕塼炙之类，郁积成痰，外感内伤两相酝酿而成。

【症候】症系新病，不是久喘。初起稍有恶寒发热，痰喘，气促，咳嗽等症。先延二医，一以为寒饮而投小青龙，一以为火痰而投竹茹、枳壳之类，均不见效。厥后喘促变为三日一发，发时每从酉戌时至寅卯时方止。依几伏案，通宵不寐，发过又如平人。

【诊断】脉细微数，关尺带滑。舌苔白腻而微黄。二便如常，但小便微带黄色。由于湿同食积郁于中州，久则化热化痰，沉伏下焦。发时则痰随其气道而上升，故喘促，发罢则痰随气道而下降，仍伏元处，故发作有时。

【疗法】用平胃散加茯苓苦燥淡渗祛湿为君，加王隐君礞石滚痰丸镇坠搜痰以助之。

【处方】茯苓五钱　苍术二钱　川朴根二钱　陈皮一钱五分　生甘一钱　礞石滚痰丸一钱五分　煎药汤成送滚痰丸

【次诊】二服大便微利，二次病减大半。诊其脉则细小而不滑数，知其胃气略虚，改用六君子汤，以和胃气，仍加礞石滚痰丸，以除病根。

【次方】北党五钱　茯苓五钱　生白术三钱　生甘草一钱　陈皮一钱五分　半夏二钱　礞石滚痰丸一钱

服如前法。

【效果】二服，有如胶液者，杂大便而出，即不复发，知顽痰已去，病根已拔。仍用六君子汤，调理脾胃而康。

远按：无痰不成疟，故治疟必以去痰而先。此证发动有一定之时，温邪深藏，待机而作，与三阴疟相同，治法当相仿佛，妙在以礞石镇坠之品，使潜伏之邪从下而出，一击中肯，理固然矣。

14. 温病夹水案

黎慎存（石龙东庆坊廿七号）

【病者】陈祖荫，年五岁，陈善举之子，住东莞城新桥。

【病名】温病夹水。

【原因】饮入于胃，经蒸变而稠浊者为痰，未经蒸变而清稀者为水。此儿平日脾胃虚弱，或有未经蒸变，其饮适值感受热邪，而热邪为水气郁遏，阳气受困，固见症如此，脉象又如彼也。

【症候】面赤烦躁，谵妄沉昏，自汗气粗，语声重浊。

【诊断】其脉迟弦，舌色白润，胸膈虽觉满痛，按之则软，略加揉按则辘辘有声，予初见此脉证中几无主。思索良久，乃恍然而悟，为温病夹水证。

【疗法】热邪既为水气郁遏，当先以辛燥利气利水之品。迨水气去而郁遏宣，然后再议攻邪。若遽用苦寒清泄，恐转加昏愦也。

......

【处方】苍术三钱 半夏二钱（制） 草果一钱半 木香八分（后下） 莱菔二钱 木通一钱 茯苓三钱 泽泻三钱

【复诊】症不少减，口渴，其脉浮数，舌黄而舌心苔黑，胸膈硬痛而拒按，此水气已去，郁遏已宣，然阳明邪热仍炽。用白虎汤之金飚以退烦热。

【再方】生石膏八钱（研） 知母四钱 生甘草二钱 粳米一撮
净水煎服。

【效果】身凉热退，病除，乃以甘润存津法善其后。

【说明】此证，症脉相悖。予初亦无主见，思得其因，竟以两剂获愈。是知热邪乃其本气，夹杂乎其间气也。故录而存之，以为临证之方式云。

远按：单纯之病易治，复杂之候难疗，复杂而加以矛盾之见证则尤难，或先或后或分施或兼顾，斟酌稍差，毫厘千里。此案洞见本原，发明相悖之理，识解超然，未可多得，而治法之允洽，犹其余事也。

15. 湿温案

严炜候（住无锡张泾桥）

【病者】顾步皋女，住羊河头。

【病名】湿温。

【原因】湿热内蕴，秋风外扰，而致寒热起伏。初起时，投以疏解分理法不效。旋用石膏、鲜地、鲜斛、犀羚之属，迁延将月，以致危笃。

【症候】脉小而弦，苔㿠无华，面色青灰，大肉尽脱，神倦懒言。一匙之饮，难以下咽，仰卧而痰涎仍从口角涌出，恶心则痰涌更剧。

【诊断】一派中虚见象，胃败之候也。胃寒则廉泉开，故痰涎涌出。

【疗法】平胃散合理中汤以救胃阳之将绝。

【处方】制苍术一钱 川卷朴一钱 新会皮一钱 生甘草五分 炮姜炭五分 宋半夏一钱五分 藿香梗一钱五分 盐水炒香附一钱五分 盐水炒砂仁五分 宣木瓜一钱五分 霞天曲三钱 戊己丸一钱五分（绢包后入煎） 台参须一钱五分

【复诊】得一剂之温化，痰涎之涌与恶心皆退，从此神气清明，胃纳渐进。

【次方】台参须一钱 砂仁五分 煎汤代茶

【效果】此症久为寒遏，又为药困，服一剂而胃得开，可暂停苦口之药，而进简单之醒胃方，连服二十余日离床。

远按：经言衰其大半而止，以饮食消息之。此症前医尚不甚误，惟邪将尽而不知顾正，致有此失。严先生以温化处方以醒胃，善后芟繁就简，具有卓见，读此可知俗语之所谓过火者，治病不可不戒。

16. 伤风水气案

冯干生（江苏武进余巷镇）

【病者】陈友正，年五十六岁，住横林镇。

【病名】伤风水气。

【原因】季冬曾患哮喘、咳嗽，痰吐不利，不求医药，但取雅梨和川贝母蒸而日食，以为顺气化痰，延迄月余，似愈非愈。

【症候】仲春上旬，早起易衣，伤风鼻塞，喘逆复发，较前尤剧。体倦畏冷，目下肿亮，完谷不化，咳吐痰浊。

【诊断】寸关浮滑，两尺细弱无力。舌苔满布白腻，断为风水客于太阴，少阴气化被痰所窒，斯阳失宣而水肿于目下也。

【疗法】用小青龙汤加附子以扶阳。

【处方】净麻黄五分（煎去沫）　川桂枝五分　淡干姜四分（蜜炙）　制附子四分　大白芍二钱　北细辛四分　制半夏二钱　五味子四分　清炙草四分

【次诊】一剂知，二剂喘逆得定。惟咳嗽未宁，痰略不易。病者乞加滋补，余谓须咳平肿消，胃思纳谷，方可尝补。仍宗原意增损。

【次方】制附子三片　淡干姜三分（蜜炙）　大白芍一钱五分　川桂枝四分　制半夏一钱五分　光杏仁三钱　川贝母一钱五分　云茯神三钱　五味子三分　清炙草三分

【三诊】三剂，咳平痰爽，肿亦全消。五剂，胃知饥，卧能安。从病者意，加补养之品，以膏代煎为缓图。

【三方】漂白术二两（土炒）　大熟地三两（炙虚）　茯苓二两　茯神三两　潞党参二两　山萸肉一两五钱　建泽泻一两五钱　大白芍一两五钱　怀山药二两　桂枝尖三钱　制半夏二两　五味子二钱　新会皮一两　京川贝一两五钱　甜杏仁三两　淡干姜二钱

上味煮二次去滓，取浓汁熬稠。再加白文冰八两收膏。每日早晚开水冲

······

服五钱。

【效果】服膏两旬，胃气日充，面润华色，行动如常而愈。

远按：小青龙汤方义较为深奥，能用者希，此案处方中的，而略加熟附以烜之，正如初写黄庭，恰到好处，膏方顺从病者心理，虽无妨碍，蛇足而已，应删去之。

17. 伏暑夹饮结胸案

萧尚之（四川隆昌县南街）

【病者】薛于遄，年三十岁，隆昌县征收局会计员。

【病名】伏暑夹饮结胸。

【原因】先有饮痞，夏月奔走烈日，感受暑邪内伏，深秋凉气外束而病。局长傅君远村处以十枣汤，连服二剂不应。

【症候】从胸下至少腹，鞕满胀痛拒按，溲赤便闭，口渴不敢饮，稍饮则胀满愈增，短气不足以息，心中烦热，头微汗出，午后潮热。

【诊断】脉沉紧而数，苔黄糙厚粘，板实不松，舌老赤，尖有刺点。脉症合参，《伤寒论》所谓结胸热实之证。彼因误下，外邪随太阳之气陷于胸膈膜油之中，阻遏正气，不能上达，所饮之水停积膜中而成饮。心火不得下交，郁而为烦，水火交结，充塞膜油之中，胀满鞕痛，而为大结胸证。言大者，所以别于小结胸也；言热实者，所以别于寒实结胸也。此则先因伤饮成痞后，伏暑邪与饮相搏，虽非误下，同为邪陷，同为水火交结，暑门有此。诚哉仲景《伤寒论》，包括百病，是广义的而非狭义的。十枣汤单泻其水，不能泻火，用于此证，但治一面，自然无功，而亦不见过者，以有饮痞当之也。不然，十枣汤岂轻易尝试之剂耶？

【疗法】实则泻之。水火交结，则宜水火兼泻，遵仲景大陷胸汤成法，加黄连滑石以清伏暑。

【处方】生大黄二两　白芒硝二两　生甘遂末五钱（调服）　雅黄连三钱（杵碎）　白滑石六钱

【次诊】结胸热实，两进大陷胸汤。腹中微鸣，有气抵拒，得下不爽，胀鞕不减，脉愈紧搏，是交结太甚，气闭不通，且已五日不沾粒米。若不急急攻夺，正气一溃，脉转浮大，恐虽下亦死，英雄无用武之地矣。宜于夺水泻火之中大泄气闭，气通而结者自开。仍拟大陷胸汤复入大圣浚川丸加味，得快利后，再商缓治。

【次方】生大黄四两　白芒硝四两　生甘遂末一两（调服）　郁李仁五钱（捣烂）　薤白五十粒（剥）　大腹皮五钱　牵牛子四两（碾烂）　广木香二钱

【效果】服后腹中鸣响有声，转气直趋小腹，大解泻出黄色胶涎甚多，自觉腹壁粘着，如层层铲落者。然一剂服完，大泻八九次，而大小腹始柔，胸下仍拒按。改用小陷胸汤调之渐瘥，惟苔退未生，终用一味石斛汤养之，布新苔而全愈。

【说明】此病当两用大陷胸汤得下不爽，胀满鞭痛，不为稍减之际，苦思数四，遵思邈"凡治大病当准病用药，不得准方用药"之训，始放胆重用硝、黄、甘遂、牵牛等品，较诸大陷胸原方，尤为峻烈，乃得药到病除。因思仲景当日著书，汉以前原有是证，在仲景亦必亲临是证。论中皆集古人之千百经验与本人之多次实验，然后一一论列。故《伤寒论》一书，半由祖述，半由实验，是合病理、诊断、治疗于一，而融会贯通的一部写实医案。与后世之未经临证率尔著书，妄逞臆见，自误误人者大不相侔。反复玩索，自有真知。遇有是证，认证无差，以小心行其大胆，凭证用药，有病病受，药既对证，厥疾自瘳，更为古人印证，昭示来兹，斯不负先圣之苦心，若虽曾临证而未经临过之证，即不应妄事武断，以误后学。近日恽铁樵氏著《伤寒辑义按》，诋毁大陷胸汤，章太炎先生谓此方征之治验，亦曾见有实效，余则惜恽氏未亲临此等大证耳。鞭满胀痛从胸下抵少腹，硝、黄、甘遂得之则生，不得则死，使恽氏遇此，将治以何方何药耶？若但议药而不议病，是昧《内经》毒药攻邪之旨矣。恽氏欲废弃大陷胸汤而不用，能令天下后世不患大陷胸汤之证乎？故录存此案以为印证，使患此者依方挽救，勿为浮言所惑可也。知我罪我，不遑计焉。

远按：学医不从灵素伤寒入手，根本即误。东瓯谚语所谓"开喉乳吃错"，者是也。人之情大都以先入者为主，"开喉乳吃错"挽救极难，我观世医通病，大都信后世之书，而不信仲景，其病源即由于此，滔滔皆是，可胜叹哉？恽氏之书，远未寓目，不能妄下评断，然于此益可见能读仲景书者绝少，而表章之不容或缓也。

18. 湿食腹痛案

钱秉良（住松江西外日晖桥）

【病者】高湘帆，年四十七岁，业商，住本城。

【病名】湿食腹痛。

【原因】脾肾之阳素亏，诱因饮食不节，缺少运动，致湿食相结不解。

【症候】腹痛拒按，自汗淋漓，大便四日未行。

【诊断】脉沉实而不数，苔垢腻而不燥，以证参之，其为湿食腹痛何疑？脾阳衰弱不能为胃行其津液，则湿聚而食停。经曰：卫出下焦。肾阳不振，不克卫外为固，则大汗淋漓而有亡阳之虞。

【疗法】君以附、桂、干姜壮其阳而固其卫，臣以大黄、枳、朴顺其气而破其结，佐以甘草和药性而调胃肠也。

【处方】熟附片六分　黄瑶桂三分　干姜五分　炒枳实钱半　真川朴钱半　生川军三钱　炙草五分

【复诊】诊后宿垢畅行，汗收痛止。惟胃气困乏，议以和养。

【次方】于术片一钱　生山药二钱　云茯苓三钱　炙草四分　川石斛三钱　生谷芽三钱　炒白芍一钱　炒枣仁钱半　南沙参钱半　新会白一钱

【效果】连服四剂，胃旺神足而痊。

远按：作文之法贵乎开合，所谓"意翻空而易奇，文征实而难巧"者，大开大合之谓也。此证阳微为虚，食积为实，看他治虚实于一炉而并治之，是何等魄力，究之不外乎开合之妙用而已。

19. 黄疸病案

蒋梓琨　（蚌埠中和街）

【病者】张君，安武军营长，年四十二岁，住大马路。

【病名】黄疸。

【病因】行伍出身，早年嗜酒。己未初秋，某役阴雨，作战数日，夜皆坐卧湿地，回蚌未久，即浑身酸疼，既而恶寒发热，不思饮食，渐渐黄瘦。中西医治罔效。

【症候】 脉缓濡不宣，舌苔白腻而滑，身痛骨酸，全身及两目珠深黄色黯，浸染内衣，不欲饮食。强食则呕，胸嘈胀胀，气闷吁吁，大便少，小溲老黄。

【诊断】 脾土素亏，加以雨地坐卧，岁气流行，表里互困。寒湿浸淫，心中觉热者，乃湿邪遏滞胃脘，真寒假热也。

【疗法】 茵陈五苓散加减，利湿下行。

【处方】 西茵陈三钱　赤茯苓三钱　捡猪苓二钱　车前子二钱　苍白术二钱　广陈皮二钱　赤小豆三钱　炒枳壳二钱　泽泻一钱五分　汉防己一钱　生薏仁四钱　佩兰叶二钱　桂枝一钱　生姜皮六分

二帖。

【复诊】 身目黄色大退，小水多，大便解，略进饮食，心中懊侬全除，寒热衰半，再仿前法出入。

【次方】 西茵陈三钱　赤白苓各二钱　拣猪苓二钱　车前子二钱　苍白术二钱　防己一钱五分　炒枳壳一钱五分　陈皮二钱　川厚朴一钱五分　炒谷芽二钱　佩兰二钱　赤小豆三钱　生姜皮五分　皂矾四分　红枣二枚　二帖

【三诊】 四日服药四帖，病退大半，饮食渐加。惟大便反觉干涩，因利小便太速之过，又因素日不喜汤药，多服则呕，商改丸方，余为制丸药收工。

【三方】 番泻叶二钱　煎水一茶碗，服后三小时通快大便一次，以后接服丸药。

【丸方】 自制黄疸丸：赤白茯苓各五钱　拣猪苓五钱　泽泻三钱　炒车前四钱　生草三钱　西绵茵陈一两　炒冬术八钱　炒枳壳四钱　熟生薏苡仁一两　空沙参五钱　新会皮五钱　上川朴三钱　黑小豆五钱　秦皮四钱　海金砂二钱　生熟谷芽四钱　皂矾二钱　红枣肉八两（去皮核，计药与枣各半捣为丸）

上药共研极细末，炼白蜜和枣肉捣融为丸，如桐子大，每服三钱，秫米煎水送服，早晚二服，以愈为度，忌食公鸡、黄膘猪肉、驴、鹅、窝瓜[①]、虾、酒等物。

【说明】 黄疸病，《金匮》甚详。如谷疸、酒疸、女劳疸诸名，要皆不外湿黄之义。医家能明寒热，宜燥宜渗，自有一定之准绳。此案实属湿寒蕴遏

---

① 即南瓜。

于内，加以外因浸淫，表里互凑。初治不明真谛，用药偏寒，几至不救，后用温燥乃效，故说明其大略如此。

远按：此案取方极当，用药嫌多繁复，学者节取焉，可也。

20. 秋温夹饮案

袁跃门（江苏青浦城内太平桥西）

【病者】陆啸梦，三十五岁，青浦县党部秘书，住本城县桥南。

【病名】秋温夹饮。

【原因】肥胖多痰，平素嗜酒，多啖厚味，偶感秋温，肺气不利，以致积痰酿热，阻遏气机。脾失展输之司，肺失肃化之权，渐成支饮。

【症候】上气喘满，咳吐痰沫，胸膺隐痛，膈气不利，胃呆食少，口淡乏味。

【诊断】脉寸关弦滑而数。舌苔薄白而腻，弦主饮，滑主痰。脉症合参，乃温气搏结，积饮停痰为患也。《金匮》谓："喘在上焦，其息促，太阴湿蒸为痰也。"盖水谷入胃，除散积之外，其势下趋，乃气化由州都而出，无所谓饮也。惟脾有积湿，胃有酿热，湿热交蒸，顽痰胶黏，然后入胃之水遇痰则停，不能疾趋于下，饮病由斯而生。

【疗法】仿吴鞠通氏治温病喘促，用千金苇茎汤法而增进之。

【处方】活水芦根五钱　旋复花二钱（包）　白茯苓三钱　冬瓜仁三钱　生石膏三钱　薏苡仁四钱　光杏仁三钱　粉防己八分　白芥子一钱　广郁金钱半　温六散三钱（包）　广会红一钱　瓜蒌皮钱半　枇杷叶三片（刷毛）

二剂。

【次诊】喘咳略稀，气逆渐平，惟痰咯甚多，稠黏不爽，胸膺仍痛。脉来滑大，舌白滑而腻，阳明之痰热熏蒸，肺气不清也。再以清理肺胃，顺气化痰。

【次方】生桑白皮三钱　广郁金钱半　旋复花二钱（包）　象贝母三钱　净蒌皮三钱　橘红络钱半　仙露夏钱半　玉苏子二钱　生竹茹钱半　白杏仁二钱　江枳壳一钱　枇杷叶三片　鲜芦根五钱　天水散三钱（包）

【三诊】诸恙均愈，咯痰浓厚，再从和胃化痰。

【三方】仙露夏钱半　象贝母三钱　广橘红钱半　片花粉三钱　广郁金钱半

白茯神三钱　桑白皮三钱　叭杏仁三钱　建泽泻二钱　生薏苡三钱　白芦根五钱

【效果】连进三剂而愈。

远按：治饮之药，寒者滋者固不可用，燥者劫津而生反动，转使水分凝固。热者动肝胆之火，横逸之势，助饮为虐，必以流动而有蒸发性者为宜，此案始终不用大温燥烈之品，轻描淡写，因势而利导之，是深得治饮之诀者。

21. 肝郁寒饮案

周禹锡　（住四川隆昌县拯瘰轩）

【病者】方前纵队司令官化南之二夫人，年二十余岁，孀居，万县龙驹坝人。

【病名】肝郁寒饮。

【原因】贞毅有才，民八来归方公，随军援鄂，能相人臧否，军中部属，经夫人隔帘窥之，辨其生平行为，凿凿无谬，公益贤之。民九秋，方公殉国难于万县葵花寨。夫人年未二十，青年守志，节励松筠，病因以伏。

【症候】眼胞上下呈黑黯色，气短若不接续，头苦眩冒，晕不能支，心常悒郁，忽忽如有所失。

【诊断】脉弦滑不扬，舌淡无苔，综合四诊，断为气郁生痰。痰贮于胃，关于肺。肺为呼吸之器，器为痰阻，故气迫而喘促，肝开窍于目，气郁伤肝，生气不得外华，故眼胞黑滞，且眼胞属脾，脾为痰阻，眼胞亦呈黯色。头为精明之府，心为神明所出，忧郁既久，神志不宁，故头苦眩冒，心忐忐悒悒如失，脉弦滑不扬者，痰气蕴结不畅达也。

【疗法】《金匮》云：病痰饮者，当以温药和之。以痰为水谷之气播液而成，遇寒则凝，遇温则散。用仲景苓桂术甘汤加柏子仁以涵濡肝木，养心宁肺。

【处方】云南白茯苓四钱（朱砂、人乳拌蒸）　桂枝尖八分　炒白术钱半　净柏子仁八钱（捣碎）　清甘草七分

水煎服。

【效果】连服十余剂，各羌皆瘳。

远按：《金匮》之言，为治痰饮之大法，而对于此证尤为合拍。

22. 虚寒水饮案

陈松鹤（住芜湖西门内索面巷内）

【病者】杨汉臣，年四十余，业商，住芜湖长街。

【病名】虚寒水饮。

【原因】素为阳虚体质，又兼思虑过度，致脾气不足，肾水泛上。

【症候】胃脘不时冲痛，喜按，得食痛更剧。朝食暮吐，完谷不化。

【诊断】关脉沉细无力。舌黑是虚寒水饮，滥泛逆胃，所以有呕吐冲痛之症。脾本恶湿，加之肾水泛上，所以有完谷不化之候。中州不司运输，痰饮无消纳之路。

【疗法】水气害土，当以温药和之。

【处方】焦苍术三钱　川厚朴三钱　云茯苓三钱　砂仁泥一钱　广木香一钱　青皮络二钱　草豆蔻二钱　广陈皮三钱　淡干姜二钱

【次诊】冲痛已愈，但阳虚火衰，不能生土，非仅补脾，兼宜温肾。

【次方】制附片三钱　淡干姜二钱　炙甘草一钱　焦白术五钱　白蔻仁二钱　川厚朴三钱　云茯苓一两。

【效果】次方连服五十剂未间断，其病即愈，次年且举一子。

远按：初方似苓桂术甘，次方似附子理中汤，皆能深切病情，故有奇效。

23. 肺风哮喘案

高仲岱（山东泰安）

【病者】萧德斋，年四十六，北平人，旅泰。

【病名】肺风哮喘。

【原因】素有湿痰，兼患肝郁，丙寅二月，游郊外冒风而归，发热多汗恶风。

【症候】二目急瞪，依壁而卧，吼喘短气。

【诊断】左关沉大，右寸浮滑。新病在肺，旧病在肝。

【疗法】以二冬、苏子润肺，散风定喘为主。以橘、半等舒气开痰佐之。

【处方】款冬花四钱（炙）　　天门冬四钱（炙）　　紫苏子一钱半（研）　　毛橘红一钱　枳壳三钱（炒）　半夏片三钱（姜炒）　川厚朴三钱　全栝蒌四钱　云茯苓三钱　莱菔母三钱

水煎服。

【复诊】一剂吐白痰碗许，哮喘止。脉稍和，惟肝仍大。

【次方】以原方加白蔻二钱、乌药三钱、腹皮二钱、青皮一钱，减苓、夏、枳、朴。

【效果】喘止气舒而愈。

远按：此案肝肺分治，先后有序，大有见地，譬之用兵，直搏则力专也。

24. 呕水便闭案

吴克潜（住上海）

【病者】萧君，住扬州。

【病名】呕水便闭。

【原因】未详。

【症候】胸膈蓄水，不时呕吐，成盆盈盂，大便闭结，粪如羊屎。历用理湿顺气之品，呕水益多，且廉泉善开，口津随时溢出。

【诊断】脉软滑，舌苔薄白。火盛于下，将水精尽逼于上，肠受热则为之枯燥而闭，闭则水不得下，愈益上泛。水不济火，火益炎而肠益枯，以致粪似羊屎。

【疗法】治宜滋阴润肠，导水津下行，务使上泛之水，下安其位，水火相配。水不逆行则呕止，火不上炎则便畅。

【处方】白桔梗一钱　甜葶苈钱半　麻仁三钱　莱菔子三钱　大生地三钱　刺蒺藜二钱　郁李仁三钱　灵磁石三钱　陈萸肉五分　瓜蒌仁三钱

【二诊】二剂呕水大愈，惟蓄水未尽下行，良由阳盛于下，便结于中，舟楫犹未通也。用前法加减。

【二方】白桔梗一钱　灵磁石四钱　大熟地三钱（拌打）　肥知母钱半　甜葶苈钱半　冬瓜仁三钱　刺蒺藜三钱　大枣五枚　淮山药二钱　大麻仁三钱　瓜蒌仁三钱

【效果】服后大便通畅，水亦不泛。病除八九，开调理方而去。

　　远按：孟子言，夏禹治水行其所无事。换言之，因势利导而已。治饮之法亦不外是。此案立方以润下为事，去其上激之热，使水得遂其本性而病愈。一切饮证，咸须识此，录之为治病者做模范焉。

第五卷　暑淫病案（凡 12 案）

1. 伏暑案

黄瑞书（上海麦根路）

【病者】窦瑞生夫人，年廿四岁，住共和路，去年八月十八日病。

【病名】伏暑挟积。

【病因】中秋节恣食荤腥，夜间玩月贪凉。临睡略觉形凛，明晨即寒热不起。头昏恶逆，胸闷便泄。

【症候】灼热一候，汗多不解，面赤口渴，唇焦齿垢。大便闭，腹时痛，神昏谵语，循衣撮空，脉弦数而实，苔浊腻满布，色灰黄，舌质边尖红绛无液。

【诊断】此伏暑化燥，与阳明积滞互蒸，灼烁津液之候也。盖阳明胃脉上通于心，上蒙心包，神明无以自主；腑浊燥结不行，下逼少阴，阴液被劫，津液无以上潮。

【疗法】宜急下存阴，咸寒泄热，甘寒救津，冀勿陷窜厥阴，为涸液动风痉厥之变。

【处方】乌犀角尖五分（磨冲）　西泻叶三钱　海南子一钱半　生锦纹军六钱　鲜生地六钱　生枳实三钱　全瓜蒌四钱　元明粉三钱（同打）　玉泉散八钱（绢包）　白知母三钱　鲜金石斛五钱　黑元参三钱　淡子芩一钱半　活水芦根八钱（去节）

　　另　安宫牛黄丸一粒（辰灯芯汤先送下）

【复诊】服药后大便解，下黑燥坚粪十余枚。腹痛即止，热势大退，神识较清，循衣、撮空、谵语等症均无。舌灰腻稍化，舌质红绛稍淡，此阳明府浊通降，伏热亦随之下导，阴液得以上潮，清窍不致蒙混，病情大有转机。惟伏热蕴酿不易遽化。宿积燥结，何能一鼓荡涤？还宜守原法，小其制。

【次方】乌犀角尖二分（磨冲）　生枳实一钱半　黑元参三钱　海南子一钱半　生锦纹军三钱　瓜蒌仁三钱（元明粉三钱，同打）　白知母二钱　活水芦根八钱（去节）　鲜金石斛三钱　淡子芩一钱半　楂肉炭三钱

【三诊】药后泻下，先鞭后溏，污垢甚多。苔灰腻化清，维根截尚带黄腻。神清热减，脉弦实较和，乃积热下泄，腑浊通降，伏热化解，津液恢复之象。但浊蕴热蒸之余，真气阴津被伤，胃气未和，再拟清化郁热余滞，调胃生津之法。

【三方】鲜生地六钱　陈蒌皮三钱（元明粉一钱半化水，炒）　鸡心槟榔一钱　炒枳实一钱半　原干金石斛四钱　焦楂肉三钱　粉丹皮三钱　炒白知母二钱　淡子芩二钱　黑元参三钱　黑山栀一钱半　活水芦根八钱（去节）　导滞丸三钱（绢包）

【四诊】二剂后汗泄热退，胃开喜纳，维日晡潮热，夜寐盗汗。根截腻苔亦化，脉形濡数，系肠腑浊滞荡涤无遗，伏邪蕴郁由里达表，所以日晡仍有潮热之作也。盖伏暑挟积之候，当其燔灼薰炎，与积滞互结之际，热被积隘，积藉热炼，交相为虐。一经积化浊降，伏热虽随之而解，然其深匿于募原三焦之余热，亦有复由经气达表而解者。兹宜清透伏热为主，养阴和胃佐之。

【四方】大豆卷四钱　原干金石斛四钱　淡子芩二钱　赤茯苓三钱　香薷梗三钱　炒谷麦芽各二钱　常山片三钱　块滑石三钱　软白薇三钱　佩兰梗一钱半　炒银花二钱　浮小麦一撮　稻二青一握

【五诊】三剂后潮热止，盗汗减，脉静身凉，谷纳有味，稍能起床略坐。但坐久尚觉头眩脚软，手心烙热。此伏邪清退之后，气阴并伤，不克恢复，当培养气阴以善其后，还宜慎寒暄，节饮食，杜防余烬复燃。

【五方】西结洋参八分　炒范志曲二钱　炒银花一钱半　建莲十粒　原干金石斛四钱　炒谷麦芽各二钱　炒麦冬二钱　淮小麦三钱　炒扁豆衣一钱半　赤茯苓三钱　白薇梗三钱

【效果】此复暑挟积之病，初发未经清化消导，迨一候来邪势鸱张，浊滞被邪热燥结，津伤热蕴，势频危笃，幸未陷窜厥阴，故易驱之而出耳。

远按：六淫之邪感者易治，伏者难治。谚云，久病无孝子。伏邪纠缠，为日必久，如治丝然，缓则可解，急则易紊。用药得法，进步极微，看护偶

一不慎，则前功尽弃，故为难也。此案初诊谓宜急下存阴，四诊谓伏邪复由经气达表而解，皆属不刊之论，可为初学准绳。惟立方稍嫌过重，及品味太杂，殆为欲速之心理所趋使而然。孔子曰：欲速则不达。治伏邪者，当书诸绅。

2. 惊疟案

张雪仙（住阜宁县天赐场）

【病者】黄君席珍子，年五岁，住西场。

【病名】惊疟。

【原因】素形胆怯，于戊辰八月二十六日见邻人争斗，猝受惊恐，因而成疟。

【症候】初起即呵欠烦闷，发热口渴，头额有汗，汗出其热渐退。不久复热如故，喉内痰鸣。一哭即呕，呕则痰出，临发而搐，颇类惊风。伊父以金戒指煎水令服，服后其搐愈甚。

【诊断】指纹青紫，脉弦数，此暑邪伏于足少阳胆经偶触惊恐而起。

【疗法】以青、柴平肝破滞，朴、夏平胃祛痰为君。苓、芩清热利湿，术、草补脾调中，草果除痰截疟以辅之。

【处方】醋炒青皮一钱　制半夏一钱　枯黄芩八分　煨草果仁五分　白云苓一钱　北柴胡一钱　陈皮一钱　厚朴一钱　炙甘草五分　生姜三小片　大枣二枚

【复诊】一服即汗，汗后其搐稍减；口渴如前，仍仿前法加味。

【次方】醋炒青皮一钱　制半夏一钱　枯黄芩八分　煨草果仁五分　白云苓一钱　北柴胡一钱　陈皮一钱　厚朴一钱　炙甘草五分　焦白术一钱　麦门冬一钱　知母一钱　常山八分　乌梅一个　生姜三小片

【效果】二十八日服后，其搐顿止，烦渴全清而愈。

【说明】此即俗云热疟症。《内经》谓十二经皆有疟，究其所因，大要不离乎足少阳胆经。盖疟之不离乎少阳，犹咳嗽之不离乎肺也。伊家长误认惊风，施以镇坠，以致正邪激搏荣卫迟留。阳欲入里，阴内阻之；阴欲出表，阳外遏之。少阳欲升不得升，太阴欲降不得降。以故神情溃乱，临疟而搐。二次以和解表里，分理阴阳，得收全效。设认惊风百无一救，爰赘数语以为动认惊风者戒。

远按：此案认证确实，论议详明，足为药误者示之绳墨。惟处方稍嫌庞杂，如初方案内有术，而方内无之，然术味涩而性守，究不可用。次方常山、乌梅其失更甚于术，有此卓识好案而为一眚所累，不免可惜，故备论之。

3. 畏热贪凉伤暑案

吴佩衡（住云南省昆明市甘公祠南廿一二号）

【病者】廖参谋伯铭，蜀南会理人，年三十一岁，住云南省昆明市海潮巷八号。

【病名】暑证。

【原因】体质素强，民国十七年戊辰五月十六日出游，返家脱衣，感冒而起。

【症候】初起即发热恶寒，头疼体痛；继则壮热，烦渴饮冷，溺短赤。经西法针药等无效，尤加沉重，壮热大渴，已经三日。

【诊断】脉来浮弦而数，舌红而燥。面赤，唇红而焦。由暑邪伤阴，邪热内壅，复被表寒闭束，腠理不通，而成表寒里热之症。法当表里双治。

【疗法】以仲圣麻杏石甘汤，助阴解表主之。

【处方】生麻黄四钱　生石膏八钱　杏仁三钱　生草三钱

【复诊】十七日，一剂即汗出如洗，脉静身凉，头体痛已愈。表邪虽解，里热未清，仍渴冷饮，稍进稀粥。以人参白虎汤加生脉散，培养真阴而清余热。

【次方】沙参八钱　石膏五钱　知母四钱　寸冬八钱　五味一钱　生草一钱

【效果】服后渴止津生，食量增加，溺尚短赤，再剂去石膏，加滑石四钱、生地四钱。服后溺清而长，邪热全清而愈。

远按：昔人谓暑忌麻桂，其实亦不甚然，此证里热被表寒所束，非麻黄何能解表，妙在次方即转用白虎、生脉，敏腕卓识，皆可法也。

4. 少阴伏暑案

朱镜洲　（广东台山县三八墟）

【病者】台山冲洋陈畴贤之女，年十八岁。

【病名】少阴伏暑。

【原因】嫁未弥月，贪凉过食，患伏暑症。恶寒发热，投发散风寒，佐以芳香透达；寒热将罢，下利纯清。

【诊断】脉象长洪，舌苔厚腻，色带糙黄，系少阴热证，仲景有急下之法。盖暑虽属于三焦膜原，出入于阳明太阴之间，然肠胃有宿食，少阴有伏气，燥屎不下，热结旁流，所下非血也。若不急下，必致内焰亡阴。

【处方】用三一承气汤下之，大黄、芒硝、枳实、厚朴、甘草，大便解后，黄苔即退，脉形洪大转为柔软，病即愈。

远按：燥屎不下而下纯清，是少阴邪气欲自寻出路也，因势利导，故易为功。

5. 暑疟

龚正修（广东台山白沙人，住台山大江万生堂）

【病者】黄文龙，住台山大江海潮，旅美华侨，旋乡未久。

【病名】暑疟。

【原因】六月下旬，趁市受暑为起因，后食生果饮凉水为诱因。

【症候】初病身热，微恶寒。第二日但热不寒，前医连诊八日，石斛、竹叶用至一两，地骨皮八钱、丹皮六钱、柴胡四钱、黄芩三钱。每日未申之交发热，至晚七八点热退；自汗出，作渴，不思食。脉洪实有力，右脉较大，舌苔薄黄涩，尚带微润，不大解已五六日。腹绕脐微实不舒，形气未减，刮痧紫黑色。

【诊断】此暑邪已入阳明之腑，用白虎汤加承气法调治之，里和表自和也。

【处方】生石膏五钱　大知母三钱　甘草八分　大黄二钱　泻叶一钱五分　枳实

一钱五分　正川朴—钱五分

【复诊】半夜泻二次，热不作，脉稍和，前方去大黄、泻叶、枳、朴，加味与之。

【次方】生石膏三钱　大知母二钱　甘草八分　花旗参二钱　竹叶三钱　象贝二钱　青蒿二钱　蝉蜕二钱

【效果】服后疟不再发。

远按：日晡所发潮热，为阳明的候及里实可攻，仲景均已详述。不读仲景书者，真如盲人骑瞎马，夜半临深池，其不自误以误人者几希。

6. 伏暑挟经案

周小农（江苏无锡四门外棉花巷）

【病者】管文奎妻，年念余岁，住城内横街，壬戌八月。

【病名】伏暑夹经。

【原因】素性抑郁，与姑勃溪，伏暑内蕴，适值经来。

【症候】寒热旬余，热甚气闷。医投白虎加减，热郁昏沉，苔白微黄，脉沉细不起。

【诊断】伏热兼气郁，热入血室，故脘腹窒闷。

【疗法】清伏邪，泄肝郁，行气滞，通血凝。

青蒿三钱　金铃子三钱　泡射干八分　丹参三钱　黑栀二钱　玄胡三钱　制香附二钱　五灵脂三钱　丹皮二钱　郁金三钱　苏梗二钱　益元散三钱

另　伽南香—分　藏红花二分　西血珀五分　龙涎香五厘　研细末，开水下。

【次诊】服二剂转为疟疾，是厥阴之症，由少阳外达也。

【次方】上方去青蒿、黑栀、射干、苏梗。加软柴胡六分、炒黄芩钱半、蓬莪术三钱、旋覆花三钱，又服二贴，并令觅善针者，刺期门穴。

【效果】热退，诸症若失。

远按：解暑利在轻清，而热入血室，则非轻剂可治。看他重用玄胡、灵脂，而仍以青蒿、六一散之轻清引之达表，处方具有手法，所以为工。

7. 小儿疰夏症案

邱莲青（浙江南浔镇）

【病者】王兰亭子，年三岁。住南浔北栅庄家弄元大线店，己巳七月初九日诊。

【病名】俗称疰夏，即古称消痊。

【原因】以天时炎暑，酷热迫人而起。

【症候】身热神烦，口渴喜饮，饮水无度，溲溺清长。每夜溲溺至二十余次，大便濡溏。

【诊断】幼稚纯阳，阴偏不足。体躯孱弱，不耐夏令炎威，一遇酷热，病势骤剧。天气少凉，病势亦缓。宛如柔嫩盆花置于烈日之中立见枯萎，以水灌溉即甦。

【疗法】甘寒生津，酸甘化阴，仿喻嘉言清燥救肺汤，合三才加梅芍等味。

【处方】北沙参一钱半　冰糖水炒石膏四钱　淡天冬一钱半　全麦冬一钱半　细生地三钱　清炙甘草五分　白燕根一钱半　炒白芍一钱半　吉梅肉五分　蛤粉炒阿胶一钱

【复诊】三剂后，病势大减。仍宗前法加味。

【次方】原方内加川石斛三钱、炒白扁豆衣一钱半，投五剂而全愈。

【效果】孩体在酷暑之时常有此恙，只以甘寒清养，酸甘和阴奏效。后治数孩，都宗此法，均验。

远按：此案两方品少而轻，适合小孩之量，故无扞格之虞。此义案内未及，爰为补述之。

8. 阳明暑温案

张相臣（青县人，寓天津）

【病者】张辅臣，年四十岁，住小站，马医生。

【病名】阳明暑温。

【原因】甲子年七月上旬，因患暑热，治不中肯，不能动转，多谓系瘫痪，误服附子、桂心、羌、防、人参等药，病益剧。

【症候】身灼口渴思凉果，肢体四肢肌肉痛；不能动转，恶风。

【诊断】右脉数实，体大而胖。肺主皮毛，脾主四肢，胃主肌肉。暑热壅于三经，故恶风肌痛，不能动转也。

【疗法】先使开窗去帘，疏通空气，即啖西瓜，又用西瓜翠衣、冬瓜煮汤当茶以止烦渴，食以绿豆薏仁粳米饭，内服白虎汤加地骨皮方。

【处方】生石膏一两（打细）　生知母三钱　生薏仁四钱　生甘草二钱　地骨皮四钱　青连翘四钱　金银花四钱　紫丹参四钱　鲜石斛三钱　鸡内金二钱　广陈皮二钱　怀牛膝二钱　糖瓜蒌三钱　青竹茹三钱　丝瓜络三钱

【复诊】服二剂，诸症大减，食亦渐增。大便下赤酱色者数次。脉仍数实。前方略为加减。

【次方】生石膏一两（打细）　生知母二钱半　生薏仁四钱　皮甘草二钱　地骨皮四钱　糖瓜蒌三钱（切丝）　钗石斛三钱　甘松钱半　细木通二钱　青竹茹三钱　炒山栀二钱半　丹参三钱　丝瓜络三钱

【三诊】服三剂，共下酱色大便七次。粪渐转黄，肢体动转自如。脉渐缓和，能食思饮，尚宜清理余热。

【三方】干地黄三钱　木通钱半　杭白芍三钱　麦门冬二钱半　钗石斛二钱半　天花粉二钱半　丹参二钱　香附米二钱　川贝母二钱（去心）　粉甘草钱半　淡竹叶二钱　赤茯苓三钱　丝瓜络三钱

【效果】服三剂，二便已和，饮食大增，能行动，勿药静养而愈。

远按：此案认证甚确，疗法亦当，惟处方杂乱无章。如丹参、牛膝、赤苓等味，既与病情无涉，又与白虎等阳明方格不相入，要知加减经方去取剪裁之间，须有法度，乌合之众，不可成军，搭凑之味，又岂可成方耶？

9. 暑热案

丁佑之（住江苏南通东门）

【病者】潘翼廷之子，年三岁。

【病名】暑热夹惊。

【原因】受暑受惊。

【症候】发热肢搐，服专科惊风药，遂神昏气促，汗出无溺，势颇危险。

【诊断】指纹色紫，脉来洪大，症由先受暑热，伏于肺经，触惊而发。

【疗法】内外兼施，取蕉叶铺于泥地，与儿卧之，内投清解之药。

【处方】西洋参三分　生石膏三钱　肥知母一钱　竹叶五片　荷叶露五钱　益元散四钱　薄橘红三分

【效果】一剂而效，再剂而瘳。

远按：伤暑如触电，得土气而即安。案内蕉叶卧地一节，为治暑之妙法，方亦轻清可喜。

10. 伏暑挟食案

谢跃衢（四川华阳，住省城内东北纱帽街第七十三四号）

【病者】向宇芬，年九岁，住少城吉祥街第十八号，军警团总司令向育仁之二公子也。

【病名】伏暑夹食。

【原因】今年六七月间酷热，较往年尤甚，此病由畏热贪凉，好吃水果而起。

【症候】初起恶寒发热，体疼头胀，烦满汗渴。治以烧针，是夜大热，睡不成寐，复灸即迷沉谵语，手足厥逆。

【诊断】脉左沉伏而右芤濡，此暑湿深入营中，又为冷积阻塞，阳不外达，邪陷入阴。加以烧针，暑邪愈不能出矣。

【疗治】以醒脾通阳，清营透热法投之。

【处方】蚕沙四钱　豆豉三钱　栀子十枚（生研）　犀角尖一钱（磨汁冲）　豆卷三钱　连翘三钱（存心）　青木香一钱　制厚朴二钱　莲子心三钱　石菖蒲一钱　鲜荷叶一张　益元散三钱（调服）

【复诊】服后便利，迷谵厥汗尽解，惟昼寒夜热不退，系暑邪深入膜原，机枢不得骤转，乃进醒脾开湿，升阳转枢法投之。

【次方】草果仁钱半（研）　茅术八分（米泔水炒）　制厚朴二钱　竹柴胡一钱半　南青蒿三钱　酥鳖甲三钱（研）　知母二钱（炒）　焦柏一钱半　鲜荷叶一张　药煎成，调益元散服。

【三诊】服二帖，病日见效，继以和胃养脾法收功。

【三方】泡参三钱　于术三钱　建莲子四钱（存心）　扁豆三钱（生研）　薏仁四钱　生谷芽三钱　寸冬三钱（存心）　钗斛一钱　豆卷四钱　炙草一钱　鲜藕一枝（研汁冲药服）

【效果】初服，危症难虽而寒热未除，乃重炙后外邪深入膜原所致。继服，下胶矢数次，奇臭异常，暑食遂平。终投甘淡养脾法，匪特此病完丁，土强气旺，即秋后亦无疟疾之患矣。

按：伏暑夹食，夏季常有之病，使早投渗湿透热，醒脾和中之剂，其病不难速已。何得一炙再炙，逼邪深入营中；所以迷厥谵汗，夜热而昼不热。若再误治，难望回春，录此案为世之治病好奇者警。

远按：暑邪而至于迷妄四逆，深入已甚，第一方用犀角、菖蒲从营分透出卫分，使邪从寒热而入者，仍从寒热而出，何等力量。录之以为施治坏证者示其门径，凡五淫之类似者，可以比例而得之矣。

11. 暑证案

丁佑之（住江苏南通东门）

【病者】陈增祥，年三十岁，住南通。

【病名】暑热挟痰。

【原因】平素多痰，兼受暑热。

【症候】身热汗多，神昏谵语，呼吸不调。

【诊断】脉滑数，舌腻黄。

【疗法】治拟辛凉重剂，白虎加减。

【处方】生石膏三钱　知母一钱五分　杏仁三钱　金银花一钱五分　焦山栀一钱　川贝母一钱　桑叶三钱　白茯苓二钱　六一散三钱（青荷叶包）

【效果】一剂化而为疟，脉亦较平，仍主原意加减，三服而瘥。

远按：脉滑数之与沉实，舌腻黄之与黑燥，是白虎承气分界处。故余证悉同，而处方异，壁垒森严，不容或越，学者不可不知。

12. 暑寒两感案

何伯雄（上海南市苴市街业盛里五号）

【**病者**】顾君，年三十二岁，住上海薛家浜。

【**病名**】暑寒两感。

【**原因**】戊辰荷夏既望，昼寝不闭户，感症甚暴。

【**症候**】起即头晕恶心，胸脘痞闷，腹痛欲便不下，四肢阴冷，冷汗泄于全体。

【**诊断**】舌白滑，脉细混。此暑寒二邪深入于里，气闭而窍阻也。

【**疗法**】以苏、姜、朴、连、薷、六一散等，涤暑散寒为君，腹、夏、枳、术、苓、苏合丸等开气达窍以佐之。

【**处方**】紫苏叶二钱　淡干姜三分　川厚朴一钱　炒川连四分　西香薷一钱　六一散三钱（鲜荷叶包）　大腹皮三钱　姜半夏二钱　枳壳实各八分　炒茅术二钱　赤茯苓四钱　苏合丸一丸（药汁吞）

【**复诊**】四肢温和，汗恶俱停，胸脘似稍开畅。头尚眩晕，腹仍痛，便泻八次，再拟化导阳明。

【**次方**】紫苏叶二钱　西香薷一钱　川厚朴一钱　炒川连四分　广木香七分　大腹皮三钱　鸡金炭钱半　山楂炭三钱　原滑石六钱　赤茯苓四钱　姜半夏二钱　枳实炭钱半

【**三诊**】痛泻轻减，转寒热呕吐酸水，此邪欲达未达之候，当与运化三焦，融洽表里。

【**三方**】淡豆豉三钱　嫩前胡钱半　牛蒡子三钱　生老姜一片（去衣）　姜半夏二钱　青陈皮各八分　川厚朴一钱　西香薷一钱　扁豆皮三钱　炒枳实一钱　建曲炭三钱　赤茯苓三钱

【**四诊**】寒热未退，便泻虽停，而胸脘痞闷又见，脉忽近伏，神志蒙蔽，此系内邪鼓荡极盛，以致变端突起。拟猛剂疏逐之。

【**四方**】嫩桂枝三分　淡干姜三分　紫苏叶二钱　牛蒡子三钱　净连翘三钱　原滑石六钱　炒淡芩钱半　炒枳壳钱半　广郁金二钱　姜半夏二钱　青陈皮各八分　山楂炭三钱

【**五诊**】头面胸部发现磊磊巨块，均属红脚坚盘，邪蕴之毒尽达于外，寒热退，胸脘开畅。脉转弦数，增咳嗽。拟清化法。

【五方】川黄连四分　陈青蒿二钱　焦山栀三钱　冬桑叶二钱　象贝母三钱　净连翘三钱　忍冬藤三钱　广橘络一钱　光杏仁三钱　赤茯苓四钱　粉丹皮钱半　鲜荷叶一角

【效果】服后热势尽退，再服一剂，咳嗽亦全愈矣。

远按：感暑，轻病也，而荆棘横生如此，盖由睡中感受邪气深入故也。

第六卷　火淫病案（凡51案）

1. 热结腹痛案

尹性初（湖北武昌）

【病者】沈天玉，做弦为生，年三十余，住武昌人字街五号。

【病名】热结腹痛。

【原因】感受暑湿，初起微痛，误服热药而增剧。

【症候】腹部剧痛，腰不能伸，号呼难忍，二便不通，服下剂仍不通，剧痛如故。

【诊断】脉伏痛急，下之不应。此气机结滞，不能宣通之实症也。

【疗法】宜芳香通窍之品主之。

【处方】麝香一分，纳脐中，膏药封之。

【效果】须臾，腹中作响，二便即通，而痛全愈矣。

又余姓农人，住武昌石渚屯，腹部剧痛。医投下剂二帖，二便仍不通，痛亦如故，余亦以麝香罨脐中，顷刻泻动而愈。

又江勋臣之弟，腹部暴痛。某西医疑系痈瘫，拟割之。乃就诊于余，询知腹部夹皮中痛，不红、不肿、不热，非肠痈也，不过湿热气结耳。乃以麝香罨膏药贴痛处，须臾痛缓，便能伸腰。服小承气汤一剂而愈。此皆实症，若虚症，麝香不可用。汇录于此，俾学者触类引申焉耳。

远按：此盖麝香与下剂合用，故能奏效，如于下剂中加香辛之品以鼓荡之，亦可成功，圆机活法，殊堪发人深省也。

2. 热结旁流案

尹性初（湖北武昌）

【病者】方金鉴之弟，年三十余，住武昌吴家巷。

【病名】热结旁流。

【原因】感受风火之气而起。

【症候】口吐白沫，下利清水，心下痞满，口渴引饮，蒸蒸自汗出，僵卧不能转侧。初起失下，愈酿愈深，历半月而危笃。

【诊断】脉沉数有力，舌苔厚燥，审系少阴之水阴为风火交煽而烁竭，下利清水，则水愈去而谷愈结，火愈亢而土愈燥，心下为土之位，土受木制，故痞满。水虚不能上滋，故口渴；火热蒸发，故自汗出；心火乘肺金则蒸湿为痰，故吐白沫。譬犹湿竹一筒，中间火烧，两端沥出，沥尽则枯。物理病机一也。

【疗法】急当凉下，以救垂竭之水，而遏燎原之火。

【处方】胆南星二钱　酒子芩二钱　地骨皮四钱　天花粉三钱　生石膏四钱　柿蒂一钱　风化硝四钱

水煎服。

【次诊】进一剂，泻出黑色燥粪甚多，渐就平服，能食薄粥，仍拟方生津滋燥。

【次方】瓜蒌仁六钱　紫石英三钱　酒子芩二钱　地骨皮二钱　天花粉二钱　柿蒂六枚　生石膏三钱

水煎服。

【三诊】进三剂而全愈，乃拟方调理和中。

【三方】生冬术三钱　瓜蒌仁三钱　西洋参一钱五分　天花粉一钱五分　酒子芩一钱　生石膏二钱　连壳砂六分

水煎服。

【效果】进三剂，饮食行动，已复常度矣。

远按：此案从口渴引饮蒸蒸自汗上，认为胃有燥矢急下存阴，目光正确，处方妥当，自无遗恨，惟标题旁流二字，不甚明了，拟改为失下二字，未知作者及读者以为何如？

3. 中热吐血案

尹性初（湖北武昌）

【病者】公信工厂执事赵福，年三十余。

【病名】中热吐血。

【原因】中热而起。

【症候】突起吐血，身热如焚，两目如鸠。

【诊断】脉洪大无伦，断为中热，仲圣谓热伤阴络则吐血是也。

【疗法】用白虎加人参汤，加鲜生地、鲜芦根，清阳明之热气，以复元阴，亦火见水则止之义也。

【处方】党参六钱　知母六钱　生石膏六钱　炙甘草一钱　鲜生地八钱　鲜芦根一两

水煎服。

【效果】连进三剂，而诸证胥愈矣。

远按：此证浅近易治，然用药饶有魄力，为可喜耳，录之为畏蒐误事者，作兴奋剂焉。

4. 火郁刑肺案

周禹锡（住四川隆昌县拯瘼轩）

【病者】唐仲藩之女公子，年十九岁，住泸县嘉明镇乡间。

【病名】火郁刑肺。

【原因】豆蔻韶华，深闺独处，封建家庭，怀春自怨，抑郁成疾，累治无效，寖至肌削骨立，始延余诊。

【症候】汛潮停止，凡五阅月，常发呵欠，日夜不休，浑身倦怠，饮食极少，咳逆潮热，肌肉消瘦。

【诊断】脉沉滞不扬，右尺独洪，脉症合参，乃三焦之火，上刑肺金也。盖气郁血阻则汛事停，火郁不伸则呵欠作。火耗精神，浑身倦怠，火格于中，饮食不进。咳逆潮热者，火逆刑肺也。肌肉消瘦者，火气消烁也。诸病皆缘于火，治其火则各恙自平。

【疗法】用黑栀去三焦火为君，人参、麦冬滋肺金为臣，乌梅酸以收之，元参泻南补北，用为佐使。俾火气既降，金体自坚，气畅血和，病愈可期。

【处方】姜制栀子一两（炒黑，研末）　西洋参二分　麦冬一钱　乌梅二枚（去核）　广玄参三钱

上四味煎汤，送服栀子末一钱，日三服。

【效果】服至半月，各恙俱瘳，又进资生汤（光条一两　于术钱半　元参五钱　牛蒡二钱　鸡内金二枚　加钗斛三钱　白薇二钱　山栀二钱）善后。

远按：壮火食气，故有呵欠、倦怠之候，此案识见既卓，用药又简要有法，可为后学楷模。

5. 伏火吐白血案

周禹锡（住四川隆昌县拯瘝轩）

【病者】内子彭绛修，年二十一岁，县女师范学校教员。

【病名】伏火吐白血。

【原因】客春来归，旋受孕，冬月临产，儿头已至产门，经两昼夜不能下，精力困乏，神倦酣睡，是肝虚不能疏泄，肾虚不能作强，又血液枯涸，致胎不能下，用熟地四两，枸杞二两，全当归四两，旋覆花五钱，两剂后，方得降生，子已殇，因此致病。

【症候】频吐白沫，日夜不休，心怵惕恐惊，怔忡怯惧，精神困乏，懒食贪睡，不能熟寐，梦魂不宁。

【诊断】脉寸弱，关弦，尺数。俱细如蛛丝，舌绛无苔，尖露赤珠。脉症合参，是产后肝肾两虚，肾脏之精不能奉心神化赤为血，挟肝肾内伏之阴火沸腾于咽喉而唾如沫白血。

【疗法】宜峻补肝肾真阴，少佐宣发火郁，拟集灵膏加减为方。

【处方】生熟地各三钱　天麦冬各三钱　北沙参三钱　宁夏杞三钱　雅黄连五分（杵）　瓜蒌霜五分　象贝母二钱（捣）　炒栀子一钱（杵）　水竹茹一钱

泉水四盅，煎取二盅，分三次，一日服完，四十余剂愈。

远按：白血二字，于古有征，今则几无人能知之矣，作者侃侃道出，具征稽古功深，处方轻重相间，斟酌饱满，更见识力卓然。

6. 怒火发狂案

周禹锡（住四川隆昌县拯瘼轩）

【病者】李氏妇，年二十四岁，万县太阳溪人。

【病名】怒火发狂。

【原因】旧式家庭，新式女子，尝与舅姑斗詈。一日与丈夫角气，遂发颠狂。

【症候】笑骂不识人，奔走呼号，不避亲疏，叠次寻短遇救，面色如丧神守。

【诊断】脉象乍数乍疏，时大时小，若弦若伏。脉症合参，知为肝气怒张，雷火灼乱，心神郁结之候。

【疗法】疑有邪鬼所凭，仿徐氏意，用逍遥散加雷丸、赭石、朱砂、鬼煎羽为方。

【处方】当归三钱　杭白芍三钱　竹柴胡钱半　云茯苓三钱　白术钱半　生甘草一钱　雷丸五钱　生赭石八钱　鬼箭羽三钱　朱砂一钱（研细冲服）

【效果】药甫下咽，覆杯而神清如昔。

远按：此盖痰蒙心窍，与温病之热袭心室同治，开窍坠痰，自是正治，不必涉及神怪，反成杳渺之说。

7. 重舌案

王百禄（住四川省城绵花街）

【病者】王佩兰，年十六岁，住红布街。

【病名】重舌。

【原因】此女魁梧，肌肉丰满，喜食辣味，川中妇女之常态。民国元年四月上旬，夜半突然舌痛。

【症候】天明脸唇皆肿，口吐涎沫，喉痛舌强，口臭，疼痛非常，舌根下一物，拇指粗，长二寸余，撑出口外。

【诊断】左脉弦数，右脉濡数，此乃阴虚生热，湿热壅滞所致。

【疗法】当以养阴清热，解毒消肿为要。暂拟泻白散、滋肾散二方合并，加减而用之。

【处方】生桑皮　黄芩　地骨　知母　焦黄柏　浙贝母　银花　豆卷　青黛　生甘草　连翘壳　牛膝

【复诊】痛渐止，肿渐消，撑出口外之重舌，亦见软柔。

【次方】用绿袍散，加六月寒、千里光，火煅，共为末，调麻油涂抹上下唇及两颐，立即痛止神清。

【三诊】经一星期肿象全消，重舌已短缩一寸余，惟口中臭气未尽，乃肺胃之湿热不清之故，再拟普剂消毒饮加味治之。

【三方】广元参　雅连　银花　焦柏　知母　儿茶　牛蒡子　射干　寸冬　浙贝　赤豆　甘草

【说明】重舌生于大舌之下，舌根之中间，此处名廉泉穴。人之津液从此处生来，上贯舌本，下通肾气，津液随出，泉源不竭。佩女魁梧，气血壮旺，兼蜀中女子，喜食辣味，通体如是。辣生热，热极伤阴，虚火上升，与肺胃之湿热壅滞廉泉之水，受肾经之虚热上蒸，与肺胃之湿热逼迫，传化不及，变而成菌，从舌根下廉泉穴道生出，撑出口外，大如拇指，群医束手，举家惊惶，速送法国医院。西人不知穴道，不明气化，以刀割，用白布绷之，是夜痛不欲生，头大如斗，脸肿如瓢，舌根割去之物依然重生，长大如前，仍然撑出口外，次日天明即延余诊治。余曰："此重舌也，又名舌菌。"女之父母问余能治否，余曰："能识阵，即能破阵。西人割而复生，余药下咽，自然不生。"初用泻白散清肃肺气，滋肾散清胃热兼泻肾火，肺气清则肿可消，胃热解而痰湿自化，肾火除虚热自潜。佐银花、豆卷清热解毒化痰，加牛膝引肾经之热而下行。次用绿袍散外涂，清热消肿，内外兼施，收效神速，嗣以养阴、解毒、化痰之剂收功。

补绿袍散方：薄荷二钱　青黛二钱　黄柏三钱　梅片五分　千里光　六月寒各五分

共为末。

远按：舌为心苗，重舌木舌，当从心火施治，此案用药轻灵，论断精确，可为此证指南。

8. 温病挟积案

周小农（江苏无锡西门外棉花巷）

【病者】福生轿役子，舞勺之年，住蓉湖庄。癸丑三月。

【病名】温病夹积。

【原因】伏温兼有积滞。

【症候】大渴壮热，咳嗽痰多，逾二旬外，医用银翘、白虎等，热不退。

【诊断】脉洪。舌红，中有薄白，风为阴邪，辛凉甘寒已进，曷以热仍不退？因按其腹，才上手即呼痛。积横于中，气不舒展，津化为痰，不祛其积，邪不得彻。

【疗法】清化余邪，涤痰润肠，凉膈散加减进之。

【处方】枳实一钱　黄芩二钱　风化硝一钱　黑栀二钱　薄荷一钱　瓜蒌仁三钱
连翘二钱　鲜竹叶三十片　竹茹二钱　象贝二钱　杏仁霜三钱

　　另　鲜梨汁一杯　地栗汁一大匙　萝卜汁一酒杯，温服。

【效果】便解宿积，热咳均减，不数剂全愈。

远按：病家不说明症状，医家不详细考究，因而致误者多矣，录此以为病家医家交警焉。

9. 温病案

王景祥（住浙江丽水王衙弄）

【病者】徐子林，男性，年逾弱冠，钉靴匠，住丽水县前。

【病名】温病。

【原因】起居不慎，感受温邪。

【症候】始起微微恶寒，头痛发热，继则但热不寒，口渴不食，最后身热如燔，自汗如雨，口渴引饮，谵语发狂，脉象洪大而虚。

【诊断】始起微微恶寒，头痛发热者，邪在表也；继则但热不寒，口渴不食者，邪入里也；最后身热如燔，自汗如雨，口渴引饮，谵语发狂者，邪入里而已聚于肝胃也。夫温者，热之渐也。温邪一经入里，郁而化热，故身热如燔。热势内蒸，故自汗如雨。热伤津液，故口渴引饮。胃居心下，胃热上薰，则神明不司而谵语。肝连胆腑，肝热内逼，则中正失守而发狂。脉象洪大而虚，脉证相参，显系邪热炽盛，阴气耗伤之候也。

【疗法】用人参白虎汤，以清热养阴。

【处方】西洋参一钱　生石膏四钱　肥知母一钱五分　生甘草一钱　白粳米一合

【复诊】二剂，身热大减，自汗已止，口渴亦差，谵语略少，惟发狂如故，此乃胃热较清，而肝热未杀也，转用清疏之剂，方取青蒿鳖甲汤。

【次方】青蒿二钱　生鳖甲三钱　肥知母一钱五分　粉丹皮一钱五分　小生地三钱

【三诊】二剂，身热全退，且能稍进稀粥，惟狂妄较前尤剧，彻夜不寐，每欲启户而出，其势颇有不可制止者。窃思身热既退，食欲又起，其为邪气减轻可知，而狂妄反而增剧者，为肝阳被邪热所扰，不能归舍。按《内经》有"肝苦急，急食甘以缓之，以酸收之"之训，于是采芍甘汤与矾郁丸二方，加入青蒿鳖甲汤中，以期收敛肝阳。

【三方】青蒿一钱五分　生鳖甲三钱　小生地三钱　粉丹皮一钱五分　肥知母一钱五分　生白芍一钱五分　生甘草八分　明矾一分　川郁金二钱

【效果】一剂，狂症全灭，乃拟清理之剂，嘱其以食欲恢复，为停药之标准，后闻服三剂告痊。

远按：热退而狂益甚，几令人难以索解。一经申说，昭若发蒙，用药亦悉遵古法，不矢矩度，佳案也。

10. 流火案

余莘泉（住上海）

【病者】故师赵传笙之令郎，年十一岁，住徽州休宁县。

【病名】丹毒（婺源俗称流火）。

【原因】乌柏树（婺源称棋子树）开花时，徽州小儿多罹此病。

【症候】发热口渴，浑身头面肿胖，痒痛难忍，若失治或搔破，则皮肤脱裂，洞筋见骨，痛如火烙而毙。

【诊断】脉数，苔垢黄。

【疗法】《内经》云，肺合在皮毛。又云，风胜则动，热胜则肿。故以清肺火为君，以疏风为佐，使以酒归身，用热于寒，以治热病，俾无扞格之虞。

【处方】黄芩二钱　牡丹皮三钱　大生地二钱　生甘草八分　川羌活一钱　苏薄荷八分　大猪苓一钱　川木通八分　酒炒归身二钱

【效果】服二剂全愈。如失治皮脱，可用地榆三钱、天花粉二钱、牡丹皮二钱、炉甘石二钱（飞过），鸡蛋清六匕，同研末搽之。另用薄片鲜肥猪肉贴上，此家君所发明。

远按：肿胖痒痛，病已涉及血分，归地所以引药入血分而清内热也，非第用热于寒之义。

11. 春温误治变衄案

蔡东荣（广东琼州琼山）

【病者】曾庆瑞，年二十二岁，琼郡大林墟。

【病名】春温误治变衄。

【原因】病起初春，外感春温，内伤炙炒。

【症候】自初春延至二月，经医七八，温凉补泻俱投，最后投以附桂八味，辄舌底齿缝衄血不止，不省人事。

【诊断】脉弦数坚劲，弦为春令木旺之脉，数而坚劲为热极之脉，热症投热药，迫血妄行，上出舌齿，将熬尽周身血液矣。察其形无死象，脉无七怪，许以可治。

【疗法】当兹焦头烂额之时，如渥焦救焚之不可缓也，乃用大剂犀角地黄汤，加凉血清热之药以佐之。

【处方】西犀角二钱五分　生地黄二两　白芍五钱　丹皮四钱　地骨皮五钱　元参五钱　桑叶二钱　杭菊四钱　连翘三钱　银花四钱　栀子二钱五分　甘草二钱

【复诊】服前药衄血减半，人事略清仍用前方加减。

【次方】西犀角二钱　生地黄一两五钱　白芍四钱　丹皮三钱　地骨皮五钱　元参四钱　杭菊三钱　连翘二钱　银花三钱　栀子二钱　芦根五钱　甘草二钱

【三诊】服前药衄血全愈，人事大清，脉亦略和，仍用清凉和血。

【三方】白芍三钱　生地黄七钱　丹皮三钱　栀子二钱　连翘三钱　银花三钱　芦根四钱　黄芩二钱　赤茯苓四钱　甘草一钱五分

【效果】四剂全愈，改用清补和阴，调理而康。

远按：此案病势甚烈，非重剂何能抵挡？医之所以重在识与胆也。

12. 温邪内陷案

张燕杰（天津法租界广德新里）

【病者】江左，年三十二岁，浙江宁波人，寓天津法租界庆丰里，包做木工。

【病名】温邪内陷。

【原因】戊辰年四月底，由沪搭轮来津，因天气亢旱，劳力受风，初起未服辛凉解表，而用辛香破气，无异引邪入内，以致温邪渐陷中焦，表邪仍在上焦。

【症候】头痛如劈，目赤谵语，口渴唇焦，舌尖赤而苔黑，痰多身烧，大便秘结。

【诊断】右脉洪数有力，纯系风温实热之证。

【疗法】宜清凉解散。肺得雨露，病自轻矣。

【处方】生石膏一两（捣细） 生知母三钱 元参三钱 桑叶二钱 白菊花二钱 牛蒡子二钱 南薄荷钱半 豆豉二钱半 山栀二钱 青连翘二钱

【复诊】服药后，微似有汗，头痛顿止，身烧渐退，惟嗽痰较盛，夜间鼻衄少许，舌苔黑转淡黄，大便已通，邪退之兆也。

【二方】生石膏八钱（捣细） 干生地黄四钱 生知母二钱 青竹茹三钱 象贝母二钱 生枇杷叶二钱 牛蒡子二钱 钗石斛二钱 生甘草钱半

【效果】服后脉静身凉，诸证悉愈，惟黎明微嗽数声，系肺气不清之故，嘱其频食荸荠，暂不服药，三日后告愈。

远按：脉实有力，所以用大剂清凉而得效。

13. 心有邪火案

陈作仁（南昌灵应桥廿八号）

【病者】吴少安，年十七岁，南昌人，省立中学肄业。

【病名】心有邪火。

【原因】仲夏天气暴热，兼体操球场争胜，以致内热引邪火入于心包。

【症候】谵语昏狂，弃衣詈骂，烦躁不安，渴欲饮冷，延至次日口生重舌。

【诊断】脉息左寸弦洪而数，脉证合参，断为邪火入于心包络。

【疗法】议以犀角地黄汤合泻心丸理之。以犀角、麦冬泻火清心为君，以生地、栀仁滋水清火为臣，以黄连泻心火为佐，以菖蒲、辰砂、莲心清心安神为使。

【处方】犀角片二钱（先煎）　鲜生地五钱　杭寸冬四钱　山栀仁三钱　石菖蒲一钱五分　白莲心一钱五分　飞辰砂三分（冲）

【泻心丸】川黄连六钱　研细末以灯心草煎汤，糊为丸，如梧桐子大，每服二钱，以药汤送下。

【效果】此方连服二剂，昏狂等证均已小愈，惟重舌尚未全消，仍照原方加竹卷心一钱五分，淮木通一钱五分，接服二剂，各证均愈矣。

远按：此案处方大剂凉心，而以石菖蒲透达之，疏密有法，所以为佳。

14. 肝热案

陈作仁（南昌灵应桥廿八号）

【病者】吴少成之子，年七岁，南昌人，住本城内。

【病名】肝经积热。

【原因】素体肝旺，时届孟春，木旺之际，外感风热，引动肝经积热。

【症候】头痛眩晕，目赤肿痛，舌卷囊缩，证殊危险。

【诊断】脉息左关弦数。脉证合参，断为肝热所致。

【疗法】以龙胆泻肝汤主之。

【处方】龙胆草三钱　细生地四钱　炒山栀二钱　细条芩二钱　银柴胡二钱　光泽泻二钱　杭白菊三钱　车前子一钱五分　淮木通一钱五分　生甘草一钱

【效果】此方连服二剂，舌卷囊缩小愈，头目等证较前减轻，惟大便不通，仍照原方减去车前、木通，加白菊花二钱、炒枳实二钱、锦纹大黄三钱，接服二剂，各症逐渐就愈矣。

远按：肝主风，风者善行而数变，故有舌囊卷缩之恶候，尚为可治。又肝主疏泄，木通、泽泻、大黄所以杀肝之怒，俾热有出路。立方饶有法度，非一派纯寒饾饤堆砌者可比。

15. 肺实案

陈作仁（南昌灵应桥廿八号）

【病者】张贵生，年十一岁，新建人，第五小学校高小肄业。

【病名】火郁肺实。

【原因】素体健壮，时当暮春，球场争胜，风火挟内热而上犯。

【症候】气逼喘促，咽痛口干，烦躁几欲发狂，证殊危急。

【诊断】脉息右寸浮洪而数，脉证合参，断为火郁肺实之急证。

【疗法】非重剂泻火清金，恐有不测之变，议以白虎汤加味主之，以生石膏二两泻火解肌为君，以知母、元参滋水清金为臣，以葶苈、桑皮泻肺舒气为佐，以枳、桔、甘草宽胸利气和中为使。

【处方】生石膏二两　肥知母四钱　北元参三钱　杭寸冬三钱　葶苈子二钱
桑白皮二钱　苦桔梗一钱五分　炒枳壳一钱五分　生甘草一钱

【效果】二剂，气喘烦躁已平，咽痛大减，原方减葶苈、桑皮，加川贝母三钱打破同煎，云茯苓三钱，苏薄荷一钱五分，接服二剂，各证于是就瘳。

远按：此证用白虎加葶苈，至为允当，但立方稍觉庞杂，如葶苈一味，一夔已足，而加桑皮、桔梗、枳壳以辅佐之，是无异命贲育为将，而使僬侥小人为副帅也，第二方之加三味，尤为不伦不类，盖用古方以治今病，惟剪裁为最难也。

16. 少阳伤寒误治从厥阴热化症案

石春如（湖北武昌）

【病者】张唐氏，年二十余，住武昌恩武乡。

【病名】少阳伤寒误治从厥阴热化症。

【原因】冬月患疟，不甚介意，至次年正月，由误汗而增变象。

【症候】身烧，目眩，喜呕，头身微痛，大便时利红水，医以葛根麻黄汤汗之愈剧，形如酒醉，服清热之品，药轻不能敌病，致神识愈昏，言多怪诞，至夜则动辄狂起，强使就睡，即僵卧如死，后复目赤唇焦，舌齿俱黑，手足经络时时掣跳。

【诊断】六脉弦数，合形证而细参之，断为少阳从厥阴热化之症，盖因素虚久疟之体，兼患少阳伤寒，一经误汗，致真阴伤而邪热无制，少阳与厥阴为表里，少阳之上为相火，厥阴之上为风木，风挟火势，火借风威，两相交炽，使经络脏腑间纯是蕴热一团，犹幸脉弦不涩，尚可挽救。

【疗法】救之之法，药不可轻，尤不可杂，轻则难救燎原之焚，杂则恐掣主药之肘，非重用水族重镇之龙牡不足以摄其阳而息其风，非大苦大降之硝黄不足以撤其火而存其液。

【处方】生龙骨八钱　生牡蛎八钱　西大黄八钱　朴硝八钱
嘱令浓煎频频灌之。

【效果】至中夜，洞泻数次，神识亦清，再以生液和胃之品，服二剂而愈。

远按："药不可轻，尤不可杂。"数语治重病者，当奉为金科玉律，然医者之胆识不足，病家之信仰未充，认证尚有所疑虑，处方难以扼要，不得不苟且敷衍，以求无过，当断不断，反受其乱。呜呼，岂真无过也哉？

17. 伤寒下利垂危案

石春如（湖北武昌）

【病者】稽某，年二十余，住太平里。

【病名】伤寒下利。

【原因】素患脚肿，湿热久蕴，感风寒而病作。

【症状】初患脚肿硬痛（俗名油火腿）。痛则寒热交作，头疼，心痛，然一二日不药自愈。距今年初夏，忽发如前，兼上吐下泻，其父以为旧病，不甚介意。延至六日，忽神识昏沉，身热更甚，吐虽减而利如故。诸医愈治愈剧，遂目为漏底伤寒，不治。至第四日则烦扰气急，口张目直，舌唇齿俱焦枯带晦，兼瘛疭抽搐，稍一强掣，则高声叫痛。

【诊断】诊其脉则瘛疭掣跳，无从按摩。细审其证，所吐之水绿如菜色，所泻之水亦纯青，此阳极似阴之危证也。

【疗法】仲圣所谓神昏谵语者，以调胃承气汤微和胃气；自利清水色纯青者，以大承气汤急下之。其殆此证之关键乎？

【处方】胆南星三钱　人中黄三钱　酒芩二钱　地骨皮五钱　天花粉五钱　生石膏一两　人中白四钱　大黄三钱

嘱云：渠虽不知吞药，频频灌之，自能润下，若到夜分下出宿粪类黑水，则热必清，神必清矣，翌日当速更方调治之。

【效果】阅数日，伊父来谢，谓服药后热退神清，惟路远不能更方，今幸全愈矣。

按：此证，近医从未治愈一人，皆误于伤寒漏底之说，不肯加意推求之所致也。不知漏底一证，当是伤寒大病，一经误吐、误汗、误下，酿成表里不分，阴阳错杂，久则下利不止。攻之则脱其正，补之则助其邪。以云难治，诚难治矣。至于一见伤寒神昏谵语，身重下利，遂目为漏底不治，岂不冤哉？余承家学，研究斯道，凡遇疑难险症，无不极力探讨，务使得其肯綮而后已。十年前有族嫂，病与稽某同，惟无脚气，初以为外伤于寒，内伤于湿，乃于解表方中加止吐止利之品，次日吐虽轻，而利如故，神识渐昏，身热如焚，再以甘寒清热之品与之，至第三日，则唇齿焦黑，口热如焚，遂阴竭而莫救矣。当是之时，切念此证，明明外寒内热也，胡为表之清之而不愈？明明既吐既下也，胡为补之理之而不效？明明年青气壮也，胡为一病而辄死？虽云修短有数，必由施治失宜，内疚神明，不无愧悔。因之反复推求，始悟仲圣治神昏谵语有调胃承气汤证微和胃气法，治下利清水色纯青有大承气汤急下之法。三复斯文，乃知此证，尤以烈火炙湿木，其液必自两端流出，不出其火，须臾俱焦。故仲圣于此证，用一急下字，盖警惕后人，凡有神昏谵语，唇齿焦黑，但有生机未绝者，无论吐利与否，皆以此法消息治之，慎勿以病既下利，不可再下之说误之也。虽然，此旨微奥，神化在人，生死关头，间不容发，彼世俗所谓漏底难治之证，又不得以此证混同治之也，故笔之。一则以志吾过，一则以质诸此道之高明者。

远按：此案据仲景之言，开俗说之谬，俾耳食者知所警惕，有功于医道不鲜。

18. 热邪内陷阻经案

李达三（住琼州府城绣衣坊）

【病者】黄季平媳，年二十一岁，住琼州府城尚书坊。

【病名】热邪内陷阻经。

【原因】月信将来时，感热三日未解，医误下而陷之，致热邪深入阻经。

【症候】戊午三月初三日发烧，面微赤，口渴，舌红黄，小腹痛，小溲短涩，夜间烦躁，艰寐谵语。

【诊断】脉短细浮动，此表热内陷，蔽塞血室而阻经。

【疗法】以翘、银、芩、竹、犀、荷、地解热活血为君，参、桃行经以佐之。

【处方】连翘三钱　金银花五钱　黄芩三钱　鲜竹心二钱　犀角一钱五分（先煎）鲜荷叶三钱　生地一两　丹参五钱　桃仁二钱

【复诊】面不赤，腹痛轻，小溲稍长。

【二方】前方去连翘，减犀角、桃仁各五分。

【三诊】大便下黑黄粪一次，脉稍长，舌黄苔减退，夜间能寐，谵语少。

【三方】生地七钱　丹参四钱　桃仁一钱　金银花三钱　黄芩一钱五分　鲜荷叶一钱五分　鲜竹心一钱

【四诊】昨夜烧退渴止，再下黑黄粪一次，腹不痛，月信通，舌清脉静。

【四方】北沙参五钱　丹参三钱　赤芍二钱　生甘草一钱　生地三钱

【效果】五日热俱清。以血曾受热伤，八日经行了后，进四物汤二剂，口淡食不甘。九、十日进五味异功散二剂，食进而强痊。

远按：热陷阻经，与经适来而被热入致瘀，显有轻重之异，此案师仲景之法而不袭其方，是读书能融会处。

19. 温热深陷烁血案

李达三（住琼州府城绣衣坊）

【病者】何妖生，年十五岁，住琼州海口大英村。

【病名】 温热深陷烁血。

【原因】 热在荣分，医从气治，旬日间上开下降，迭投辛苦，本气既烈，化气助之，热益烈，陷益深，烁血尤甚。

【症候】 丁卯五月二十二日周身蒸热，四肢筋硬，神昏谵语，夜甚于日，舌干缩而红黑，牙缝出血，唇焦，大便闭，小便涩。

【诊断】 脉细促，此温邪郁蒸荣分，火盛克水，血不活而瘀停。

【疗法】 以地、归、阿、汁沃焦救焚为君，桃、紫去瘀佐之。

【处方】 细生地二两　金钱龟胶五钱　东阿胶四钱　金汁六钱（冲服）　桃仁三钱　紫草茸三钱

【复诊】 大便溏一次，纯黑，舌渐伸，诸症不减。

【二方】 前方去金汁二钱，桃仁一钱。

【三诊】 大便溏一次，黑红。手足筋柔，稍省人事，谵语少，牙缝血止，唇舌稍润，脉稍大，滑。

【三方】 前方去金汁，减生地一两，龟胶、阿胶、桃仁、紫草茸各一钱，加赤芍、丹皮各二钱。

【四诊】 大便溏一次，微黑，小便颇利，人事了了，唇舌渐清。

【四方】 前方去桃仁、紫草茸，减生地四钱，加丹参五钱。

【效果】 五日神色清爽，再进三甲复脉一剂，以清余热。

远按：壮火食气，非第烁血已也，况在未成年之童子，其何以堪？非有此救焚拯溺之敏腕，将见血脱而气亦随之矣，可不惧哉！又按，妕字即胚字之别写。

20. 肝经虚热案

刘华封（山东省城）

【病者】 方右，四十四岁，住省城后营坊街。

【病名】 肝经虚热。

【原因】 身体素弱，且好恼怒。

【证候】 腹有疢癖，项有瘰疬。心烦悸，夜卧不宁，胸间痞闷，时常头眩身疼，自云外感。

【诊断】 脉象沉细。脉证合参，系肝经虚热，头眩乃肝火上逆，身疼乃血不能养，若认为外感而用表散，则大误。且舌苔滑腻微黄，是内有湿热，拟用镇肝兼疏散利湿养阴之药。

【疗法】石决明镇肝之逆，清肝之热，用以为君，以龙骨、牡蛎、白芍佐之，菟丝、女贞、枸杞养肝而不腻膈者，用以为臣。治肝必先实脾，再用茯苓、建莲、玉竹补脾以利湿，少加泽兰、藕节以疏气，甘草以和中。

【处方】石决明四钱（研）　生龙骨三钱（研）　生牡蛎三钱（研）　生白芍三钱　菟丝子三钱　女贞子三钱　枸杞三钱　茯苓四钱　建莲肉三钱（去心）　亮玉竹三钱　泽兰叶五分　炙甘草一钱　鲜藕节一个

【次诊】二剂，诸证少轻，已能安眠，再用前法加减。

【次方】制首乌五钱　生紫石英三钱（研）　生枣仁三钱（研）　生龙骨三钱（研）　茯苓四钱　夏枯草二钱　建莲肉三钱（去心）　生白芍三钱　枸杞三钱　菟丝子四钱　女贞子三钱　鲜藕节一个

【三诊】三剂诸症均减，惟烦热尚在，再用前法加凉肝药。

【三方】原方去石英、夏枯草，加生石决明五钱，橘叶二钱，茯苓用三钱，枣仁、龙骨各用四钱。

【四诊】四剂，诸症大减，再用前法加养胃阴药。

【四方】原方去枸杞，加玉竹、金钗石斛各四钱，沙参三钱。

【效果】用前方加减出入，随证消息，服四十余剂，腹中之痃癖已化，项中之疬核亦消，头旋、身疼、心悸之病均去矣。

【说明】医家多用刚燥伐肝破气，取效一时，久服贻害，魏氏创一贯煎（沙参、生地、麦冬、当归、枸杞、川楝子，见《名医类案》）以柔润为主，后学宗以为法。然以鄙见视之，当归尚微嫌其燥，若有挟湿者，则地冬亦非所宜。且肝火上冲，不用镇纳之品，徒事滋润，则反能为害，况肝病多胸闷，只用滋补亦能助闷，故微加泽兰、橘叶、藕节以疏其气，腹疼则加川楝子，胁疼则重用白芍、牡蛎，此愚历年经验，治肝经处虚热之一得。尚祈时贤教正为幸，通函谈医，无任欢迎。

远按：镇纳二字，为治肝要诀，仲景桂枝龙骨牡蛎实含此意，但引而不发，以待读者之自悟耳，得此案发挥之日月丽天，阴霾悉隐，有功于后学者不少。

21. 伏气温病按

陈仲彬（温州平阳北门底）

【病者】 张真园，字仲庵，住平阳南门东坑，二十岁，现任上海戈登路商科大学校教员。

【病名】 伏气温病兼时邪。

【原因】 素勤学，苦志伤肾，阴精不足，致邪内伏，常见腰痛胕酸，苦渴数饮。甲子七月十四日，下午自外归，自觉冒风。

【症候】 一起即身热，微畏寒，四肢怠倦，口渴溺赤，医投辛散不效，服温补香燥等剂亦不效，身热不退，热而不寒，头上汗出，面目俱赤，语声重浊，舌苔焦黄，烦渴数饮，大小便闭涩，至傍晚身热益盛。

【诊断】 脉浮洪而躁，右大于左，此系伏气，外束时邪。误药以伤胃津，胃燥则渴，便结；火盛克金，故面目俱赤；热逼津液，则头汗出，金受火刑，则语声重浊。邪热遏于阳明，法当辛凉重剂，达热出表。

【疗法】 白虎汤加参叶。石膏之寒清肺，知母之苦滋水，甘草、粳米之甘补土而生金，金者水之源也。加参叶之苦，直达少阴引出伏邪。

【处方】 生石膏四钱　肥知母三钱　粉甘草二钱　粳米一钱五分（后入）　参叶七分

【复诊】 一剂通身得微汗而热退，烦渴止，右脉视昨和，左脉细数，惟心烦不卧。由少阴阴虚，不受阳纳，先以糜粥汤少饮之，稍安。

【次方】 黄水连二钱　黄芩一钱半　生东阳芍三钱　纯黑驴胶二钱　鸡子黄一枚　以上四味先煎，去渣，候温，入鸡子黄服。

【三诊】 前方联服两剂瘥安，而午后身热，齿燥耳聋，大便十余日未去。此少阴津液受邪热所灼之故也。肾主二阴，肾涸则大便燥结不行。

【三方】 甘寒育阴法：炙甘草三钱　生地黄四钱　青提冬四钱（连心）　火麻仁二钱　纯黑驴皮胶二钱　咸苁蓉二钱　生白芍二钱

【四诊】 服前药一切视前减轻。

【四方】 仍照原法每日煎服一剂，连服五日。

【五诊】 六脉转缓，身热全消，但步履乏力，面无气色，由新瘥后气血未足。

【五方】淡苁蓉二钱　黄芪二钱　当归身二钱　生地黄二钱　生白芍二钱　炙甘草二钱　西贡潞二钱　茯苓三钱　元眼五粒　生白术二钱

【效果】病起至二十余日便食始得如常。令其常饮乳以臻强健。

远按：一起即剧，为伏邪之的候。认清此点而以白虎或承气直捣大本营，要领既得，余可迎刃而解，此案即一例也。

22. 风热案

丁佑之（住江苏南通东门）

【病者】李济苍，年三十五岁，住南通。

【病名】风热咳嗽。

【原因】肺经有热，外受风寒。

【症候】恶寒发热，呛咳无汗。痰声辘辘，气喘烦躁。

【诊断】脉象滑数而浮，舌苔黄腻边红，证由腠理闭塞，邪伏不出，加之肺经有热，以致清肃之令不能下行。

【疗法】开闭达邪，化痰清肺，麻杏石甘加味主之。

【处方】陈麻黄五分　生石膏三钱　光杏仁三钱　生甘草五分　象贝母一钱半　薄橘红一钱　白茯苓三钱　淡豆豉三钱　葱头二个

【效果】一剂得汗，诸恙均减，再剂而平，三剂而瘳。

远按：桂枝麻黄之别，以有汗无汗为断，此仲景之大法，如算学家之公式然，一定而不变者也。学者于其不变者深思而得其所以然，而后进而求其变者，则仲景之书思过半矣，因读此案有感而言之。

23. 小孩热惊案

胡咸生（住硖石）

【病者】周姓儿，八个月，住东南河。

【病名】热惊。

【原因】素无疾病，偶因外归稍觉懊烦，次日乃病。

【症候】纯热无汗，昏睡，时时惊窜，气促溲少。

【诊断】脉搏弦小数，指纹深紫，此时令风温袭肺犯肝，发惊骇也。

【疗法】小儿饮药较难，当以气纯力专之品，宣透肝肺之邪。

【处方】嫩薄荷一钱，微煎，取汤磨羚羊角二分，隔汤炖温服。

【复诊】一剂微汗，身热全退，神清气匀，转咳，稍有痰声，轻清宣肺可也。

【次方】冬桑叶一钱　连翘壳五分　象贝母八分　焦山栀衣五分　白杏仁五分　通草四分　钩藤一钱　薄荷梗五分

【三诊】诸恙悉平。咳势痰声未净。

【三方】即以次方减去薄荷梗、象贝母、山栀衣，加炙橘红五分，水炒竹茹一钱。

【效果】前后五日，热退惊平咳止，吮乳如常而愈。

远按：小儿药以轻简为贵，此案第一方品位少，而力量大，堪称精炼，第二三方分两虽轻，已嫌太杂，录而论之，以为好博而不精者告焉。

24. 春温发瘖案

汤逸生（住苏州角直镇）

【病者】顾维钧博士之太夫人，年五十八岁，住上海。

【病名】春温发瘖。

【原因】岁庚申春分后，伏寒夹湿化温。

【症候】延余诊，病八日矣。灼热无汗，胸闷息促，神识不爽，头疼身痛，咳嗽有痰，口苦燥渴，大便不更。

【诊断】脉弦数，右大，舌质红，苔糙，根黄。此气分之邪不达，将传营分之候也。

【疗法】用仲景栀豉汤加味，泄邪清热，从乎表治。栀豉清泄为君，佐以前、杏、大贝开肺化痰，橘红、枳壳宽胸利气，青蒿、桑叶轻扬透表。再加六一，渗化清里。

【处方】淡豆豉三钱　炒山栀三钱　青蒿三钱　杏仁三钱　前胡钱半　大贝母三钱　橘红钱半　枳壳钱半　六一散四钱（包）

【复诊】一剂后汗，得白瘖隐隐，神识转爽，胸闷身痛俱减。热势未净，略作形凛。此伏邪欲向太阴外出之象。再用：

　　原金斛四钱　桑叶钱半　丹皮钱半　青蒿三钱　杏仁三钱　炒黄芩钱半　大贝母三钱　橘红钱半　连翘三钱　银花三钱　枳壳二钱　六一散四钱（包）

　　【三诊】一剂汗畅，白㾦布，热势虽退，入暮尤甚，大便未更，此阳明之热未清也。再拟：

　　鲜金斛五钱　桑叶钱半　青蒿三钱　杏仁三钱　钩藤三钱　大贝母三钱　连翘三钱　全瓜蒌三钱　茯苓三钱

　　【四诊】一剂大便得更，转为微寒微热，入暮而作，舌光略有糜点，乃胃津已亏，而气分余邪未肃所致。续用：

　　真风斛二钱（另煎冲）　桑叶钱半　钩勾三钱　京川贝三钱　橘络一钱　银花三钱　连翘三钱　谷芽三钱　茯苓三钱　鲜芦根五钱　青蒿露一斤（代水煎）

　　【效果】连服二剂，热势退净，胃纳向苏，惟高年气虚津亏，脉细舌光，凤有饮证，咳嗽痰多，再服真风斛、西洋参、川贝、橘络、苏子、旋复、茯苓等调理数剂而痊。余宿其家，计七日始返云。

　　远按：伏邪发㾦，为外出之佳兆，然当其未发，用药不慎，太滋太燥，均能令㾦内陷，为害不减于痘疹之逆证。此案第一方轻清疏达，最为得力，以后层层透发，一气呵成，惨淡经营，俱见良工心苦。

25. 热病夹食案

伍式山（住广州市西关永和典）

　　【病者】洪昌三十岁，住广州小市街。

　　【病名】热病夹食。

　　【原因】母寿设宴，饮食杂进，次日感冒热病，吞服金鸡纳二次。

　　【症候】发热，不畏寒，汗出未解，腹饱吐酸，大便三日未行。

　　【诊断】脉浮而数，但右关实大，按之搏指，舌尖红，中白腻干燥，口渴引饮。断为外感时热，内因食滞，脾胃失其升降所致。

　　【疗法】用加减竹叶石膏小承气合汤。以竹叶石膏清时热，小承气攻宿滞。

　　【处方】生石膏一两　淡竹叶三钱　生锦军三钱（后下）　小枳实二钱　川厚朴三钱（后下）　肥知母二钱　麦门冬三钱　生甘草一钱

　　【次诊】二剂微溏，三次饱闷消，口渴解，但有微热。

【次方】麦门冬三钱　白芍三钱　生甘草一钱　淡竹叶三钱　天花粉三钱　连翘三钱　范志曲一钱半　谷芽二钱

【效果】三剂热退，调养旬日而安。

远按：此证无大渴大实之候，尚未可攻，故以调胃承气小和之而可愈也，此等严密之界限，非专研仲景书者不知。

26. 热邪灼肺案

刘厚昆（住四川泸县）

【病者】杜应光之夫人年三十，住黎田铺。

【病名】热邪灼肺。

【原因】素有郁忧，肺之情志早伤，心肺相连，心亦早受其累。今复病温邪，初伤其表，已渐入里化热矣。

【症候】头身灼热，自汗咳嗽，口苦心烦，渴饮热汤，痰涎不易吐出。

【诊断】脉浮有力兼洪，苔黄面赤，浮有力为阳有余，属热，洪亦属阳，系气血燔灼之候。脉诊合参，知系热邪灼肺之危证。

【疗法】以重剂白虎清热除烦。

【处方】生石膏一两　淮知母五钱　粉甘草二钱

【复诊】二剂热汗渐减，痰嗽如前，舌苔微退，但脉呈芤象，乃热邪稍减，气无所附，阳无所依之变状。若再疏前方，恐正气随邪外脱，以致危亡。改投滋腻，邪必不能去尽。正亦必损。思维再三，乃拟人参白虎汤以治。

【二方】潞党参二钱　肥知母四钱　生石膏八钱　粉甘草二钱

【三诊】二剂脉转和缓，舌已无苔，痰嗽俱减，惟口渴思饮，仍仿前法加减。

【三方】潞党参三钱　肥知母三钱　细生地三钱　黑元参三钱　鲜甘杞二钱　生石膏六钱

先用活水芦根煎汤代水。

【效果】三剂病愈，体亦复原。

远按：此案治法甚当。第二三方加参以扶正，亦极着要。惟云灼肺，则有语病，此证纯属阳明，白虎亦为阳明专方，咳嗽一候，因太阴与阳明相表里，热波及肺则有之矣，不可舍阳明而单言肺，致滋阅者疑讶。鄙意灼肺二字，拟改为入里似较浑脱，姑妄言之，以质高明。

27. 阳明实热案

蔡世信（江西赣江）

【**病者**】白倬汉之公子某，年十九岁，广东洛川县。

【**病名**】阳明实热。

【**原因**】伤寒失表，邪入阳明。

【**症候**】两唇燥裂，舌干如煤，大便作泻，烧热二旬有余，气息奄奄。

【**诊断**】六脉皆数而微，此阴伤已极，津液焦枯，法在不治。所幸两尺虽细若蛛丝，尚有根柢，生机在此。

【**疗法**】以白虎汤治之，不加减一味。

【**处方**】煅石膏五钱　肥知母二钱　生甘草一钱　陈粳米半杯

【**复诊**】二剂热退津生，唇舌如常，泻亦止，起能食矣，惟烧热已久，其阴大伤，急进滋阴之品，嘱服五剂。

【**次方**】大生地三钱　正淮山三钱　黑元参一钱五分　厚丹皮一钱　抱茯神一钱五分　建莲子三钱　明玉竹一钱五分　光泽泻八分

【**效果**】五剂康复如常，此阳明实热，阅前方十余纸，甚有投以附子致变者，可叹也。

28. 春温发热案

蔡世信（江西赣县）

【**病者**】谢君扬之子某，年二十一，江西高安县。

【**病名**】春温发热。

【**原因**】冬伤于寒，春发为温。

【**症候**】发热恶寒，热多寒少，口渴引饮。

【**诊断**】六脉皆数，右关尤洪大有力，此为春温无疑。

【**疗法**】以白虎汤加花粉专泻阳明之热，嘱进三剂。

【处方】煅石膏五钱　肥知母一钱五分　湘花粉三钱　生甘草一钱　陈粳米一小杯

【复诊】三剂脉已和平，当复其阴以善后。

【次方】大生地三钱　正淮山三钱　抱茯神三钱　炒建莲三钱　酒杭芍一钱五分　明玉竹一钱五分

【效果】服后康复如常，此证似疟非疟，似伤寒非伤寒。更历数医，有以疟治者，有以伤寒治者，病转剧，皆未识为春温也。故医需辨证。

远按：上两证，证状治法皆同，实无不合，惟善后方中，山药、建莲稍嫌呆滞，非虚体所能堪，鄙意热病愈后救阴，似以复脉为最宜，盖益水上源之法也。

29. 胆热鼻渊案

谢寿枬（南城）

【病者】段月华，南城县逯池人，年三十七岁。

【病名】胆热鼻渊（西名慢性脑膜炎）。

【原因】四月外出谋事未成，六月冒暑而归，常郁郁不乐，觉头晕发热。

【症候】发热三日，头痛眩晕，耳痛鼻塞，壮热谵妄，大小便秘，鼻流浊涕，间或稠若脓血，经过五日，西医云脑膜炎不治。

【诊断】脉搏数，此病本在肝胆，标在脑，《素问·气厥论》曰："胆移热于脑，则辛颏鼻渊。"鼻渊者，浊涕下不止也。盖肾主藏精而居下，脑为精髓之海而居上，胆者中正之府也，三者并主藏精，精气相通，故胆邪得入于脑。岁值风木司天，相火在泉，时遇相火主气，风木客气加临，天时民病两相交集。肝风乘胆火之势，胆火借肝风之威，挟外感之暑热，引内蕴之胆热，上腾于脑，脑为热邪所蒙，风火所扰，故眩晕谵语，居脑之风热未得出路，蒸灼脑髓，从阳白穴溜入鼻窍，故鼻流浊涕，其稠者若脓血，为风热之铁证。

【疗法】《素问·至真要大论》曰，热淫于内治以咸寒，佐以甘苦，用蜗牛、猪脑髓、龙胆草、芒硝，咸寒为君，直入于脑而泻胆热；用芭蕉苑、苎麻苑、荷叶甘苦为臣，以治天行时热，标本兼治。

【处方】蜗牛二十条　猪脑髓一个　龙胆草三钱　芒硝三钱　芭蕉苑一个　苎麻兜五个　荷叶一张

【复诊】身热减半，鼻涕减去十分之七，人已清醒，头亦不眩，惟口渴溺赤，此暑邪未退，仍用前方加六一散。

【处方】滑石六钱　甘草一钱　加于前方，服三剂。

【效果】七日诸症悉除，惟神倦，进生脉饮全安。

远按：脑为灵明之海，非寻常金石草木所可达，故借异类有情之物，感而适之，断语精窍，益人知识不少，阅之胜读十年书也。

30. 温热误治结血案

李子郁（住唐山老庄镇）

【病者】刘文耀子，年四旬，住七王庄。

【病名】温热蓄血。

【原因】外风引动伏温，屡投甘寒，时愈时发，缠绵廿余日。

【症候】时当盛暑，寒暑表至百度，病者竟丝毫无汗，谵语不识亲疏，手舞足蹈，起卧无有已时，口唱戏调，锣鼓齐出，弦板皆应，小溲利，色赤，大便燥，色苍，声浊，不寐。

【诊断】脉搏弦数，此热伏肝胆，结血烁津，以至魂魄不静，其形如狂。

【疗法】仿《伤寒》血症桃仁承气治其蓄血，银、翘、丹、地解其伏热，清其肝胆。

【处方】桃仁四钱　凉军三钱　明粉二钱　甘草二钱　银花三钱　连翘三钱　丹皮二钱　杭芍二钱　生地二钱　广角一钱　柴胡一钱　桂枝一钱　茯苓三钱　竹叶二钱

水煎服。

【效果】服后，次日天将明，利下酱色便二次，遂得安寐，醒后狂不复作，诸症皆平，日进稀粥，静养逾月方复健康。

远按：此证用桃仁承气甚是，但处方太杂，丹、地、苓、桂、柴、竹不伦不类，而其所以效者，仍是桃仁承气之力耳。

31. 肝火案

王景详（住浙江丽水王衙弄）

【病者】潘成昌，男性，年近古稀，住丽水驿前。

【病名】肝火。

【原因】肾阴早亏，肝阳素旺，偶感忿怒，五志之火由肝而发。

【诊断】三昼夜不食不眠，高年见此，定属胃气败亡之兆；及望得面目带赤有神，乃知非绝症也。按之，脉象洪大而弦，又知非虚症也。然究为何证病？正思索间，忽闻病者因细故叱其家人，余闻病人如此暴躁，询知因某日某事动怒而发，盖肾水为阴中之阴，肾水一亏，无以涵木，则肝阳独旺，肝木为阴中之阳，肝阳既旺，不能敛摄，则忿怒易动。肝在志为怒，怒则伤肝，肝伤则阳亢而为火矣，火势炎上，故目赤苔黄，火势犯胃，故脘中如焚而不食，火势乘心，故不眠烦躁，证之脉象洪大而弦，其为肝火无疑。

【疗法】宜养阴配阳以治其本，所谓壮水之主以制阳光是也。平肝清火以治其标，所谓逆者平之，热者寒之是也。

【处方】大生地三钱　杭麦冬二钱　黑元参一钱半　生白芍一钱半　金石斛三钱　生甘草一钱　条黄芩一钱　肥知母一钱半

【复诊】二剂大效，惟食欲仍无起色，原方加西洋参一钱，黄秫米三钱，令其再服三剂。

【效果】三剂后，余适过其门，病者称谢不至，非惟失眠烦躁等证系退，即食欲亦复大开，并云服此药如亢旱得甘霖，真神方也，乃嘱其嗣后日服西洋参一钱，不必再服他药。

远按：望问闻切，谓之四诊，必四诊参究，会而通之，然后可断其源流，如此案问诊未详，即不能诀，操切从事，治误必及，世之庸医，喜于急就，席未暖而即去，甚有手持脉而一心以为有鸿鹄将至者，彼视人命为何如耶？录此案，所以愧其草率而肤浅者。

32. 温热太阳阳明合病案

邱莲青（浙江南浔镇）

【**病者**】吴鸿棣，年四旬余，丝业，住南浔西栅西吊河河东坎。

【**病名**】温热太阳阳明合病。

【**原因**】中途冒雨，衣衾沾湿，在身护干，而即起病。

【**症候**】头痛如劈，身痛如杖，腰痛如折，周身如束，口渴嗜饮，身热如灼，尤喜盖覆，面色赤浊，大便泄利，神识昏糊。

【**诊断**】舌苔微黄燥涸，脉象浮弦而数，表邪方张，内热炽甚。

【**疗法**】辛凉达表，苦甘清热，麻杏甘石汤合葛根芩连汤加味。

【**处方**】陈麻黄八分　白杏仁三钱　清炙草五分　生石膏五钱　粉葛根二钱　川黄连五分　甜花粉三钱　淡黄芩一钱半　鲜铁皮石斛四钱

【**复诊**】一剂汗泄甚畅，诸恙退避三舍，惟尚口渴倦怠，稍能进谷，再以甘寒清养法。

【**次方**】竹叶石膏汤加减：

鲜铁皮石斛三钱　淡黄芩钱半　清炙甘草五分　炒白芍一钱　冰糖水炒石膏三钱　北沙参钱半　全麦冬钱半　青竹叶廿片

【**效果**】初方一剂，邪从汗解，其利为热迫下注，热退而利即止。据病者述，汗泄后，宛如脱卸一件湿衣衫一般，以是遍身骨节舒畅矣。次方两剂，胃阴复而渴亦除，且能进谷而渐痊。

远按：两阳并病治法较难，加以便泄，更觉无从下手，此案妙在以葛根芩连汤涩塞之剂，合达表药而施治，遂得两解。读之增长学识不少。

33. 胆热冲脑案

李达三（住琼州府城绣衣坊）

【**病者**】黄秀清，年二十八岁，业工，住琼山西村。

【**病名**】胆热冲脑。

【**原因**】头患伤风而痛，其脑已犯热旬余，胆经又被热邪侵入，郁而上冲，以热增热，其病乃剧。

【症候】丁巳三月十八日，身热，头剧痛，目红系抽胞缩，口干舌黄，鼻流黄水带血，小便短。

【诊断】脉弦数，左关寸动涩，此脑先受热迫，冲以胆热而势张。

【疗法】以柴、胆、芩、栀、皮、芍等清胆泻热为君，菊、耳、丝、栝、参、花等疏脑解热以为佐之。

【处方】柴胡二钱　胆草一钱　黄芩三钱　栀子二钱　牡丹皮三钱　赤芍三钱　杭菊花二钱　苍耳子二钱　丝瓜络三钱　瓜蒌仁三钱　丹参五钱　红花一钱

【复诊】头痛轻，目系不抽，小便稍长，脉寸关稍静。

【二方】前方去龙胆草，减黄芩一钱、栀子五分。

【三诊】目不红，鼻流水稍清，无血，舌黄苔渐退，小便顺利。

【三方】柴胡二钱　杭菊花一钱五分　丹皮一钱五分　赤芍二钱　黄芩一钱五分　栀子一钱　苍耳子一钱五分　丝瓜络三钱

【四诊】脉滑仍弦数，鼻流水如昨。

【四方】柴胡二钱　丹皮二钱　栀子一钱　杭菊花一钱　苍耳子一钱五分　丝瓜络二钱　竹茹二钱　生牡蛎四钱（先煎）

【五诊】脉弦稍缓，口不干，鼻流水如昨。

【五方】柴胡二钱　贡白术三钱　茯苓三钱　西归身三钱　白芍三钱　炙甘草一钱　丹皮一钱　栀子一钱五分　丝瓜络三钱　苍耳子一钱五分　防风一钱五分　白芷一钱

【效果】六日脉如昨，头尚痛，鼻尚流水，再煎五分，以猪头髓合水酒炖二小时，取汁冲服，每晨一次，服至三次而愈。

远按：龙雷之火利在逆折，黄芩龙胆盖擒贼擒王之利器耳。

34. 温毒发颐案

王竹铭（住昆明市）

【病者】昆阳施姓女玉林，年十二岁。

【病名】温毒发颐。

【原因】冬月患感，医以伤寒法温散发表，遂成是症。

【症候】耳后连腮肿痛，颊车不开，饮食不进者旬日。

【诊断】脉弦，口苦，耳聋，目赤。此温邪发于少阳经也。

【疗法】宜清肝胆之热，滋少阴之水，外以紫金锭涂之。

【处方】牛蒡子三钱　桔梗二钱　素归二钱　银花三钱　生地三钱　龙胆草二钱 京元参三钱　赤芍二钱　丹皮二钱　连翘三钱　炒栀二钱　飞青黛二钱　人中黄二钱 皂刺一钱

外用紫金锭磨涂患处。

【复诊】前药服后，口略能开，肿痛不减，仍用原方增损。

【次方】原方去胆草、青黛，加牡蛎五钱、贝母五钱、花粉三钱，二贴。

【三诊】肿痛大减，口开舌绛，能饮稀粥，更方养阴清热。

【三方】生首乌五钱　素归三钱　桔梗一钱　贝母五钱　连翘二钱　元参三钱 细生地三钱　丹皮二钱　银花二钱　花粉二钱　赤芍二钱　牡蛎五钱　夏枯草三钱

服三帖。

【四诊】肿消痛止，目退耳聪。夜难安卧，仍养阴善后。

【四方】生首乌五钱　熟地三钱　素归二钱　石斛二钱　麦冬三钱　茯神三钱 西洋参三钱　枸杞三钱　白芍二钱　玉竹三钱　扁豆二钱　枣仁二钱　炙粉草二钱 灯芯引

亦用三剂。

【效果】服数剂后，饮食渐增，夜眠安静，精神复原矣。

远按：同一发表，辛凉辛温迥乎不同，一经误治，为祸甚烈，录之以资学者之所反焉。

35. 热哕案

王玉玲（一名振声，泰兴姜堰）

【病者】胡佩兰，予之姻女也，年十三岁，住王家庄。

【病名】热哕。

【原因】素有痰热蕴伏，因感而发。初起身热头痛，脘痞呕吐，经予叠进栀、豉、蔻、杏、二陈、左金等剂，上列见症俱退，惟终日哕逆不已。

【症候】哕声连续不断，欲呕无物。面赤上火，汗出气粗，烦躁口渴。

【诊断】脉搏洪数，舌苔腻黄。凭脉断症，洪数为热，胃中热也。陈修园曰："吐者有物无声，哕者有声无物，呕者声物俱出，总属于胃。"又曰："哕声频密相连为实，攻热为主。"藉以证此，颇称切合。

【疗法】用半夏泻心汤苦降辛开，去参、甘、大枣，恐其补腻滞邪。加覆、郁、栀、翘、枳、茹，取其泄热快膈，兼助降逆。

【处方】川雅连五分（加干姜四分，同另煎，和服）　制半夏钱半　酒黄芩钱半　枳壳钱半　净覆花钱半（绢包）　连翘钱半　焦山栀钱半　郁金汁一钱（和服）　竹茹钱半（揉去屑，水拌炒）

【效果】服后哕逆顿平，烦渴均减。舌苔渐化，脉搏亦静，是胃热已杀而余焰犹隆也。胃喜通降，再于原方中去干姜、覆花，加瓜蒌皮三钱、象贝母钱半，宣化痰热，以善其后。接服两帖，解去秽便甚多，诸恙若失，嘱其节食慎调，数日全愈。

远按：此证用半夏泻心法而不全用其方，加减诸味具有至理，明乎此而后书为我用，不致蹈削足适履之弊。

36. 热入血室案

杨孕灵（住泰县北门内大街）

【病者】老农祝家乐之孙女，字杨姓，年将二旬，住泰县娄庄河南。

【病名】热入血室。

【原因】因洗衣身暖，脱其外服，吸受外感，遂发热恶寒，口干而渴，越两日而经水适来，家人戒不服药，症遂增剧。

【症候】身热微汗，口渴频饮。入夜烦扰不寐，语言呢喃，昼则明了。少腹胀痛，胸胁痞闷。大便燥结，小便不利。

【诊断】脉弦数，苔黄腻。以脉参症，此热邪上干包络（即上焦四面之油膜）而下陷于营分，与血相结，热入血室（即下焦油膜中一大夹室）症也。

【疗法】用桃仁承气汤去桂枝，以推荡少腹满痛、血室瘀热为君。加黄连、黄芩、牡蛎、枳壳清解包络三焦之热，与胸胁痞闷也。

【处方】生大黄二钱　生桃仁六钱（杵）　玄明粉三钱（后入）　生甘草二钱　川黄连一钱　炒黄芩三钱　生牡蛎六钱（杵）　炒枳壳一钱五分

【次诊】一剂，大便下黑粪两次，少腹稍软，谵语稍减，脉象弦数亦稍平，惟身热口干，舌苔黄腻，均未见退。遂于原方去苦寒攻降之药，而加清热理瘀等味以治之。

【二方】炒黄芩三钱　生桃仁四钱　延胡索二钱（醋炒）　生地黄五钱　当归尾三钱　粉丹皮三钱　全瓜蒌四钱　原红花八分　鲜小蓟根五钱（洗）

【三诊】两剂，大便又行一次，谵语已定。身热渴饮渐清，苔腻亦宣，但胸脘痞闭，气机不畅，当理气活血，去瘀生新。

【三方】西当归三钱　建兰叶二钱　广橘皮一钱二分　广橘络八分　川芎一钱　生白芍三钱　生地黄四钱　制香附一钱　玫瑰花三分

【效果】诊服两剂，神清脘畅，胃能纳谷矣。

远按：此证宜用桃仁承气，原方不必加减，传技彻上彻下，兼能顾及胸胁。芩连呆滞难用，且羼入四味于桃仁承气中，不伦不类，加减皆非，进退失据，其故何哉？良由世俗喜芩连而畏麻桂，习俗移人，贤者不免。录而论之，以见邪说之中人也深矣。

37. 伤寒化热案

杨代英（住泰县北门内大街）

【病者】叶树春，年十九岁，业瓦工，住娄庄区张尤庄。

【病名】伤寒化热。

【原因】工作时脱衣，感受寒凉，医治数日，恶寒虽清，发热反甚，遂变为温热。

【症候】头微痛，目赤鼻干，口渴引饮，烦躁不寐，发热微汗。

【诊断】苔白而腻，中根微黄，脉洪数，左部不及。阳明主肉，其脉夹鼻络于目，故目赤鼻干，发热不寐也。头微痛，发热微汗，口渴引饮者，此伤寒化热传入阳明之府，兼表邪尚未清退之候也。

【疗法】拟白虎汤清阳明之热为君，而少加解肌之药以佐之。

【处方】生石膏一两（杵）　肥知母三钱　生甘草二钱　连翘三钱　淡豆豉二钱　淡竹叶二十片（洗）

【次诊】两剂头痛清，烦躁减，汗出、口渴、身热均如故，脉亦依然。此表邪已解而阳明府热仍甚之征也。于原方去其解肌之药，而增其清热凉润之品。

【二方】生石膏二两（杵）　肥知母四钱　润玄参五钱　生甘草一钱五分　鲜芦根一两　鲜竹叶三十片

【效果】两剂，身热口渴均愈十之七八，脉亦和平，原方去知母，加麦冬、生白芍，又服两剂，热清渴止，精神渐复而瘥。

远按：此案平善，用药能避呆滞之品，学之绝无流弊，然解肌不用葛根而用豆豉，力量究感不足。六经专药皆极灵验，非他品所可代也。

38. 风温咳嗽案

邢玉田（南昌西龙须巷）

【病者】周鲁生，年四十五，云南人，业商，住西龙须巷。

【病名】风温咳嗽。

【原因】春月赴外县收账，由省起程，尚着皮衣，在途适转南风，气候异常温暖，衣着太厚，壅遏三日而受病。

【症候】咳嗽，痰稠色青，头昏，微渴，舌淡黄尖红。

【诊断】脉浮弦，略兼滑数。弦，风也；略数，温也；滑，痰也；浮弦，在肺也。症脉合参，为风温酿痰，蕴于肺络，气机被遏，以成斯疾。

【疗法】用疏风清热，轻宣肺络，以利气化痰。

【处方】冬桑叶二钱　青连翘二钱　苏薄荷钱半　杭茶菊钱半　苦杏仁二钱半（去皮尖）　苦桔梗二钱半　川贝母二钱（去心，打碎）　生甘草八分　鲜苇根三钱

水煎，只服头道。

【效果】每日早晚服二剂，连服三日痊愈。

远按：此案感轻而药与之相称，诊断数语，尤为精到。

39. 伤寒烧热案

蔡世信（江西赣县）

【病者】刘祗如之子某，年十四岁，江西赣县

【病名】伤寒烧热。

【原因】伤寒失表，变为烧热。

【症候】头痛心烦，舌苔黄厚，手指足指如冰。

【诊断】右寸浮紧，右关洪数，此太阳经寒邪未解，传入阳明也。

【疗法】以白虎汤泻其阳明之热，加桂枝以祛太阳之寒，加干葛以截其邪入阳明之路。

【处方】煅石膏三钱　肥知母一钱五分　桂枝尖五分　粉干葛一钱五分　生甘草八分　粳米一撮

【复诊】当午始进一剂，安然熟睡，酉刻再进一剂，至四更时烧热全退，次晨复诊脉平，惟烧热数日，阴已受伤，当服滋阴之品。

【次方】大生地二钱　正淮山三钱　白云苓一钱五分　厚丹皮一钱　北沙参一钱　湘花粉一钱

【效果】三剂而痊。此症本属伤寒，宜麻黄汤，乃前医始则用柴胡汤，继则用柴葛解肌汤，皆非也。延数日传入阳明，虽热甚而太阳症尚未解，故用白虎汤正治阳明之热，加桂枝以祛太阳之寒，加干葛以截邪入阳明之路，如用兵然。白虎汤为正兵，桂枝为偏兵，干葛为堵截之兵。运筹周密，颇费苦心，刘君叹为神妙。

远按：此案论用药之法甚备，并病之药极难分配，方书又语焉不详，得此可以开拓心胸，有功于后学不少。

40. 胃热呃逆案

过允文（住宜兴徐舍市）

【病者】张保大，年念三岁，住宋渎镇。

【病名】胃热呃逆。

【原因】阳明热甚，胃气壅遏，上逆而呃。

【病候】面赤口渴，舌绛苔焦，脉细弦数，呃逆频频，大便时泄，色黑而臭稀如水，小便涩痛。

【诊断】此胃热太盛，失期下降之令，上逆故呃，下流则泄。

【疗法】以白虎清热，承气涤邪。

【处方】生石膏一两（杵）　生军五钱（后入）　知母五钱　枳实三钱　花粉五钱　元明石钱半（冲）

【复诊】呃止利减，热象如昨，脉变洪数而长。

【次方】生石膏七钱（杵）　花粉五钱　芦根一两（去节）　鲜生地五钱　枳壳一钱半　肥知母五钱　连翘三钱

【三诊】利止热退，津枯液干。

【三方】鲜石斛五钱　天麦冬各三钱　梨汁一只（捣冲）　鲜生地三钱　银花三钱　丝瓜络三钱　大玄参三钱　连翘三钱　花粉三钱

【四诊】服三剂，热微津回而咳嗽痰粘。

【四方】川石斛三钱　京川贝三钱　甜杏仁三钱　北沙参三钱　款冬钱半　枇杷叶三片（刷净）　天麦冬各三钱　蒌皮三钱

【五诊】诸恙悉退，微咳，胃呆暮热。

【五方】甜杏仁三钱　干地黄三钱　麦冬三钱　京川贝三钱　生草一钱　生枳壳一钱半　西洋参二钱（另煎，冲）　淮药三钱　利夕三钱（去刺）

【效果】五剂，咳止胃动而痊。

远按：此证有寒热之不同，此从便臭苔焦上认为胃热，所以示人辨证之法也。方中利夕不知何物，以意度之，殆为刺蒺藜乎？未知然否。

41. 火郁吐血案

尹性初（湖北武昌）

【病者】颜许卿之妻，年六十，住武昌百寿巷口。

【病名】火郁吐血。

【原因】素患喘嗽，天寒即发，服小青龙汤加附子而喘嗽止，服真武汤而全愈。越二年，因病自检旧方服之，过剂，遂转为火郁而吐血。

【症候】卷被靠卧，吐紫黑血成块，顷刻盈碗，闭目呻吟。

【诊断】脉洪数，审系火郁而发，火极似水，故红兼黑而为紫也。

【疗法】急当滋阴降火。

【处方】生莱菔汁一大碗，用西洋参五钱炖汤兑服。

【次诊】服下血止神定，便能平卧。再用小柴胡汤加减，取火郁达之之义，清火滋燥，化痰行血。

【次方】竹叶柴胡三钱　酒子芩二钱　西洋参三钱　苏半夏二钱　丹参三钱　生莱菔汁一茶杯（兑服）

【效果】进三剂而全安，今六十六矣，尚健。

远按：世医治吐血，死守血见黑即止之义，十灰之类重重叠叠而用之，取效一时，罔顾根本，深可叹也，录此以见实事求是之可贵。方中所谓兑服者，大约是间服之义，鄙意不如混和而服之为愈也，高明者以为何如？

42. 风温伤卫案

刘厚嵒（住四川泸县）

【病者】唐登宜，二十一岁，业农，住大冲。

【病名】风温伤卫。

【原因】风温犯肺，误投辛燥，留恋卫分受伤。

【症候】头眩身痛，发热咳嗽，口微渴，痰黏自汗。

【诊断】脉右寸浮，舌苔薄白，尖赤系风温伤卫，误服辛热所致。

【疗法】轻清凉透。

【处方】牛蒡子三钱　生石膏八钱　瓜蒌壳三钱　冬瓜仁四钱　杏仁霜二钱　淮知母三钱　黑元参三钱　鲜芦根五钱　白茅根五钱

竹沥冲服。

【效果】服一剂而痊。

远按：此盖风生温存，前医辛燥，功过尚足相抵也。

43. 风温伤营案

张燕杰（天津法租界广德新里）

【病者】李宅使女，年十三岁，住天津日租界秋山街。

【病名】风温伤营。

【原因】戊辰年四月，天气亢燥，午膳后睡眠于楼上夹道内，感风热而发病。

【症候】头痛身烧，四肢不举，左腿疼痛，不能任地。

【诊断】脉象浮数有力，苔黄口渴，系风温伤营之证。

【疗法】宜生石膏、银翘、丹参、薄、蒡、赤芍以清凉解肌，独活、木通、丝瓜络以活络止痛。

【处方】生石膏四钱（打细）　金银花并藤共三钱　丹参二钱　赤芍二钱　连翘二钱　牛蒡子二钱　苏薄荷梗叶共一钱　独活二钱　木通钱半　丝瓜络二钱

【效果】一剂头身痛身烧渐止，再剂痊愈。

远按：此案关节阻风，不通则痛，处方以透达为主，故能速效。

44. 风温坏症案

王玉玲（泰县姜堰）

【病者】王姓男婴，年甫二龄，住雁子墩。

【病名】风温坏症。

【原因】初春温风袭肺，医误辛散，遂致喘急变坏。

【病候】身热时轻时重，咳嗽痰鸣，喘急气促，额上汗多，肩抬鼻搧，舌红苔剥蚀。

【诊断】指纹紫滞，直透气关，脉左浮弦右数疾，浮弦为风，数疾热蕴，风热相搏，肺先受刑，清肃无权，气机升降失度，变成喘急坏症。

【疗法】姑拟麻杏甘膏汤加味，以麻杏利肺气，膏芩清肺热，兜苓泻肺胀，半、贝、杷、茹除肺中之痰，甘草调和诸药，且能缓急也。

【处方】炙麻黄五分　生石膏四钱　杏仁三钱　甘草五分　甜葶苈六分　马兜铃钱半　象贝钱半　法半夏钱半　酒黄芩钱半　制杷叶三钱（布包）　竹茹钱半（揉去屑，姜水拌炒）

【效果】一剂喘平汗收，诸恙悉减，再以清肺化痰，调理数日而愈。

远按：此案论证详明，选方允当，惟黄芩一味，稍嫌难用耳。

45. 热结阳明案

邢玉田（住南昌西龙须巷）

【病者】沈绍久之夫人，年卅八岁，住南昌樟树下。

【病名】热结阳明。

【原因】体壮肝燥，平日嗜酒，湿热蕴结于肠胃之间。

【症候】大烧二三日，略见潮汗，势欲发狂，间或谵语，面赤唇红，左胁作痛，口渴，食减，腹胀，大便结，三日未解，溲热。

【诊断】脉弦数，沉实鼓指，舌尖边红，苔灰黄而厚，症脉相参，热结阳明，兼木火湿化，扰乱包络。

【疗法】拟三一承气汤加味下之，以枳朴硝黄，推荡有质之热结，兼涤无形之热气，以柴胡、胆草平肝火而制木，以丹皮、麦冬，清相火而护包络，以葛花、甘草，解酒毒兼缓和诸药。

【处方】枳实二钱　川厚朴二钱　朴硝三钱　大黄三钱　柴胡一钱　龙胆草二钱五分　丹皮二钱五分　麦冬二钱五分　葛花二钱　甘草二钱

【效果】一剂先下硬矢数丸，后下干屎数段，烧热减半。接服二剂，连泻溏屎两次，诸症痊愈。

46. 温热斑毒案

邢玉田（住南昌西龙须巷）

【病者】叶璧尘，年二十二岁，萍乡人，住南昌吕祖祠。

【病名】温热斑毒。

【病因】肺胃蕴热，烁及血分。

【症候】大烧无汗，遍身皆赤而发斑点，大小不一，神志昏闷，夜或谵语，口渴溺赤，大便结。

【诊断】脉左弦数，右洪数，舌苔黄，尖边红。症脉合参，为热毒太盛，气血两燔之候。

【疗法】用化斑汤加银花法，以石膏清肺胃之热，知母清金保肺，银花、甘草清热解毒，粳米退热而保胃液，元参、犀角防木火太过之变，并启肾经之气，上交于肺，庶上下循环，不致化源暴绝也。

【处方】生石膏一两　知母四钱　银花三钱　甘草二钱　元参五钱　犀角片二钱　陈粳米一撮

先煮犀角一小时，入诸药煎成二杯，早晚分服。

【复诊】二剂得畅解，神清烧止，斑亦渐减，再服一剂，赤斑均退，脉象虚弦略数，再方清余热以养阴。

【次方】小生地三钱　丹皮三钱　元参三钱　知母二钱　银花二钱　连翘二钱　牛蒡子二钱　天花粉二钱　白茅根三钱　竹叶二钱　甘草二钱　薄荷七分

【效果】两剂，诸症痊愈。

远按：此二案，皆系阳明胃府实热，而处方有承气、白虎之异，比而观之，可以知其所以然矣。

47. 火郁胸痛案

谭意园（住芜湖长街状元坊巷内）

【病者】魏舜琴次女，年十七岁，湖南人，住芜湖二街三圣坊。

【病名】火郁胸痛。

【原因】六月间，梳洗后，头痛恶寒发热。

【症候】先寒后热，寒少热多，夜热重。手心烧似疟状，数日不大便，某医作湿温症治无效，用更衣丸下稀屎少许，胸膈间痛不可支，身无汗，身下厥冷。某医又作胸痹症治，服薤白、栝蒌、覆花等，痛愈剧，拒按。

【诊断】面白，舌苔白黄相间，脉沉数，痛甚，脉无此因，强通大便而血热上攻之故。

【疗法】《雷公炮制》有云：心痛欲死，速觅延胡。古人原有金铃子散一方，治火郁痛，此宜用之。

【处方】延胡索五钱　金铃子五钱　共研细末，用阴阳水作二次冲服。

【次诊】煎药服尽，胸痛即止，脉亦稍平，不恶寒，但热不退。

【次方】生地黄八钱　大元参八钱　寸麦冬八钱　肥知母五钱　粉丹皮三钱
延胡索三钱　金铃子三钱　川郁金三钱
煎服。

【三诊】服一剂，夜间大便通，下黑稀屎甚多，腥臭不堪，仍依前方加减。

【三方】生地黄四钱　寸麦冬四钱　大元参四钱　生杭芍三钱　肥知母三钱
粉丹皮三钱
煎服一剂。

【四诊】满身汗出，夜热退清，手足心不烧，能安睡。苔转白薄，脉沉数无力，用复脉汤加减。

【四方】细生地四钱　寸麦冬三钱　生鳖甲四钱　生杭芍三钱　陈阿胶四钱
煎服二帖。

【五诊】大便如常，能食稀粥，脉细软而不数，仍宜滋养血液。

【五方】细生地三钱　寸麦冬三钱　东阿胶三钱　生杭芍三钱　冬桑叶二钱

生薏苡三钱　　川贝母一钱　　血龟板四钱

　　煎服四剂。

　　【效果】诸症悉愈，身体渐次复元。病中天癸忽停，至此而月经亦来，饮食如常。

　　【说明】经云通则不痛，既通矣，而痛更甚，何也？盖热病以救液为主，此病之发热重在夜分，血热可知，数日不大便，液干可知，不必遽责之下也。热在下焦宜甘寒，不宜苦寒，更衣丸之芦荟，乃大苦大寒之药，而不参以润药，则苦反化燥，伤其血液，而火更焚，是以痛剧也。胸痛不能按者，火痛也，故以延胡、金铃止之，随继以大剂甘寒润下，大便反通而汗出热退矣。当此暑天，痛欲死而汗不出，血液有枯竭之患，乌能不大滋水源以救之耶？

　　远按：案内救液为主一语，至理名言，可作弦韦之佩，惟用药稍嫌呆滞耳。

48. 风温夹肠热案

伍乾生（寓肇庆新桥圩普济堂）

　　【病者】肥伟老人焦姓，年六十，新江人。

　　【病名】风温夹肠热。

　　【原因】素惯大便燥结，常有肠红。夏初往返乡间，偶感风热而起。

　　【症候】头眩晕刺痛，恶风发热，鼻干舌燥，神昏多梦

　　【诊断】脉形浮数，按之洪实。浮数，风温之诊，洪实肺肠热之征。

　　【疗法】以银翘散取辛凉芳香达表清里。

　　【处方】川银花三钱　　连翘三钱　　薄荷一钱　　荆芥一钱　　雪梨干三钱　　芦根三钱
麦冬二钱　　竹叶一钱

　　【复诊】饮药后微汗出，恶风发热已退，惟头晕刺痛，鼻干舌燥，昏迷尤甚，又吐鲜血数口。脉洪实，按之劲急。

　　【二方】鲜蟹爪菊五朵　　粒麦冬四钱　　马蹄一两　　生雪梨二枚　　细生地一两
连藕五两

　　捣汁二碗，朝晚炖服。

　　【三诊】脉略静，身已凉，神亦清，仍照上方，再服二碗。

　　【效果】服药后漐漐然汗出，又下瘀浊大便数次，各症俱从内外清解

而愈。

远按：此案初方薄荷荆芥升散，故致迫血作吐，次方则一味清凉，遂以收效，但案内马蹄不知何物，殆与冬地辈同性味之品乎。

49. 表寒内热案

程粹麟（湖北新隄）

【病者】叶远芳，年三十余岁，住东岸外河，湖南人。

【病名】表寒内热。

【原因】初起头身胀痛，恶寒发热，投辛温表散、寒凉克伐不效，迁延十余日。

【症候】身热恶寒，烦躁谵语，左腿屈而不伸，大便七日不通，不思饮食。

【诊断】脉浮数，重按滑。浮主表，数为热，滑为湿，乃表寒里热，寒气凝而腿不能伸，湿热滞而大便不通。

【疗法】用桂枝解肌，麻黄透表，苓夏去湿，石膏清热，牛膝引筋，甘草和中，生姜大枣和其营卫。

【处方】麻黄钱半　桂枝二钱　茯苓三钱　法夏三钱　石膏五钱　牛膝三钱　甘草一钱　生姜大枣各三

【复诊】脉略平，大解已通，腿活动，恶寒谵语俱轻，饮食略进，原方加减服一剂。

【三诊】脉不数而滑，腿能伸屈，身热减半，饮食大进，宜清热利湿。

【三方】川朴钱半　茯苓三钱　半夏二钱　秦艽二钱　知母二钱　石膏四钱　甘草一钱

【效果】二剂，诸邪俱去。

远按：散寒舒筋活络，重用麻桂之力也，世医畏麻桂而不敢用，即用亦仅数分而以十倍二十倍之石膏监制之，乌能生效？盖由于未深研仲景之书耳。

50. 肝气案

吴克潜（住上海）

【病者】张某，寓上海萨坡赛路。

【病名】肝气犯胃。

【原因】素有肝疾，动辄作痛，比因感寒兼触怒，遂至剧发。

【症候】剧痛爬床搔席，汗出满身，呕逆兼作。

【诊断】脉弦紧数，舌苔薄白微腻。大便多日未更，胃本失降，兼以忿怒动肝，气遂上犯，更挟微感，因以呕逆。脉紧者，痛也；弦数者，肝气之征也；舌白微腻，胃家显有未和。

【疗法】以疏肝和胃为主。

【处方】陈香橼钱半　佛手柑钱半　小青皮一钱　左金丸钱半　紫苏梗钱半
刺蒺藜钱半　瓜蒌皮三钱　姜半夏钱半　制香附钱半　鲜竹茹钱半

【复诊】一剂痛止，余波未平，腹部作胀，头部昏沉。脉滑，苔中微黄而腻，边白，用调气和中化湿为治。

【次方】制川朴八分　台乌药钱半　连翘壳钱半　老苏梗钱半　白蔻壳八分
江枳壳一钱半　陈香橼一钱　霜桑叶钱半　大腹皮钱半　刺蒺藜二钱　苡米三钱
黑栀子钱半

【效果】服后呕止胀平，并得大便而愈。

远按：肝主疏泄，肝病则疏泄不利，必使疏泄机能复其原状，而后可为全愈，是案开手即注意于此，故能以轻剂而收伟绩。

51. 湿温案

沈白鹤（东台大中集）

【病者】沈述之，年近三十，上海轮船局报关职务。

【病名】湿温。

【原因】素体阴亏，有嗜好。交易失败，气郁不舒，感触新邪，本病遂发，医投轻剂无效。

【症候】头颈及胸汗多，神识糊涂，饮食不进，小便涩赤，大便溏薄。

【诊断】脉弦数而洪，左则弦，沉取滞，知其病在肺，气郁遏不舒，阳明热炽为湿所困。舌苔白腻而厚，带有微黄，肾阴亏损，肝经郁火不达，故神识欠清，大致无害。

【疗法】用竹叶石膏汤先清阳明，苡米、黄芩清肺，川连燥湿，豆蔻调胃，通草梗化其源。

【处方】生石膏八钱（研细）　知川贝各二钱　生苡仁米五钱　淡芩一钱半　姜川连八分　白豆蔻六分　梗通草二钱

【效果】一帖，全身臭汗淋漓，次日减石膏加牛黄丸两粒，化痰以清神，两帖后加陈夏，三帖养营调气以收功。

远按：此证石膏为其主药，芩连苦寒呆涩，究属难用，盖石膏虽凉，尚能解肌，施于表证，不生流弊，芩连则除呆寒外，无他技能，世医喜芩、连、冬、地而畏石膏，殊难索解也。

二 集

・杂病案・

第七卷　类中风病案（凡 25 案）

1. 痰厥危症案

尹性初（湖北武昌）

【病者】圬者魏祥泰之弟，年近三十，住大朝街南。

【病名】痰厥危证。

【原因】清晨解衣做工，伤风而发。

【症候】僵卧不省人事，痰筑声吼，手足厥冷。

【诊断】六脉紧数有力，审系饱食伤风，痰气卒闭之实证也。

【疗法】闭者通之，高者越之，先用麝香通关等药开其壅闭，再用麻桂发表以祛腠理之邪，硝黄降逆以通下焦之气，南星、礞石、半夏、生姜以坠壅滞之痰，干姜、苍术以行上泛之水，用细辛引导诸药而速奏其效也。

【处方】先用生姜切破蘸沸水，将肺腧二穴、尺泽、委中穴推现紫色，以疏通气血。

麝香二厘　牙皂末五分　细辛末五分　明矾五分　生姜汁少许

微煎灌之，须臾吐痰碗许，病势大减。

麻黄一钱　桂枝一钱　胆南星二钱　青礞石二钱　半夏三钱　细辛五分　生姜一钱　苍术三钱　干姜五分　大黄三钱　芒硝四钱

水煎服。

【次诊】进一剂，泻动数次，诸症悉除，再拟方调气和中。

【次方】焦冬术三钱　黄芩二钱　瓜蒌仁三钱　半夏二钱　陈皮二钱　茯苓三钱

砂仁八分　甘草五分

【效果】进三剂，即复常度。此系少年壮盛，风痰暴病，若年老气虚人，又当审慎用之。

远按：同一猝倒，而虚实迥异，此证全在脉实上认确，便可大胆施治，用药亦极有次第。惟次方芩术呆滞，尚须斟酌耳。

2. 中风脱证案

尹性初（湖北武昌）

【病者】吴幹丞，年四十七，武昌总商会会长，住汉口德租界。

【病名】中风脱症。

【原因】体质原属水盛气虚，壬戌曾患气脱症，经余治愈。越七年，己巳正月十五日，开会阅卷，劳神过度，又见脱症。

【症候】一起笔忽落地，不识人，舌痛不能言，右手足废不能举，口舌右斜，右半身汗出发热，烦躁不宁，脱帽掀衣，呵欠不绝口。

【诊断】脉浮大而虚，按之无力，舌上白苔滑，此寒也。寒盛不能蒸动水源以化气，则水盛而气虚，过劳则气伤，而气愈虚，不能灌注右旁，故右手足不仁；少阴脉系舌本，少阴气厥不至，故舌痛不能言；君火不明，元气不能上达于脑，故不识人；虚阳外越，故有汗出等症也。

【疗法】急当温补元阳，切不可用风药散气，润药滞气。

【处方】生黄芪四两　吉人参五钱　炮附块二两　干姜五钱　渌水桂五分（冲）

【次诊】进二剂，汗收神清，即无烦躁之象，脉渐沉小，元气渐回，能平卧。以牛肉汁调薄粥与食，每进半碗。惟审气虚则不能运送血液，而血必滞，故于温补药中稍佐红花以行血。

【次方】生黄芪四两　高丽参一两　焦冬术一两　炮附块一两三钱　均姜三钱　渌水桂二分　藏红花五分

水煎服。

【三诊】进六剂，口舌渐正，欲言，间能成一二字，所开方案，必自阅过。初起小溲日夜八九次，今止三四次，惟大便八日未行，亦无所苦。乃于温补药中，佐以导滞润肠之品。

【三方】生黄芪二两　高丽参八钱　焦冬术一两　炮附块一两　巴戟天六钱

远志肉—钱　石菖蒲—钱　干姜—钱　关鹿茸—钱　肉苁蓉四钱　杭白芍二钱

水煎服。

【四诊】四剂，大便日一行，渐能言语，右手足渐能举动，惟间见滑精，审系气不足以摄精也，绝非龙牡所能固涩，仍将参芪加重。

【四方】米炒黄芪三两　高丽参—两　关鹿茸—钱　炮附块八钱　焦冬术二两　戈半夏—钱　化橘红—钱　熟地四钱　肉苁蓉三钱

【五诊】进六剂，语言自如，饮食渐增，颜色以复原状，惟大便日行二次，即将熟地、苁蓉减去，以免滑肠，于温补药中略加白芍牡蛎，取治寒以热，凉而行之之义，令其多服调理。

【五方】米炒黄芪三两　高丽参—两　炮附块六钱　干姜—钱　苏半夏三钱　广陈皮二钱　巴戟天六钱　牡蛎三钱　白芍二钱　龙眼肉十枚　红枣十枚

水煎服。

【效果】调理两月，渐能扶杖缓步。此寒风脱症，十难救一。大法宜温固气脱，大补元阳，以辟乾坤以揭日月。即导滞化痰之品，亦宜少用。若认作风治，杂以风药，或用消导，未有不危殆立见者。其戚左君仁亲言，第三日曾服某方，内杂天麻、钩藤等风药一次，神又不清。第五日服西药下剂，比时阴缩，皆急煎余方连进，始脱于危，其明征也。附录于此，俾临症者知审择焉。

远按：斯病斯治，原属正当，惟病家或戚中好中之知医者，如必欲杂以风药以顾标，则防风尚可酌用。盖医者对于病家及患者戚好之意见，宜酌量采纳，若严厉拒绝不稍假以辞色，亦足误事，书此以为医者告。

3. 伤风变为阳厥案

尹性初（湖北武昌）

【病者】唐内亲家刘夫人，年近四十，住武昌昌明乡。

【病名】伤风变为阳厥。

【原因】体受血虚，素多热疾，感风而发。

【症候】手足突伸，齿龈口噤，身体强直，不省人事，恶寒战栗，手微握者片时，即闭目僵卧，两颧发赤，目睘色青，遍身厥冷，胸前微温，不大便二日，与饮尚能咽下，小便尚利。

【诊断】脉沉迟而微，重按则无，审系阳气怫郁于内，不能营运于外，则为阳厥，而似阴症。阳实脉应数实，今反沉迟而微，津液伤而营卫之行不利也；两颧发赤，肝火上扰也；目窠发青，肝阴已伤也；强直齿龂口噤，热甚灼筋劲切者，燥金之象，风木为病，反见燥金之化也；恶寒战栗，乃心火亢盛而战，兼水化制之，故寒慄也；大便秘，风热内结也；闭目不语，肺金主声，心火乘肺金，而神浊气郁也。惟幸小便尚利，津液未亡，为可治。

【疗法】仲圣治身冷脉迟，有大承气汤法，治筋强欲作痉，有竹叶汤法，乃本其旨。用大承气汤，泻阳明之燥气，而救津液，清少阴之热气，而复元阴，加防风葛根以宣通怫郁，而去经络之邪，酒芩以平少阳之火，桔梗以开提肺气，归芍养血以荣筋，白术燠土以制火，炮附子以引阳归根。

【处方】防风二钱五分　葛根三钱　酒子芩二钱　桔梗二钱　厚朴二钱　枳实二钱　当归二钱　白芍二钱　白术二钱　炮附块二钱　大黄三钱　芒硝四钱

水煎服。

先推拿委中、曲池、风府以疏通气血而使筋脉柔和，口齿即松。

【次诊】进一剂，导动三次，身温脉出，神清能言，为里热除而阴阳合也，再以竹叶石膏汤，去粳米加生地、地骨皮，以清余热而养阴液。

【次方】竹叶三钱　麦冬三钱　党参三钱　生石膏三钱　半夏二钱　生地三钱　地骨皮三钱　生甘草一钱

水煎服。

【三诊】连进两剂，食糜粥两次，六脉渐平匀，惟头微闷，心微慌，乃以四物汤养血，加栀子、丹皮凉血而解虚烦，菊花、薄荷变暴风为和风，茯苓、砂仁、甘草以调和胃气。

【三方】川芎二钱　菊花二钱　薄荷一钱　当归三钱　白芍二钱　生地三钱　丹皮一钱　栀子三钱　茯苓三钱　砂仁一钱　生甘草一钱

水煎服。

【效果】进两剂，气血调和，而诸疾悉除矣。

远按：证候危急如此，几至无可下手，看他独从不大便二日上着眼，融会仲景心法，投大承气以收摧陷廓清之效，心灵手敏，是真能善读长沙书者。

4. 风痉案

苏致坚（住上海南市里马路一二零五）

【病者】王左，泰兴人，住浦东南码头，扛煤为业。

【病名】风痉。

【原因】素有头旋、心烦、盗汗，阴分本亏，今夏四月十三日，因力疾工作，偶感疫邪，倏而昏痉。

【症候】一起即神志沉迷，自汗如浴，身热如燔，口噤手握，角弓反张，如真中风状。

【诊断】脉洪大而数，舌干赤无津，此疫邪从口鼻吸入，伤于心包之络，内则心液不足，郁火上腾，火烁筋伤，不能平木，风木动摇致成风痉。

【疗法】急以辛凉平定风木，芳香化浊开窍，甘寒养液保持心君。

【处方】羚羊角六分　粉丹皮一钱　鲜金钗三钱　银花朵二钱　连翘心二钱　鲜京菖一钱　钩藤二钱　鲜生地五钱　大麦冬三钱　竹叶心三钱　安宫牛黄丸一粒（化下）

【复诊】一服后风平炎减，神志渐清，惟脉仍洪数未靖，舌燥津无，时有呛咳，是热邪甫退，真阴未复，余焰尚干于肺，肺失清肃之令，故液干而呛咳也，再议抑木清金，佐以润燥。

【次方】桑叶二钱　菊花一钱　杏仁二钱　桔梗一钱　鲜石斛三钱　花粉二钱　麦冬二钱　白蒺藜二钱　梨皮三钱　大贝母三钱　芦根五钱

【三诊】太阴邪热渐平，咳痰渐豁；阳明燥气未尽，便秘难更。午后时行潮热，寤难安寐。脉象反见小数，急拟增液承气加减，荡涤中焦之实，而救已虚之阴。

【三方】生地三钱　大麦冬三钱　瓜蒌五钱　大贝母三钱　箱大黄三钱　枳实一钱　梨汁半杯　蔗浆半杯

【四诊】便解二次，苔润津回，脉静身凉，都是佳候，惟午后潮热如故，夜间寤不成眠，咳逆未已，类属肺胃未和，痰热内扰，再拟清润涤痰。

【四方】生薏仁三钱　杏仁三钱　茯苓神各三钱（砾衣）　益元散三钱　栝蒌皮三钱　大贝母三钱　秫米三钱　陈胆星八分　竹茹五分　芦根二钱

【五诊】前方连服三剂，诸症悉屏，惟夜寐不沉，寅卯间必有自汗，当拟双培气血。

【五方】南沙参三钱　茯苓神各三钱　生白术一钱　当归一钱　白芍一钱　青龙齿三钱　黄芪二钱　生牡蛎五钱　浮小麦五钱

【效果】三服后眠食如恒而愈。

按：此证前后服方十数贴，从未表散，纯以清润而愈，缘体质素弱，阴分本虚，热邪逆传化火动风，不能再议温散也。

远按：此案得力在从未表散一着，即芩术劫津嫌过重，幸而施之于苔润津回之后，尚无大害耳。甚矣，处方之难也。

5. 中风案

朱阜山（宝山县流行乡奚家町）

【病者】徐宝和，年五十九岁，业农，住流行乡陈巷宅。

【病名】中风。

【原因】元气素弱，兼患痰饮，操劳过度所致。

【症候】猝然晕倒，人事不省，目闭口开，手不握固，喉间痰涌，辘辘有声。

【诊断】真阳虚竭，无根之火，仓猝飞腾，气涌痰升，迫血入脑，激乱神经，知觉运动神经所司，神经失其平衡，知觉运动因之全失，西人名之曰脑充血。与《素问》"气血并走于上，则为大厥"一条互证，更为明显，脉搏五十六至，浮洪无力，体温摄氏表三十七度，舌滑无苔。

【疗法】先以黑锡丹一钱，温养下原，再仿山东张伯龙氏，潜镇摄纳法增损。

【处方】生龙骨三钱　生牡蛎三钱　生玳瑁三钱　紫贝齿三钱　青龙齿三钱　高丽参二钱　炙远志一钱　五味子五分　陈胆星一钱　真阿胶二钱　石菖蒲一钱　真猴枣三分（研末冲）

【效果】一剂后，知觉清明。二剂后，运动如意。嘱以注意营养，旬余而安。

远按：此方镇逆，仿桂枝加龙牡，而以菖蒲、远志透其闭，力量充足，可为虚人卒中之主方。

6. 孕妇痉厥案

尹性初（湖北武昌）

【病者】武昌电报局员管楚卿之妻，年二十，住广里堤三十九号。

【病名】痉厥。

【原因】妊娠四月，壬戌五月，感受风火之气，血从肛门大下，服黄土汤加防风、升麻而增剧。

【症候】手足微麻，大便下血，病者自言，眼见黑烟上冲，即冒昧不知人，坐不能卧，气作奔豚，胸部隆起如结核，身体前俯①后仰，手足屈伸有力，两人力抱之不能止，如痫如痴，每发半小时，两眼上窜，呕痰一口始苏，日发六七次。

【诊断】脉弦数有力，舌苔白薄，现朱砂点。审之脾湿既甚，风火乘之，而失统驭之权，致胞宫血海之血，阻其化机，渗透于大肠，从肛门直出，与肠风便血者不同。此病从火化，仲圣且有"不可发汗，发汗则痉"之戒，盖升发太过，煽动相火，风火同居，则风挟火势，火借风威，风火相搏，故有黑烟上冲等症也。

【疗法】法当和脾舒肝，凉血清火。

【处方】制苍术二钱　薄荷八分　麦冬三钱　木瓜三钱　元胡一钱　酒芩二钱　地榆二钱　黄连二钱　吴萸一钱

水煎服。

【次诊】进二剂，下血已愈，病势大减，微觉气冲，呃噫片时，呕痰一口则止，盖火升则痰升而病作，火降则痰降而病止，仍拟方养血降火，调气和中。

【次方】川贝母三钱　生地六钱　当归身三钱　川芎二钱　醋炒元胡一钱　制香附二钱　酒芩二钱　阿胶珠二钱　黄连一钱五分　吴萸六分

水煎服。

【效果】四剂，诸症悉除，后生一女，今八岁矣。

---

① 俯　原为"伏"。

远按：厥则气并，经文綦详，况在孕妇，尤难着手。妙在从脉弦数有力上着想，重用芩连以平火以降逆。

7. 食厥坏证案

顾振呼（浦东傲雪村东市）

【病者】潘靖夫之如夫人，年二十余，住连笔花桥。

【病名】食厥。

【病因】端午节，食冷角黍，翌日又食汤面及冷饼糕类，致忽然食厥。食厥系平常证，特以某医见其舌灰，误称肝厥，进鲜斛、鲜地、菱角、石膏，继又令灌西瓜汁，厥遂不回而成坏证。

【症候】予诊时，厥第四日，正大灌西瓜汁之后也，神识早已昏迷，四肢冷过肘膝，牙关紧闭，胸高气粗，腹满痞坚，按之则眉皱手推，知痛而不能呼。经一阵按腹，其目之直视者，即一阵上窜。小溲二日不行，大便约在四日之上。

【诊断】脉息双伏，然按至极重处，则牢然而紧。问有时脉起否，则云灌西瓜汁迄今，一直如是。满舌白厚腻滑，中间灰色偏深，此水极似火，寒食舌苔也。予谓脉息幸而沉极见牢紧，尚有开方余地，但已服寒凉药二剂，西瓜汁二盏，寒食愈结，中阳孤残，已成坏证。

【疗法】食停在胃，或消或吐，此在肠胃间，惟恃乎攻。攻寒食宜温下，但病者虽在壮年，中阳已呈垂绝，则温下尤宜急峻，以大承气合四逆为宜。但先服寒剂瓜汁，胃脘中满布阴寒，恐其拒格不入，非加桂、麝、丁香医其药误不为功，取热药冷饮法。嘱其配合二剂，服头煎后，续服第二剂头煎，然后各服二煎，以一夜中服尽二剂为度。

【处方】干姜一钱　生附片一钱　川军四钱　芒硝四钱　枳实二钱　厚朴钱半　桂末八分　丁香八分　元寸八厘（冲）

急火先煎姜、附、朴、实，次入川军、丁香，后入硝、桂。

【效果】半夜前已服尽两剂之头煎，丑刻转矢气数阵，目之直视者已能转动，略有认视人物之状，寅刻下坚粪一段，天明时腹内奔响二次，而牙关松矣，少顷泻下溏粪无度，色淡而黄，中有未化之物，小溲亦通，气机匀而神清呼痛，日午脉出肢暖，能自言病状矣。此后又有腹满，得畅便而舒，脘腹或痛或胀，温调脾胃一月始安。

远按：此案用药配合监制具有法度，非抄袭成方，鲁莽塞责者可比。

8. 痉病案

庄云庐（住宁波东江解元桥）

【病者】沈左，年二十五岁，住市南。

【病名】痉病（西医称脑脊髓膜炎）。

【原因】素体强壮多痰，己巳二月廿二日晨起感冒，即头痛发热。

【症候】头痛如劈，仰不能俯，角弓反张，两足痉挛。

【诊断】苔白滑，脉弦迟，瞳神驰纵，项强颈直，确系风邪挟湿，侵犯项背督脉经道。晚近西医曾查见脑脊髓膜炎球菌，此菌当属风湿化生，吾人治风湿是治其本，西人治细菌是治其标，异途同归，互可师法。

【疗法】亟以葛根汤先解项背之邪。

【处方】葛根四钱（先煎）　麻黄三钱（先煎）　桂枝二钱　白芍二钱　生姜三钱　红枣六枚　炙草二钱

【二诊】服葛根汤后，周身得汗，头痛减，项强瘥，拟下方以减背部压力，采大承气汤。

【二方】枳实三钱（炙）　厚朴三钱　大黄三钱　元明粉三钱

【三诊】服大承气汤得下三次，足挛得展，背痉亦松。再拟玉枢丹解之，玉枢一名紫金锭。

【三方】太乙紫金锭二钱，磨汁分二次服。

【四诊】服紫金锭汁后，又利三次，病更见瘥，头能俯仰，足可屈伸，仿血府逐瘀法加减。

【四方】全当归三钱　赤芍三钱　桃仁三钱　红花二钱　柴胡二钱　枳壳二钱　生地三钱　甘草一钱　牛膝三钱　天龙一钱　地龙一钱

【效果】服后疾已十愈其七，复以解毒活血、舒筋活络、培元养气诸法，并嘱静养一月，方告痊愈。

远按：先用葛根，后进承气，具有次第。学有根底，于此可见。

9. 痰癖痼疾案

尹性初（湖北武昌）

【病者】马君少怀之族妹，年近二十，住大都司正街。

【病名】痰癖痼疾。

【原因】素有痰疾，其母以其右手有胎疾，不能做事，不字，又约束特严，抑郁不语，每食量加倍，则病发。

【症候】昏睡，不省人事，口角有痰，马君亦知医，下之不应。

【诊断】脉伏，舌苔厚腻，审知气郁则痰郁，郁则生热，热生风，风燥消食，故食量加倍也。昏睡不省人事，痰壅膈上也，下之不应，上窍不开也。

【疗法】高者涌之，上窍开，则下窍自泻。

【处方】防风二钱　瓜蒂二钱　藜芦六分（去苗）

微煎灌之。

【次诊】吐黄痰如卵黄大二枚，神色稍清，再拟方宣通怫郁，清火降痰。

【次方】麻黄四分　制香附二钱　胆南星二钱　青礞石三钱　黄芩二钱　大黄二钱　芒硝三钱

水煎服。

【三诊】一剂，泄动数次，神色全清，便能进食，仍用滚痰丸，肉汤吞服，取寓攻于补之意。

【三方】沉香礞石滚痰丸，每服三钱，瘦肉煎汤送下，早晚各一次，嘱其家人温语慰之。

【效果】服至七八日，胸腹廓清，诸苦全除，数年未发。

远按：此证得利于吐，从高者涌之着想，极有见地。

10. 痰厥案

尹性初（湖北武昌）

【病者】徐绍庶之媳苏氏，年十八岁，住武昌汉阳门内正街。

【病名】痰厥。

【原因】于归之日，适伊家工厂工人滋事之时，即丙寅腊月，革命军克复武汉之后，惊恐郁怒而发。

【症候】合卺之后，神色突异，如痫如痴，手足瘛动微麻，移时始醒，仍如平人，一日数作。

【诊断】脉弦滑，弦则为风，滑则为痰，审系郁火蒸湿为痰，火升痰升则病作，火降痰降则病止。

【疗法】清火、化痰、熄风主之。

【处方】朱砂拌天麻三钱　石菖蒲一钱　广木香八分　羚角片三分　川贝母三钱　天竺黄一钱五分　胆南星一钱　戈制半夏一钱

水煎服。

【次诊】进二剂，病势大减。

【次方】即前方减去羚角。

【效果】进六剂而痊愈，后并不发。

远按：风者善行而数变，故时发时止，方内重用天麻，可谓知所先务矣。

11. 眩晕案

尹性初（湖北武昌）

【病者】唐亲家华堂，年四十余，住武昌人字街。

【病名】眩晕。

【原因】寒湿素盛，水泛为痰。

【症候】头眩身振振摇，行步倾仄欲倒。

【诊断】六脉浮大无力，兼见滑象。舌上白苔滑，水液澄澈。断为脾肾两阳不振，则水上泛为痰，阻遏肝木，不能遂其条达之性，则生类眩之疾，此与风火眩晕者不同。

【疗法】某医与以真武汤加白头翁、天麻服数剂，不见大效。余曰，法当以痰为本，以风为标，痰去风自平，眩晕愈矣。

【疗法】制苍术三钱　茯苓四钱　白芍二钱　生姜一钱　乌附块四钱

煎汤送吞制甘遂末三分。

【效果】泻水三次，舌苔退而眩晕愈矣。

远按：振振欲擗地，真武自无不合，此案独从脉滑苔白，断为以痰为本，是别具只眼者。

12. 热夹惊痉案

李达三（住琼州城绣衣坊）

【病者】陈日初儿，年二岁，住琼州海口西关。

【病名】热夹惊痉。

【原因】丁卯四月十六夕发热，十七晨热势沉重，神识不清，因惊而发痉。

【症候】发烧，肢冷，筋搐，面红，目瞪，牙紧，唇干。

【诊断】指纹青紫，脉细短数动搏，此热邪乘惊内陷，熏灼心肝络脉。

【疗法】以菊、翘、银、竹、瓜解热豁痰为君，珍、琥、丹、芍、桑镇惊宣络以佐之。

【处方】杭菊花七分　连翘一钱　银花蕊一钱　天竺黄七分　瓜蒌仁八分　珍珠末五分（冲服）　琥珀末五分（冲服）　丹参一钱五分　赤芍七分　桑寄生八分

【复诊】热而不痉，四肢未温，有时惊战，舌红，小便短。

【二方】东阿胶一钱　丹参一钱　赤芍七分　钩藤钩一钱　桑寄生八分　琥珀末五分（冲服）　珍珠末五分（冲服）　瓜蒌仁八分　天竹黄八分

【三诊】热稍退，惊亦减。

【三方】粒麦冬一钱　丹参一钱　赤芍七分　川贝母七分　桑寄生七分　珍珠末五分（冲服）

【效果】四日热退不惊，指纹淡赤，脉长静，再进珍珠末五分，以熟水冲服善后。

远按：此案处方轻巧，收效虽缓，而无后患，可为哑科法则。

13. 燥痉案

钱存济（安徽广德城内）

【病者】张文冀之女，年十岁，住北乡七里店。

【病名】燥痉。

【原因】体质羸瘦，五天前感冒风邪，误服回春丹、藿香正气散等而剧。

【症候】发热头痛，鼻干自汗，痰鸣口噤，角弓反张，四肢拘急，时搐时止，目瞪直视，便秘溲赤，皮肤干糙。

【诊断】脉数无度，舌苔焦黄，唇裂齿龋。脉证合参，知系阳明燥热，引动肝经风火，挟痰上冲，神经被窒所致。夫痉症原因各一，有因风者，有因湿者，有因寒者，有因热者，亦有因燥火者。时值秋末，燥金司令，身体羸瘦之人，相火必旺，阴气必虚，一感风邪，则易于化燥。风，阳邪，燥亦阳邪，复得阳明之气化，风燥相搏，致阳明统属之经腑，津液皆被消烁。

【疗法】以急泻阳明燥热救其津液为主，以涤痰舒筋为佐。

【处方】锦纹大黄二钱　生甘草钱半　玄明粉钱半　淡竹茹二钱　荆竹沥一酒盅（冲服）

【复诊】一剂痉止痰开，大便下溏粪两次，神识亦清，改用清火润燥法。

【次方】天花粉二钱　栝蒌仁钱半　生白芍二钱　原麦冬二钱　鲜扁斛三钱　鲜生地三钱　生甘草一钱　鲜竹茹钱半　荆竹沥一酒盅（冲服）

【效果】二剂，热退肤润，饮食稍进，因其家贫苦，未便多药，遂令以糜粥自养，不及旬日，已复原状矣。

远按：泻燥救津，治法甚当，首方亦甚简要，次方则有叠床架屋之嫌，于病虽无大碍，而方法不甚纯洁，未免美中不足。

14. 暴中风痰案

吴介诚（四川垫江鼓楼北四街生生堂）

【病者】张瑞图旅长夫人，年二十六岁，住鼓楼北三街。

【病名】暴中风痰。

【原因】体胖阳虚，因母病，衣不解带，亲侍汤药，割股以进，卒不愈，加以抑郁，脏腑顿亏。

【症候】壬戌夏间午后突昏倒，不省人事，痰涎呕泄，僵卧三日，进清宫汤及清肝解热，羚羊、钩藤等品无效，已濒于危。

【诊断】六脉浮滑，四肢厥逆。此金形人，气盛于外，而实歉于内，暴中风痰所致也。

【疗法】以三生饮加减挽治之。

【处方】生南星八分　生附子八分　生半夏八分　广木香二钱　生老姜五分

西洋参八分

炖熬三根香久，频服。

【复诊】一剂微汗，呻吟稍苏，四肢软弱，继进扶阳豁痰品。

【次方】西洋参八分　顶贡术八分　白茯苓三钱　西砂头二钱　厚附片五分
炙草二钱　黑炮姜三钱　广皮白三钱

【效果】三剂，食量骤增，强健倍常。此病，其先家人皆以为无法挽治，
业备后事。及诊后，拟方三生饮加减，则又以为太峻，不敢服，既而群医束
手，乃免将余方与服，作孤注一掷。初服一杯，一时许遂呻吟，乃进剂得苏。
后二年痼疾复发，仍以前方治之，二服遂痊。

远按：厥经三日，凉药遍尝，其固闭之深可知，非有斩关夺门之品，焉
能见效？况处方并不甚峻，设遇巴豆大戟之证，将更畏而不用，惟有坐以待
毙耳。《周官》谓刑乱国用重典，医通于相，庸懦者安能识此？

15. 时疫霍乱案

刘厚昆（住四川泸县）

【病者】家慈，五十一岁。

【病名】时疫霍乱。

【原因】仲秋新凉，霍乱流行。

【症候】胸腹绞痛，口渴呕逆，忽然痉厥，牙关紧闭，不能语言，足冷如
冰，知觉已失，大汗淋漓，胸热异常。

【诊断】六脉皆伏，脉证合参，乃时疫霍乱之最急者。

【疗法】仿张寿甫急救回生丹法加减。

【处方】硃辰砂钱半　冰片三分　粉甘草一钱　薄荷叶二钱　麝香一分
共研极细末，用开水频灌。
先用雄黄、细辛、牙皂研细吹鼻，得嚏。

【效果】吹鼻后，即将前方灌服，一料未完，而诸病若失，神识已清矣。

【说明】此方系近贤张寿甫发明，载所著三期版《衷中参西录》卷七霍
乱门，名急救回生丹，用硃辰砂钱半、冰片三分、甘草一钱、薄荷冰三分，
无麝香、薄荷叶。余因中药房仅有薄荷叶，薄荷冰乃西药，骤难觅购，故常
用薄荷叶加重分量以代之。考其功效有过之而无不及，且麝香辛温，为诸香

之冠，香者气之正，正气盛，自能除邪避秽，通经络，利关窍矣。寿甫之方固属精当，加麝香尤为合璧，但麝香需真者方有效。

远按：上吐下泻，谓之霍乱；腹绞痛，欲吐不吐，欲泻不泻，谓之干霍乱。此证呕逆痉厥，似系类中，非霍乱也，惟所用之方，力量雄厚，有扶危定倾之功。方论确有见地，可备急需，故录存之。

16. 产后血亏案

蔡世信（江西赣县）

【病者】浙江郑石如之妻某氏，年三十余。

【病名】产后血亏。

【原因】生产过多，以致血亏发病。

【症候】发热，汗出如雨，目不见物。

【诊断】脉微欲绝，阴将脱矣。妇人以血为主，血者阴也，阴虚则发热汗出目盲，宜大补其血。

【疗法】生化汤，重用当归，余照常。

【处方】酒洗全当归二两　酒川芎二钱　黑姜炭　桃仁十粒

【复诊】一剂诸病悉已，仍用生化汤加减进三剂。

【次方】酒归身五钱　酒川芎一钱　透熟地三钱　酒杭芍一钱五分　广陈皮一钱二分　制香附一钱二分

【效果】进三剂，康复如常。

远按：以候参脉，血脱无疑，处方妙在桃仁、香附等味，寓行于补，不失呆滞，方内姜炭未注分两，以意逆之一二钱而已足，盖亦用助运行，非补品之主药故也。

17. 劳伤过度案

蔡世信（江西赣县）

【病者】曹金鈜之夫人某氏，四十余，江西新建。

【病名】劳伤过度。

【原因】因夫病，早起晚眠，服事劳瘁，以致体气虚寒。

【症候】瞑卧昏迷，不言不语，不饮不食。

【诊断】六脉迟细，虚寒极矣，亟宜峻补，以复其元。

【疗法】用附子理中汤不加减一味，但分两宜加重，始有力量。曹君知医，疑焉，姑轻其剂与服。

【处方】黑附片四钱　生潞党三钱　淡川姜一钱　漂于术二钱　白云苓三钱　炙甘草八分

【复诊】一剂，能起而语言饮食矣，曹君甚喜，复诊神气清爽，始信予方不谬，赞成加重之议。

【次方】黑附片一两　生潞党八钱　漂于术八钱　淡川姜三钱　甘枸杞五钱　酒归身八钱　炒杜仲五钱　白云苓五钱　炙甘草二钱

【效果】五剂，体转丰腴。

远按：气并则厥，气并则痰亦并，用药以轻清为要，参、芪、术、草、冬、地、胶、芍，皆极难用，即芩连苦寒，亦虑滞其气机，尚需慎重。曹君之疑，非无见也。非此证绝无痰喘呕满之见状，纯属脱象，与他厥逆之属闭者不同，故可以峻补收功。然非辨认确实，焉能独断独行，而可保其无流弊哉?

18. 卒中痿厥案

李子郁（住唐山老庄镇）

【病者】高攀桂，年登古稀，住七王庄。

【病名】卒中痿厥。

【原因】素业舌耕，近已告老，禀赋不衰。四月间早饭后，共农人往田间耕种，突觉身重，四肢痿软，不能起立，经人抬回家中。

【症候】肢体凉重，不知痛，不能动，饮食二便如常。

【诊断】脉沉缓，言迟滞，色晦暗，知觉失，素有抑郁，痰塞经络所致。

【疗法】外以生姜、葱、芥子、樟脑泡酒，遍擦周身，使温通阴阳，活动经络，内服羌、防、辛、桂、归、芍通经活血之剂。体虽因外治而稍温，而内部绝无影响，家人以为不治。因思能食胃壮，尚有一线生机，不忍坐视不救。仿《金鉴》"胃壮能食，独取阳明"法，改用小胃控涎，内攻以引外。

【处方】甘遂一钱半　白芥子二钱　防己二钱　杭芍三钱　桂枝二钱　茯苓三钱

清半夏二钱 陈皮二钱 明粉钱半 牛膝一钱

水煎徐徐服，得微利则止服。

【效果】服后大便利二次，次日指趾微有动力。再与一剂，日服一煎，三日后，身体亦呈微动情形。止药不服，十日后即可杖行。二十日后渐复常态而愈。

远按：人以胃气为本，高年重疾，因胃壮而获救，其明证也，然非医者好学深思，苦心孤诣，亦安得有此奇验哉？

19. 寒痉案

李达三（住琼州府城绣衣坊）

【病者】李霞城儿，年三岁，住琼州府城绣衣坊。

【病名】寒痉。

【原因】体质偏寒，鼻常流水。辛酉正月初三日，触寒而痉。

【症候】四肢抽搐厥冷，头身烧，目瞪，面微赤，牙紧唇红，喉有水声。

【诊断】指纹红过气关，脉细紧，此内寒原有水气，加以外寒侵入，湿盛阻窍。

【疗法】以桂心补火克寒为君，夏姜等行湿通窍以佐之。

【处方】安桂心一钱 制半夏三钱五分 生姜一钱

一剂而喉之水声渐静，再半剂而诸症若失。

【效果】次日，脉不紧，身微汗，进五味异功加桂心三分，二剂以善后。

远按：此案，处方简而力厚。治小儿者，不当如此耶？亟录之。

20. 湿痰惊搐案

陈保安（住四川泸县嘉明场）

【病者】陈光文令郎，四岁，住七块田。

【病名】湿痰惊搐。

【原因】跌仆坠水，受惊所致。

【症候】昏厥不醒，口开眼闭，喉间痰响，手足抽搐。

【诊断】面舌俱白，指纹滞黑。脉动滑，乃跌仆坠水受惊受湿，痰热阻涩气机所致。

【疗法】温胆汤开达上下以治之。

【处方】广陈皮钱半　半夏钱半　菖蒲钱半　茯苓二钱　枳实一钱　贝母三钱　黄连一钱　钩藤一钱　竹叶一钱　竹油二钱　姜汁一分　甘草五分

【效果】前方甫灌一匙，呕出痰涎而苏，尽剂而瘥。

远按：此案用药以豁痰透络为主，避去呆滞之品，是深得此中三昧者。

21. 暑厥案

王玉玲（泰县姜堰）

【病者】苏得清君幼女，年未逾一周，住姜堰北街。

【病名】暑厥。

【原因】素因：乳哺不足，食物停滞生痰；诱因：炎夏受暑，发生热胀呕泻，投藿薷等药，不半日许，遂昏迷若惊，面青肢厥。

【症候】昏睡摇篮中，不吵不哭，不食不便，面部隐现青色。

【诊断】指纹清滞隐伏，舌苔白腻转黄，此叶氏所谓"夏令受热，昏迷若惊，为暑厥"者是也。此病远因为痰滞胶阻，邪闭而气道不宣，适遇暑热合邪，致变暑厥重症。故探本治法，当以宣壅调气为第一义，清暑热次之，果得壅开气畅，闭厥自瘳。

【疗法】以栀子豉宣壅开上，佐苏茎、枳壳快膈宽中，贝母、杏仁、橘皮络、郁金利气豁痰，荷梗、益元散泻热清暑。

【处方】焦山栀钱半　西豆豉二钱　嫩苏茎一钱（加川黄连二分同拌炒，另煎和服）炒杏仁二钱　象贝钱半　江枳壳二钱　橘皮络各五分　正郁金八分（磨汁冲服）　益元散三钱（布包）　荷梗尺许（去刺，切）

浓煎徐喂，另用鲜金橘皮一元，荸荠四个，共捣碎，煎汤代茶，频频灌之。

【效果】服药约一伏时，获解黄黏腻之大便一次，热臭异常，粘着尿布上，洗涤不去，曩之昏迷状态，至此已渐觉清醒矣；曩之不食不哭，至此亦哭闹思乳矣。惜因姑息太过，未继续肃清余邪，以致未能复原。越半月，复邀余诊，但神疲体弱，脾胃未健，用参苓白术散加糖麦，调理两剂，始克渐痓。钱氏谓幼科易实易虚，信然。

远按：暑厥较诸厥为轻浅，然治不得法，亦易成闭，此案执定宣壅调气四字，以轻去着认证，本诸叶氏处方，复与叶氏相类，具此手腕以治气分之病，自能迎刃而解矣。

22. 风痓案

蔡菊农（住石门湾）

【病者】朱炳福，年二十九岁，住陆搭村，农业。

【病名】风痓。

【原因】风邪袭入，煽动内风，牵及络脉。

【症候】壮热神昏，四肢痓厥，角弓反张，口噤不语，脉弦劲搏指，如新张弓弦状。

【诊断】肝阳上炽，风火交煽，牵动周身之经脉。

【疗法】宜平肝熄风以退热，宣络开窍以豁痰。

【处方】羚羊角一钱（先煎）　川羌活八分　炒天虫二钱（去丝）　大蝎尾三条（酒洗）　明天麻钱半（煨）　钩钩四钱（后入）　鲜菖蒲一钱　净连翘三钱　辰砂拌茯神三钱

煎好后再入　生姜汁一匙　竹沥一钱　和服。

【二诊】痓止神情，热未全清，咳呛痰出不爽，脉象弦势较平，而有滑形，舌黄边白，仍以前法加减。

【二方】羚羊角四分（先煎）　天竺黄二钱　陈胆星八分　竹沥半夏钱半　纯钩钩三钱（后入）　连翘三钱　川贝母钱半（去心）　珍珠母八钱　白杏仁三钱　川郁金一钱　冬桑叶三钱（洗）

【三诊】诸恙皆减，二便如常，日晡发热，邪有外达之机，口渴舌尖淡绛，乃阴液受伤使然，再须甘寒养阴，以清余邪。

【三方】陈元参二钱　鲜扁斛三钱　炒知母钱半　真滁菊钱半（炒）　川贝钱半（去心）　牡蛎八钱（煅）　天花粉二钱　白杏仁三钱　蜜炙橘红一钱二分　冬瓜子三钱　枇杷叶二张（拭毛）　冬桑叶三钱（洗）

【效果】后以辛凉合甘寒法，生津养阴收功。

远按：以平肝熄风治标，以生津养阴治本，为此证之大纲领，善后方虽未开明大要，不外第三方出入，学者以意会之可也。

23. 刚痉案

葛蔚堂（南京船板巷）

【病者】莫小纯，年十二岁，住三铺两桥。

【病名】刚痉（西医名脑膜炎）。

【原因】体壮热重，戊辰三月一日，脱衣冒风而病。

【症候】壮热无汗，头剧痛，四肢抽掣，项背诸筋痉挛，口渴烦躁，人事或明或昧。

【诊断】苔黄，尖边稍白。脉滑数，系伏热夹痰火内结，外感表邪，触动肝风所致。

【疗法】以桑菊饮加减，清热涤痰，平肝祛风为治。

【处方】桑叶二钱　甘菊二钱　双钩三钱　薄荷五分　大贝一钱五分　炒蚕一钱　川石斛三钱　炒栀皮一钱五分

【复诊】得汗，身热减，四肢时作强直，项背诸筋痉挛，头痛不能转侧，人事昏沉，苔深黄而干，脉数，热重化风之象。

【次方】银花二钱　连翘二钱　川石斛三钱　雏菊二钱　夏枯草三钱　桑叶二钱　大贝二钱　龙胆草五分　羚羊角片一钱

【三诊】外热平，内热甚，口大渴，苔黄舌赤，脉数甚，四肢抽掣，人事不清。

【三方】石决明一两　川石斛三钱　犀角片一钱五分　羚羊片一钱五分　川贝母一钱五分　龙胆草五分

【四诊】外热退尽，两颐赤，四肢抽痉，神昏谵语，苔灰黄，项背诸筋痉挛，势甚危殆。

【四方】鲜生地三钱　鲜石斛三钱　生梨汁两茶匙（兑服）　羚羊汁三分（兑服）　犀角片一钱五分

【五诊】人事较清，两颐发赤，口渴，苔灰黄。脉数，抽惊、痉挛减轻。

【五方】鲜生地三钱　鲜石斛三钱　川贝母一钱五分　天竺黄五分　天麦冬各二钱　竹二青一钱五分　羚羊汁二分（兑服）

【六诊】人事已清，小溲短赤，大便七日未解，苔黄灰退，口渴亦平，四肢一日约抽一二次，项背筋和软，反侧可以自如。

【六方】连翘二钱　粉丹皮一钱五分　大生地二钱　鲜石斛三钱　川贝母一钱　瓜蒌一钱五分　竹茹一钱五分　赤茯苓各三钱　羚羊片一钱

【七诊】早晨得大解一次，色黑而多，抽掣痉挛已止，神安脉静。

【七方】西洋参一钱　寸冬一钱五分　川石斛三钱　川贝母一钱五分　生白芍一钱五分　生地三钱　冬瓜子三钱　通草一钱　鲜芦根五寸

【八诊】诸症均减，午后两颐发赤，夜卧安。

【八方】川贝母一钱五分　生白芍一钱五分　粉丹皮一钱五分　赤豆衣三钱　蒌仁一钱五分　川石斛三钱　鲜芦根五寸

【九诊】两颐赤退，四肢项背如常，苔黄退，小溲较长夜卧甚安，胃气未复。

【九方】川贝母一钱五分　通草一钱　生谷芽三钱　生白芍一钱五分　蒌仁一钱五分　霍斛二钱　赤茯苓各三钱

【十诊】病已愈，体质渐可恢复，又得大解一次，色深黄带黑，胃气和，每餐可服薄粥一小盏。

【十方】南沙参一钱五分　川贝母一钱　通草一钱　生谷芽三钱　霍斛二钱　赤苓一钱五分　炙枇杷叶三钱（布包）

煎。

【效果】服此药后又大解一次，内夹痰块不少，盖病根已除，由此得谷而愈。

远按：此案立方简当，手腕浑脱，具征学识之卓。但此证初起即现阳明腑实之状，纵不敢轻投承气，瓜蒌、牛蒡等品，亦未加入，直至第六方，始下轻量之瓜蒌，液烁不已多乎，过于谨慎，失在玩敌，虽比轻躁者较胜一筹，然终不能无遗议也。

24. 暑温夹积中毒案

钱存济（住安徽广德城内）

【病者】陆姓妇，年三十二岁，住西乡陆家铺。

【病名】暑温夹积中毒。

【原因】戊辰六月初，分娩旬余，感暑发热，恶寒，身疼腹痛，未几得汗，寒热减退，乃不戒于口，啖自死牛肉半碗，其热又作，复以白米酒发汗，孰意汗未出而症变矣。

【症候】神昏谵语，目瞪口呆，时喷白沫，气促面肿，腹胀拒按。脉滑有力，苔黄，大渴引饮。

【诊断】此暑邪未清，误中牛肉毒所致。炎夏之天，自死之肉，定有热毒，既在产后，又感暑邪，何能抵抗？加以温热之酒，助其毒焰。

【疗法】以攻积解毒为主，清暑养阴为佐。

【处方】川锦纹三钱　川卷朴一钱五分　炒枳壳二钱　生甘草二钱　生鸡内金二钱　生山楂一钱五分　净桃仁二钱　西归身二钱　生白芍二钱　西香薷二钱　青蒿梗钱半

【复诊】一剂下黑溏粪五次，微汗，热退气平，神清，肿胀全消，惟大渴未解，舌苔变为光赤，脉转浮数，遍身痦起。以病变情形断之：大渴者，津枯求救也；舌苔光赤者，阴气亏耗也；遍身痦起者，暑邪外透也。热毒虽解，余邪未清，阴气被竭所致。乃改用清养法，以清余邪而养阴液。

【次方】生鸡内金二钱　生白芍三钱　生甘草钱半　鲜生地三钱　西归身二钱　西潞党二钱　条黄芩一钱　淡竹叶二钱　肥乌梅三个

【效果】二剂，渴止食进，遂占勿药。

远按：此案于下毒中加清暑之品，方法颇为周密，善后方亦甚平妥。

25. 停食痛厥案

龚正修（广东台山白山人，住台山大江万生堂）

【病者】台山雷学壬，年五十五，住大江塘缅桂林村，业农。

【病名】停食痛厥。

【原因】民国十七十月赴筵，后食瓜果，饮冷茶凉水得病。

【症候】初觉胸腹不舒，迟日腹内苦痛，自取大黄、枳、朴等药服之，服后腹内胀实奇痛，痛极而仆，不省人事。

【诊断】脉涩，按之力薄，此因食停于胃，中气壅塞，不得宣通，暂失升降之机，非同热结肠脏，可以攻下也。

【疗法】以平胃散转运宿食为君，加槟榔、草果、莱菔子，芳香辛烈，破除冷气佐之。

【处方】泡苍术二钱　正川朴一钱五分　广陈皮一钱　炙草五分　槟榔片一钱　草果一钱（去皮，打）　莱菔子二钱

服后胸腹稍舒痛稍止。

【复诊】第二日，予适不暇，病家改延西医，服药水灌肠均无效。第三日，再延予诊，病已奄奄垂绝。

【次方】用外治法，取青葱十二两　莱菔子二两　入沙盆中椎烂，锅内炒热，分二包，一熨其中脘，一熨其脐中。频炒频熨，俟腹内声响为止。仍用初方，平胃散加味。

泡苍术一钱五分　正川朴八分　广陈皮八分　炙草一钱　草果一钱（去皮，打）　莱菔子一钱五分　茯苓二钱　炒薏苡仁三钱　泽泻一钱五分

【效果】青葱熨后，病已大安，服药后不再呻吟，渐能进食，遂告痊愈。

远按：外治之法，历著成效。针砭无论矣，即灸法、熨法，亦自有其相当之价值。如此案业成坏证，而用葱熨法即可挽回，是其明证。学者能于外治之法，深研而习用之，于以补汤丸膏散之不逮，其裨益岂浅鲜哉？

第八卷 霍乱病案（凡 12 案）

1. 外感霍乱案

马翰如（住上海西门方斜路大吉路口凤麟里十一号）

【病者】董尚武夫人，年二十八岁，住西门万生桥塅。

【病名】霍乱。

【病因】积食停中，秋凉侵入。

【症候】午夜起病，腹痛如绞，便泻不止，呕吐心酸，舌苔黄厚。肢冷脉伏，不省人事。

【诊断】系寒滞交并，阻塞肠胃，当以治标之法进之。

【疗法】以朴、楂、佛手、鸡金、谷芽导其肠胃为主，佐以姜、桂、附、苓温化其厥。

【处方】制川朴一钱　楂炭三钱　佛手八分　炙鸡金一钱　焦谷麦芽各三钱　川桂枝八分　制香附一钱半　赤猪苓三钱　豆卷三钱　藿香二钱　煨姜八分

【复诊】药后神智清明，便泻已减。脉象细数，身体温和，惟仍腹痛作恶。

【次方】前方去豆卷、赤苓，加腹皮、砂仁、枳壳。

【三诊】吐泻已止，时觉腹饥，惟腹痛未除，略加咳嗽，脉象虚细。

【三方】苏藿梗三钱　炒枳壳一钱半　炙橘红一钱　前胡一钱半　姜竹茹一钱半　炙桑叶三钱　佛手八分　广木香八分　熟生苡仁各三钱　炙枇杷叶三钱（包）

【四诊】诸恙渐痊，时欲进粥。

【四方】原方去姜竹茹、枇杷叶，加姜半夏、省头草，再进二剂，停药静养。

【说明】按霍乱一症，病起仓猝。每于午夜发生，延医进药，非至黎明不可，而目睹呻吟吐泻或腹痛懊恼，实为万分焦灼。在此候医之时，可用葱姜若干捣汁，两拇指擦眉心、胸、腹、足弯、手弯、颈头、脑后等处，能使病势轻减。又按霍乱吐泻，本有寒热、虚实、干湿之别，此证为寒霍乱兼有湿滞，用温化之品，佐辛香燥湿之类，是以获效迅速。但吐泻之后，津液本枯，香燥之剂，易动肝阳，慎之可也。

远按：是案标本兼治，方有法度，说明亦复详密，具见济世婆心。

2. 阴盛阳泻案

方止逸（芜湖）

【病者】褚华嵩，年三十余，住芜湖萧家巷。

【病名】俗称鬼偷肉，即修园方书中，所谓两土同崩，阴阳交脱。

【症候】起即呕吐泄泻，四肢厥逆，上至肩，下至胯。脉伏，目珠红。裸体畏热，挥扇躁甚，医者认为热症。

【诊断】脉全伏，舌不干，口不苦，渴饮热汤，尚云不热。所谓热之不热，是无火也。此沉寒之症，非大辛大热，不能收耗散之阳。

【疗法】仿伤寒四逆加猪胆汁大意。

【处方】熟附片四钱　淡干姜三钱　公丁香五分　马荜茇一钱　草果一钱　川花椒　小川连一钱

是方配两剂，先服头煎，再服二煎，合并至下午一点钟已完。

【复诊】病不减。如此峻剂不对症，津已涸矣。

【次方】照原去熟附，用生附子三钱、别直参三钱，服后下如西瓜瓤浊粪一团，吐泻全止矣。

【三诊】仍温脾肾，用归芍异功散加姜附。

【三方】别直参一钱　白术二钱　云苓三钱　陈广皮一钱五分　当归一钱五分　杭白芍二钱　淡干姜一钱　熟附片一钱五分　炙甘草五分

【效果】是方连服五剂，四肢回温而食进，后以饮食消息全安。

远按：此系霍乱之重而急者，顷刻肌肉消削，所以有鬼偷肉之名，修园立名支离怪诞，故不可从。此案标题虽谬，而认证极真，急证而无此识力，安有生望？录之，俾初学者知所抉别焉。

3. 霍乱案

方止逸 （芜湖）

【病人】李氏妇，年五十余，其子在芜陡门巷开美新化妆品店，住河南韦家大院内。

【病名】霍乱。

【症候】吐泻烦热祛衣。入医院用注射法，七日不应。

【诊断】进西瓜汁两碗不吐，病家谓七日未进滴水，咸奇之。是夜共服瓜汁三枚。

【疗法】用甘苦升化。

【处方】西洋参一钱　制半夏一钱五分　拣寸冬三钱　生石膏三钱　大生地五钱　淡竹叶二钱　金银花二钱　六一散三钱　小川连四分　扁豆花一竿

【复诊】原方去黄连，加鲜芦根一尺。

【三诊】诸症已退，神安食进，养正以善其后。

西党参三钱　制半夏一钱五分　拣寸冬二钱　酸枣仁三钱　杭芍二钱　柏子仁三钱　六一散二钱五分　谷芽露八钱　金石斛二钱　扁豆三钱

远按：此证与前适成反比，但案内对于脉舌无一语道及，不免疏漏。以意逆之，定有燥热现象，不然，安有七日未进滴水而遽投以西瓜汁两碗之多哉？

4. 绞肠痧案

蔡东荣（广东琼州琼山）

【病者】李某，年三十六岁，琼城西门外金花村。

【病名】绞肠痧。

【原因】丁卯年自夏至秋，天气奇热。病者因久冒暑热，兼伤生冷，伏于肠胃，至七月初旬而勃发。

【症候】发时心腹绞痛，欲吐不吐，欲泻不泻，大汗出，耳鸣目昏，四肢如失所在。

【诊断】脉弦细而数，右关带滑象，舌苔白滑而带黄，审症与脉，是暑湿挟痧，闭塞中州而然。

【疗法】先刮背俞与曲池等穴，再用鹅翎探吐，吐出数口宿食痰涎，续用阴阳水调食盐澄冷与服（须知此症忌热饮）。

【处方】阴阳水二碗（候冷）　食盐一茶杯

【复诊】服后绞痛略减，再用小承气汤加清利药，以利其湿热。

【次方】锦黄三钱　枳实二钱　川朴根二钱五分　黄芩二钱五分　山栀二钱　泽泻三钱

【三诊】前方一服，大便利二次，似浓酱，小便黄赤，绞痛减半，仍用前方加减。

【三方】锦黄三钱　枳实二钱　川朴根二钱　黄芩二钱　茯苓五钱　山栀二钱　泽泻三钱

【四诊】前方一服，大便利，亦似浓酱，小便略清，腹痛减十之六七，仍依前方加减。

【四方】枳实二钱　川朴根二钱　香附二钱　黄芩二钱　茯苓五钱　山栀二钱　泽泻三钱　薏苡仁五钱

【效果】前方二服，二便清，腹痛止，清理脾胃而复元。

远按：此即干霍乱证，上不能吐，下不能泻，服药令其能吐能泻而愈。盖吐泻者欲其止，不能吐泻者欲其吐泻，此治霍乱之定法也。此案探吐及盐水服法最妙，可为干霍乱稳定之治法，仓猝不及延医者，用此可以救急而止痛，爰亟表章之，以宏仁术。

5. 伏暑霍乱案

黎慎存（住石龙东庆坊二十七号门牌）

【病者】王廉康，二十一岁，石龙东禄元公和茶业庄店东王鲁吉之子。

【病名】伏暑霍乱。

【原因】中气虚弱，感受暑邪，伏于肠胃之间。至初冬天气微寒，相逼而发。

【症候】头痛，微恶寒。身热烦渴，气粗喘闷，吐泻交作。

【诊断】脉濡而数，舌苔粘腻，小便黄赤，以此断为必非阴证，乃暑邪伏于肠胃。肠胃为水谷传化之路，值此新冬初寒之候，其邪骤发，则传化失常，而吐利并作，故断为伏暑霍乱证，亦即湿遏热伏证。

【疗法】证既湿遏热伏，则非升清无以通阳，非降浊无以行湿，更用苦寒清解湿中之热以佐之。能具此一举两得之法，惟王孟英然照汤，最为中肯。

【处方】草寇仁一钱　川厚朴一钱（制）　半夏一钱（醋炒）　淡豆豉三钱　省头草钱半　黄芩钱半（酒炒）　栀子二钱（炒黑）

净煎。

【复诊】吐泻虽止，而脉候沉伏。手足冷，口渴欲饮凉水，乃内蕴之热未清也，即以驾轻汤，王孟英方加减。

【再方】鲜竹叶四钱　淡豆豉三钱　栀子二钱（炒）　冬桑叶二钱　陈木瓜一钱　省头草钱半　茯苓二钱　黄芩二钱（酒炒）　生扁豆三钱

【三诊】脉渐出，口不渴，手足略温，仍仿前法加减。

【三方】鲜竹叶四钱　淡豆豉二钱　栀子二钱（炒）　生扁豆二钱　金石斛二钱　省头草钱半　茯苓钱半　陈木瓜一钱

【效果】脉和渴止，手足全温，进以养阴法，乃愈。

远按：霍乱为最险且急之病，而治法古无专书，诚为恨事。王孟英自出心裁，著为《霍乱论》，精到之处，前无古人，学者所当奉为圭臬者也，此案治效，特其一端耳。

6. 寒湿霍乱案

杨孚灵（住泰县北门内大街）

【病者】聂书旺之母，年约五旬，住泰县娄庄乡。

【病名】寒湿霍乱。

【原因】因夏月饮食不慎，兼啖瓜果寒凉所致。

【症候】吐利交作，腹痛自汗，四肢逆冷。

【诊断】脉沉伏，苔白。三者参合，此浊阴盘踞中州，寒湿盛于内，故腹痛也；而反逼其阳气外越，故自汗也。脾主四肢，故脉伏肢冷也。中州者，太阴脾脏也，镇中枢而主升清降浊之职。今为寒湿遏伏，滞其升降之机能，则清浊相干，升降失常矣。经曰："岁土不及，民病飧泻霍乱。"故下利无臭，呕吐清水，此寒湿霍乱之症也，奚疑？

【疗法】用附子、桂枝回阳益火为君，用赤苓、苍术、吴萸、甘草、干姜补土和中，温脾燥湿为臣。但阴寒内甚，纯与热药则寒气格拒不得入。故于热剂中加童便、胆汁，寒药为引，使得入阴而回阳也。

【处方】制附子一钱五分　干姜一钱　生甘草二钱　川桂枝二钱　吴萸八分　炒苍术三钱　赤苓四钱　猪胆汁半杯（冲入）　清童便一杯（冲入）

【效果】一剂，诸恙悉退。去附子、胆汁、童便，加扁豆四钱，陈皮二钱，厚朴三钱，生苡仁六钱，两剂而愈。

远按：霍乱一证，寒热各走极端，认证一差，则杀人俄顷，认证确实，则收效亦易。此案以利下无臭，呕吐清水，为寒湿之真谛，处方不杂参芪，学之绝无流弊，爰呕录之。

7. 热霍乱案

欧阳青云（住平阳）

【病者】谢孔怀，年二十五岁，业商，平阳南港矴埠头广昌内。

【病名】热霍乱。

【原因】体壮素有热，丁卯十月初六，赴午宴归，至半途畏寒腹痛。

【症候】吐泻筋挛，四肢厥逆。

【诊断】脉伏，心烦口渴，溺赤便臭。此伏气在于胃腑，因油腻牵引而起。

【疗法】先令饮地浆水，以清化浊。

【处方】掘净地一穴，宽尺余，深三尺，取黄土填其中，以清泉水一桶，倾入搅化。候澄清，汲饮碗许，虽少倾即吐，而心略清快，渐汲渐饮，饮十余碗，然后登圊便出甚臭，吐泻口渴渐减，神静得睡。

【复诊】心烦、口渴，吐泻虽渐减，脉伏筋挛如故。急进柔润息风、养阴泻热法。

【次方】鲜竹叶二十片　淡香豉二钱　生石斛三钱　省头草三钱　白扁豆二钱　焦山栀钱半　冬桑叶一钱　双钩藤二钱　甘菊花一钱

清煎，温服二剂。

【三诊】四肢温，脉如丝，筋不挛，吐泻止，惟舌燥，小溲红，欲去不去，此湿热渗入膀胱，宜以甘寒生津，祛湿清利之法。

【三方】西洋参一钱　生石膏三钱　鲜竹叶二十片　大麦冬四钱　丝通草一钱　西滑石二钱　润知母三钱　粉甘草一钱　杭粳米一撮

清煎。先以石膏研末，合粳米同煎。煎毕，倾去饭渣，搅浊冲入汤中温服。

【效果】三日后脉缓舌润，小溲清长而愈。

【说明】此案，前医误认中寒，汤茶全禁。辄进参、附、姜、桂，几至毙命，余视之，脉伏肢厥，身冷如冰，腰痛锥刺，确有寒象，但细验之，语声如常，舌焦口渴，溺赤便臭，种种热象，遂断为热性霍乱，以抑阳救阴法治愈。

远按：地浆治暑喝霍乱，其利有四：费财费力不多，一也；随处皆有，取求甚便，二也；性滑利，能解郁热，善分清浊，清浊相干之病宜之，三也；平淡无毒，即不效亦无流弊，四也。此证为热霍乱之轻者，始以地浆获效，继以轻剂即愈，即此可以略见地浆之功用也。

8. 霍乱后烦躁发痉案

张燕杰（天津法租界广德新里）

【病者】关妪，年五十一岁，北平人，寓天津法租界庆丰里。

【病名】霍乱后烦躁发痉。

【原因】七月杪，因暑热，食后贪凉，忽腹痛吐泻，医用附子理中重剂，腹痛泄泻顿止，而呕哕益剧，烦躁不安。

【症候】头沉身热，干呕烦躁，大渴引饮，欲食冰，四肢发痉。

【诊断】脉象虚数，舌赤干，光亮无苔，乃吐泻伤津，误服温补，以致络热而发痉。先令频饮白糖水，以解前药之热毒，且止呕除烦。

【疗法】遵白虎加人参以山药代粳米汤方，生津止渴，加以青竹茹，和胃降逆。

【处方】生石膏一两（打细）　生知母四钱　潞党参二钱　生山药四钱　粉甘草钱半　青竹茹三钱

煎一大碗，频服。

【效果】服药一半，呕止安睡，尽剂甚适，随将方中石膏、知母、潞参减去，加生白芍、麦门冬、钗石斛、生地、元参，以清养胃阴，二剂全愈。

远按：霍乱后津液大伤，变证百出，烦躁渴痉，为应有之候，白虎本为仲景补虚之剂，施之此证，尤为适当，但山药壅气，非病后所宜，不如粳米之无流弊也。

9. 伏暑霍乱案

王玉玲（泰县姜堰）

【病者】吕姓孩，年约三岁，住姜堰南园。

【病名】伏暑霍乱。

【原因】孩母，佣食附近殷户。时当酷暑，工作稍暇，辄归家给儿乳食，汗液淋漓，热气蒸腾，乳为之沸，吸入胃中，暑热内优，酿变霍乱。

【症候】呕吐馊酸，泻下如注。目眶陷，烦躁欲死，大渴大饮，四肢冷及肘膝，两脉伏匿，舌赤有津，苔淡。

【诊断】暑热内伏，胃壁发炎，上冲则呕，下迫则泻。《内经》曰："诸呕吐酸，暴注下迫，皆属于热也。"目眶陷是水分失，大渴饮为津液亡，此时胸中惟有一团火气，熏蒸肆虐，安得不挥霍撩乱，烦躁欲死？至于肢冷脉伏，即伤寒所谓热深厥亦深，内真热而外假寒之现象，所幸舌赤苔淡，邪尚郁遏气分，症势虽危，犹可挽救。

【疗法】先令饱饮西瓜汁，直却其热，方用三石汤走肺胃而清暑利窍。左金丸降逆火而开痞止呕，藿香、郁金护膻中，栀、连、赤苓清湿热。

【处方】生石膏五钱（杵） 寒水石三钱 飞滑石三钱（以上三石同先煎） 银花三钱 杏仁三钱（炒，研） 白通草八分 左金丸四分（研末和服） 广藿香一钱 黄郁金一钱二分 焦山栀钱半 连翘钱半 赤苓三钱 竹叶廿片

阴阳水煎，分十余次灌服。

【次诊】一剂，吐泻未止，余症依旧，但神志稍宁，渴饮略减，暑热稍杀，转机之兆也。再用黄连、栀、芩，苦泄里热，银、翘、郁金，清透伏邪。苓、泻、益元，分清降浊；木香、秫根、竹叶，清暑利气。

【次方】川雅连四分（另煎，和服） 酒芩钱半 焦山栀钱半 益元散三钱（布包） 银花三钱 连翘钱半 郁金钱半 赤猪苓各二钱 泽泻钱半 广木香八分 竹

叶廿片　秫秫根三钱（洗拍）

煎服如前法。

【三诊】隔日来诊，吐泻止，烦渴平，肢足暖，脉搏起，险象尽退。惟检视周身，痧瘔满布，其家又甚惊慌。予曰："无恐也。暑热伏邪，不从内结，而从外解，能因势利导之，保可安然无恙。"与银、翘、桑、菊等味，清凉透托，以图善后。

【三方】银花三钱　连翘钱半　霜桑叶钱半　杭菊一钱　丹皮钱半　焦山栀钱半　象贝钱半　杏仁三钱　牛蒡子钱半（炒研）　通草八分　青荷叶半元　竹叶廿片

【效果】一剂，痧瘔愈密，余邪尽达，乃嘱其母于力作后，必憩息片刻，挤去少许乳汁，然后给儿吮吸，庶不致再受热也。

【说明】此症初起，某医投热药回阳。服后，肢足愈冷，烦渴愈甚，转增瞀乱，岌岌可危。予以凉药，清暑退热，数剂始获转危为安。西人言虎列拉由点状菌侵入体内，致胃壁发炎，酿成吐泻，则霍乱多属于热明矣。医见肢冷脉伏，即指为阴寒，不知邪闭而气道不宣，热深厥亦深之理。理中四逆，随手乱用，燥烈伤阴，祸不旋踵，殊可叹也。张石顽先生谓此症有一毫口渴，即是伏热。夫小儿体禀纯阳，热自内生，纵寻常之病，犹不宜恣投温剂，况伏暑霍乱乎？其不偾事者几希。

远按：霍乱属热居多，固是实情，惟用药总以灵活者为宜。芩连守涩，究属难用，补虚之参术，退热之芩连，滋阴之冬地，皆为呆品，必不得已而用之，监制务须得法，否则流弊滋多也。

10. 热病夹惊案

伍式山（住广州市西关永和兴）

【病者】新协昌银铺东翁之次公子，年三岁，住广州德庆里。

【病名】热病夹惊。

【原因】炎夏感热，发热口渴，适其母因家庭细故，与其叔争闹，受惊而剧。

【症候】吐泻兼作，身热口渴，便黄筋转，神昏欲寐。

【诊断】指纹紫色，直达气关，外感之热，内因之惊，一齐俱发，害及心包，故神昏。胆腑上逆，故呕吐；肝风夹惊以侮土，故下泻；泻则真水亏，水亏则木失所养，故筋转。

【疗法】用四逆散加辰砂，以折肝胆之火而安神明；以梅片、薄荷，熄肝风而平内热。

【处方】东白芍三钱　柴胡二钱　枳实一钱半　生甘一钱　薄荷叶七分

五味共为极细末，煎十余沸再用真辰砂七分、大梅片一分，将前汤冲服。

【效果】二剂，吐已泻止，热退津回神清。再以存阴养津，旬日而安。

【说明】愚治此症，在民国十三年六月间。今年在粤，阅《全国名医验案》第十卷，有张锡纯君，治时疫霍乱案，用救急回生丹仿佛相同。始信张君之手制回生丹，真能回人之生命矣。

远按：以四逆散治霍乱，可谓别开生面。案中敷布理由甚为充足，奇而不失于正，故佳。

11. 受暑案

王百禄（四川成都）

【病者】沈杰，字子才，眉山县令，住署内。

【病名】受暑。

【原因】体质素虚，羸瘦，十七年六月莅任清乡，过劳冒暑，西医进清导丸八粒。头闷神昏，烧热大作，口渴而泻，中医投竹叶石膏汤，热邪随而下陷。

【症象】烦闷大烧，吐泻并作，三日不止，汗出如雨。

【诊断】六脉闭滞而兼微濡，此乃正气大伤，脾虚痰壅，气虚下陷。第三日午后，烧退转厥，身冷如冰。吐者，脾不运而胃不纳也；泻者，肺不敛而肾不收也；大汗如雨者，真阳上腾，无所依附，欲脱之象也。

【疗法】不补则正气已亏欲脱；补之，虑暑热留滞。拟用温中救逆回阳。

【处方】蒙桂三钱　附片二两　筠姜五钱　公丁二钱　吴萸三钱　白蔻二钱　砂头四钱　白术五钱　甘草一钱

【复诊】服下厥渐去，阳渐回。吐泻渐止，稍有呻吟，不能言，手指胸中痞块。证已转机，再服原方。

【次方】外用按摩法，令伊之仆人，以两手向胸部下频摩，由上而下，一二小时，达二三百下，胸胃气得转舒，上作噫而下矢气。

【三诊】已届五日，暑解，厥散阳回，痞块已化。再拟复元益胃醒脾。

【三方】西洋参　云苓　米炒于术　广皮　生谷芽　怀山药　砂仁　老蔻壳　甘草　冬瓜仁

【四诊】服后元气渐复，胃气渐舒，惟稍咳吐痰。盖沈公素喜饮酒，故有此状，拟陈半四君汤，温中化痰。

【四方】云苓　半夏　广皮　生白术　泡参　淮山　砂仁　炙甘草　生谷芽

【效果】调理月余，方庆全愈。

远按：此案救逆于残败之余，具征力量。惟初方之术，及善后之淮山，均嫌壅气难用，学者不可不知。

12. 伏气霍乱案

卢燮周（住淮阴）

【病者】张石匠子，四岁，住淮阴西门外，石桥南首。

【病名】伏暑霍乱。

【原因】丙寅秋，九月杪日，新凉引动伏邪，夜间即发。

【症状】温热神倦，面垢唇红，呕吐便稀，腹痛懊恼，口渴而饮水则呕，肢足时凉。

【诊断】纹隐脉伏，苔色黄白欠津。此伏气内发，新凉外束，胃液受伤之候。

【疗法】以葛根和阳明，止呕定渴为君；连、梅、芩、滑、橘、半、蚕矢、厚朴等，酸苦泄热，宣清导浊以佐之；少用白蔻仁为反佐之法，引入伏龙肝为和中之旨。

【处方】粉葛根八分　真雅连四分（姜汁炒）　乌梅八分　黄芩一钱　滑石二钱（包）　半夏一钱五分　橘皮一钱　蚕矢二钱（包）　川厚朴六分　白蔻仁三分（研，后下）　伏龙肝三钱（熬水，澄清煎药）

【复诊】吐泻止，腹痛减，肢凉转为灼热，口渴汗多，此伏邪由里达表，乃佳象也。拟进白虎加减，为网开一面之法。

【次方】石膏三钱　知母一钱五分　甘草三分　黄芩一钱五分　寒水石三钱　通草八分　竹茹一钱五分（炒）　山栀一钱五分　豆卷三钱

【三诊】苔退舌红，纹紫脉数，身热渴汗虽减，转见口疮唇裂，此营气两燔也。

【三方】连翘一钱五分　生地三钱　麦冬一钱　银花一钱五分　知母一钱五分 元参一钱五分　木通五分　淡竹叶八分　山栀一钱五分

另吹锡类散。

锡类散方：犀牛黄一分　珍珠五厘　冰片五厘　象牙屑二分（煅）　人指甲二分（煅）　壁钱三十枚（煅）

共研末吹之。

【四诊】口疮减，身热退，惟呛咳咽干，痰粘不达，此胃热移肺，母病及子之故，进辛凉轻剂，肃清肺胃。

【四方】霜桑叶一钱五分　杭菊花一钱五分　象贝母一钱五分　白知母一钱五分 干二青竹茹一钱五分（炒）　整麦冬一钱　肥玉竹一钱　丝瓜络一钱　甜水梨皮二钱

【五诊】咳痰渐减，中胃未伸，知饥懒纳，神倦嗜卧，肺胃之阴，尚未骤复，拟进甘凉以善其后。

【五方】北沙参一钱五分　整麦冬一钱　肥玉竹一钱　干石斛一钱五分　杭白芍 一钱五分　象贝母一钱五分　广橘白一钱　扁豆皮一钱五分　薏苡仁三钱　稻根须三钱

【效果】服后至十月初六日，便解谷进而愈。

远按：吐泻而无声嘶筋转，尚非正式霍乱，惟脉伏纹隐，闭象显然，方以葛根芩连汤为底，而佐以安土宣滞之品，颇有力量，对付急证之方，不得不重也。

第九卷 虚劳病案（凡11案）

1. 气脱危症案

尹性初（湖北武昌）

【病者】吴干丞，年四十，经理烛皂织布公信工厂，住修德里四号。

【病名】气脱危症。

【原因】体质白胖，禀赋素寒。壬戌冬月，初起腹微痛，误服破气之药，遂成险象。

【症候】自觉热燥，厚被重裘悉撤去。黎明小溲一次，即头汗大出，脱帽掀衣，气微不能作声，四肢厥冷，睡靠椅上，不敢动摇，幸未大便。

【诊断】脉浮大无力，按之如羹上肥。审系阳微水盛而气虚，加以耗气之药，则气愈虚，以致阳光欲熄，龙雷奔腾而阴霾四布。

【疗法】急当温补，以固气脱而挽元阳。

【处方】高丽参五钱　均姜五钱　炮附块二两

煎服。

【次诊】半日已进二剂，汗收，手足渐温，微能作声。

【次方】高丽参三钱　均姜四钱　炮附块一两

【三诊】至燃灯时，又进二剂。小声言语，气渐恢复，已脱险矣。

【三方】高丽参二钱　均姜三钱　炮附块八钱　蒙自桂二分（冲）

嘱曰：今晚只服此一剂，以被盖好。令其仍卧靠椅，切莫移动，明日再商。

【四诊】昨日共进药五剂。服下　高丽参一两八钱　均姜二两一钱　附块六两八钱　蒙自桂二分

始能行坐自如，脉见沉小，四肢已经温，阳回而龙雷潜藏矣。

【四方】高丽参三钱　炮附块一两　均姜四两　吴萸一钱　生牡蛎三钱　龙眼肉十枚　红枣十枚

水煎，日进一剂。

嘱曰：十日莫见客。用牛羊肉炖汤佐食。

【效果】至六日，大便始行，阳气回而坚冰解也。十余日身体始复原状。

远按：此案平平无奇，录之以备虚劳之一格。

2. 咳嗽吐血案

尹性初（湖北武昌）

【病者】王秉言，年四十余，充公信工厂执事。

【病名】咳嗽吐血。

【原因】禀赋素寒，感风寒咳嗽，误服清降之药而吐血。

【症候】胸痛背寒，痰清便白，每年吐血一二次。血止咳嗽仍剧，夜不成眠。清晨必剧咳数小时，唾痰碗许。面黄神疲，如此者已三年矣。

【诊断】脉浮大无力，舌苔白滑。询据二便如常，天暖稍平，寒则更剧。食牛肉相宜，食水果更甚，足征禀赋虚寒。初感风寒，饮邪内盛，误投清降，致肺气壅遏，风寒终无出路，咳嗽愈剧，振伤脉络。仲圣云"阴络伤则吐血"是也。每年吐血一二次，或紫或红，一咯便出。高士宗谓："下不伤阴，内不伤经。"虽吐不致殒命者，脾络之血也。

【疗法】法当调其营卫，和其三焦。使三焦之气和于营卫，营卫之气下合胞中。气归血附而咳自愈，吐亦自止。乃用小青龙汤加附子，使风寒宣散，阴邪胥蠲，经络和谐而血亦循其常道矣。用附子者，即麻辛附子汤发汗，不使发少阴之汗也。

【处方】麻黄一钱　桂枝一钱　半夏二钱　白芍二钱　干姜一钱　细辛六分　五味六分　炙甘草一钱　炮附块三钱

水两碗煎至一碗，温服。

【次诊】二服而咳减其大半，原方去麻黄加苍术。盖风邪即去，则在专补

脾肾也。

【次方】即原方去麻黄，加制苍术三钱。

【三诊】进四剂，咳嗽痰饮胥除，血亦不吐。乃用真武汤加黄芪、桂枝，温经散寒以调营卫。

【三方】炙黄芪三钱　焦冬术三钱　半夏三钱　生姜一钱　白芍二钱　茯苓三钱　炮附块三钱　炙甘草五分

水煎服。

【效果】服数剂，饮食渐加，精神渐复。嘱其月服二三剂，以资调理。

远按：虚劳之证，由于药误而成者盖十之七八。盖外感而服补药或凉药闭邪不使外出，久则成劳。膏粱之家畏麻桂而无参芪，医者迎合其心理，无论何病必以补剂为先，愈服愈剧，反咎药力之不足则加重其分两，单刀直入，至死不悟，为可慨也。此案虚劳之象已成，设再杂以补品，则弄假成真，去死不远矣。观其用小青龙蠲饮邪而却虚寒，药峻而正不伤，何等识力！录之，俾喜用补药、凉药者，触目而惊心，或亦减少虚劳之一助欤。

3. 大气下陷腹痛案

钱秉良（住松江外日晖桥）

【病者】姜志兴，年约四十，业圬者，住甪吊湾镇。

【病名】大气下陷腹痛。

【病因】素体健全。客春因累月劳于操作，努力太过，伤其胸中大气，遂得此病。

【症候】每值劳力后，腹中必绵绵作痛，呼吸困难，精神疲顿，阅一二小时，痛势渐平，呼吸渐顺，精神复出，由是成为痼疾，至不敢操镘。

【诊断】脉迟而弱，舌苔尚净。以脉合症，此大气下陷之证也。盖人胸中原有大气，以司肺之呼吸而总统诸气。努力过甚，伤其胸中大气，致其气自膈上而陷于膈下。故其腹痛者，大气既陷，排压膈下，脏腑之气壅滞而作痛也；呼吸困难者，肺气无所附丽而呈促迫之象也；脉见迟弱者，气为血帅，气衰而血脉之循环无力，难作起伏之势也；阅一二小时而病自已者，其人素体少病，本元未亏，故一获休养而大气自升也。病因既由气虚下陷，自宜补气升气，使无再有下陷之虞也。

【疗法】仿东恒补中益气法。重用参芪补气为君，升柴升气为臣，木香当归宣理气血为佐，甘草知母以调济芪香等之温性为使也。

【处方】潞党参三钱 炙绵芪三钱 升麻一钱 柴胡一钱 广木香五分（后入）全当归二钱 炙草八分 生知母三钱

【效果】一剂至四剂而病愈什八。后用调理脾胃之药而痊愈。

远按：此为真正虚劳证。以其人操业微贱，惮于服药，故未经误治而得以数剂收效。使在膏粱之家，则早已名医满座，聚议纷纷矣，多财之为累也如此。

4. 吐血咳嗽已成肺痨案

张星舫（住法租界八仙桥四明医院对面永源里一一八号）

【病者】袁元彬君，年三十一岁，住大东门江夏里十一号，外滩长德行海味业经理。

【病名】吐血咳嗽已成肺痨。

【原因】素有湿热，后因受电扇之风，即成咳嗽吐血症。

【症候】一起即大吐瘀血，咳嗽痰多，已经年余。时发时愈，不能断根。见星舫将吐血论披露报章，因请诊治。

【诊断】脉象微弱已极，中气极虚。痰中带血，夜间咳嗽不能安眠。此缘肺胃不降，湿盛，血不归经，火炎于上，刑克肺金所致。

【疗法】以白茅根、炒柏叶清金而敛血。半夏片、云茯苓利湿降胃而化痰。丹皮、白芍去瘀生新，贝母清肺热，炙草补中气。

【处方】白茅根三钱 炒柏叶三钱 半夏片三钱 云茯苓三钱 白芍三钱 丹皮三钱 大浙贝三钱 炙粉草一钱五分

【复诊】二三剂后，血渐止，咳略减。惟舌鲜红无苔，是上热过盛与血虚之故。急进清热利湿，止血和血之品。

【次方】炒黄芩一钱 杭芍一钱 丹皮三钱 炒阿胶三钱 白茅根三钱 半夏片三钱 云茯苓三钱 寸麦冬三钱（去心）） 炙粉草一钱五分

【三诊】服后血全止，舌色淡，是上热已大减。惟仍咳甚，痰多不能安眠。急进理肺止咳，清热和血之品。

【三方】射干一钱五分 紫菀一钱 五味子一钱 杏仁三钱 浙贝三钱 白芍三

钱　丹皮三钱　半夏片三钱　茯苓三钱　炙草一钱五分

【四诊】服后咳大减，略能安眠，饮食亦略进。惟咳未痊愈，且喉中一痒即咳，是肺气未舒，肝经受风之故。进以理肺止咳息风之品。

【四方】款冬花钱半　紫菀一钱　射干钱半　白芍三钱　丹皮三钱　半夏片三钱　云茯苓三钱　防风八分　杏仁三钱　浙贝三钱　炙草一钱

【五诊】服后咳减，眠安食进，已能工作。惟精神尚未复原，咳未除根，是湿痰仍盛，气血双虚之故。进以双补气血而兼止咳之品调理之。

【五方】西洋参一钱　炒阿胶三钱　杭芍三钱　半夏片三钱　云茯苓三钱　射干钱半　紫菀一钱　五味子一钱　炙草一钱

【效果】服后诸症全愈，精神渐复。

【说明】此即吐血咳嗽已成肺痨之症。因湿热素盛，热被痰阻，不能下降。肝血行于肺部，不能归五脏而行经络。一旦受电扇之风，内蓄之火，藉风威而摇撼，以致素停肺部之瘀血上溢而吐。肺胃湿盛壅塞上焦，肺气不能行于肾部，又被火克，心肾不交，故咳而喘满，不能安眠。治法首先清热理肺、降胃和血而止血。次重用止咳之品而兼养血之味。俾能安睡，再次用双补气血之品，以培养元气。此其治法之次第也。

远按：治劳之药忌苦寒，忌粘腻，忌蛮补。仲景立竹皮大丸、竹叶石膏、建中等方为劳症之定剂，后人畏不能用，而以冬、地、胶、芍之粘腻，参、芪、术、草之蛮补，为治劳要药。稍见燥热之候，则芩、连、胆、荟之苦寒尽量加入。轻者重，而重者死。数千年来治劳无定方，坐视其死，莫可如何，可慨也夫。至于吐血一证，俗执"见黑则止"之说，十灰、突墨以为仙方，暂止一时，究无实效，吾乡俗谚指为炭行炭客者是也。谬论流传，滔滔不绝，如是等证，百不救一。此案独能从病之实处着想，处方灵活，不落恒溪，始终不染苦寒、粘腻、蛮补恶习，诚所谓铁中铮铮者。亟录而论之，以破举世之迷罔。

5. 腰脊痛案

陈莲峰（厦门石码）

【病者】戴姓，女性，年四十二岁，住乡村。

【病名】腰脊痛。

【原因】子宫实质炎，分泌白带物过多。

【症候】脉沉弱。头晕腰脊疼痛，肢脚酸痛无力。淹滞床第累月。白带甚多，尿黄。

【诊断】腰脊痛为肾督元府亏损，病征甚著。

【疗法】温补肾阴，除湿破瘀，调和血气。

【处方】桂枝二钱半　当归三钱　川芎二钱半　杜仲二钱半　牛膝二钱　木瓜二钱　威灵仙二钱　防风一钱半　苡仁二钱　茯苓二钱半

清水一碗煎八分。

【复诊】原方加苍术一钱半　黄柏一钱半（盐炒）

【效果】初方服两剂，即能下床。次方五剂，步履如常，腰背不复痛矣。

远按：此盖劳病之轻者，治不如法，或荏苒不治，则变剧有不可测者。此案以桂枝率领诸药，俾滋补者不伤呆滞，饶有古意。

6. 梦遗失血案

李子郁（住唐山老庄镇）

【病者】张某，年二十六岁，住胥各庄。

【病名】梦遗兼失血。

【原因】素因喜怒不常，淫欲无节，伤肝动阴，继以努力而得。

【症候】夜梦失精，咳逆带血，能平卧不能端坐，端坐则喘不得息，屡医数年莫效。

【诊断】脉滑数，尺中更甚。系失精肾伤，郁怒肝动，努力积血入肺，阻滞气道。肝木乏生化之源而刑金，故能卧不能坐也。

【疗法】以滋肾疏肝化瘀之剂为丸，缓以治之。再令其却欲怒，适寒温，以养内外。

【处方】大熟地八钱　移参三钱　天冬三钱　麦冬三钱　羚角二钱　盔沉三钱　五味子二钱　茯苓四钱　清半夏二钱　川贝三钱　旱三七二钱　七爪橘红四钱　桑皮三钱　冬花二钱　紫菀二钱

北青蜜为丸，芡实大，匦砂衣，早晚白开水送服十粒。

【复诊】前药照法服完，颇获大效。脉亦渐缓，身体较前健壮，息顺食安。惟微咳有时，仍吐而少。再与固肾清金，以善其后。

【次方】白移参三钱　生熟地八钱（各半）　盔沉两钱　五味子二钱　当归二钱
茯苓四钱　清半夏三钱　郁金三钱　羚角一钱　川贝三钱　泽泻三钱　化橘红三钱
冬花二钱

北青蜜为丸，桐子大，匣硃衣，早晚每服二钱，淡盐汤送下。

【效果】服完此剂，咳血遗泄顿除，饮食倍增，健壮如恒。前症已不
复作。

远按：汤者荡也，丸者缓也。急者宜用汤，缓者宜用丸。此病肺胃阻滞，
非可荡涤一时，克期奏效，故用药启发其机能，而逐渐去其怫郁，则痼疾可
已，急则败矣。

7. 阴虚痰咳案

谢义忱（北平东华门南池子）

【病者】宁夫人，住北平安内北锣鼓巷。

【病名】阴虚痰咳。

【病因】去秋经来腹痛，复感燥气作咳。经首善医院用汗剂兼薰洗，疗治
三月，痰咳更甚，旋改服中药亦罔效。

【症候】清晨喉中作痒，即咳吐白痰。不能眠。越二小时痰尽，乃安。日
间咽喉痛甚。诊脉弦驶而数。苔光口渴，胁乳胀痛。

【诊断】经来腹痛胁乳胀，似症起于肝；晨起阵咳，似蓄痰。然舌苔已
光，咽喉作痛，实为胃液已竭，咳必在晨，胃主土而主信。喉间作痒，胃火
上射，痰尽乃安。燥土液虚，独阳不化，食入于胃，阳明燥结，聚谷精而为
痰；冲丽阳明，土燥累金及木，而咳与胁乳胀并作。

【疗法】宜以甘淡养胃，疏肝通络。肝胃气舒，则痰源自绝。其舌已光，
每日化痰，每日尽吐出，并无停蓄，不必重用化痰剂也。

【处方】北沙参四钱　炒白芍钱半　川贝母二钱　川石斛三钱　生甘草五分
丝瓜络二钱　麦门冬二钱　甜杏仁三钱　生苡仁三钱　云茯苓三钱　肥知母三钱
怀山药二钱　白莲子十粒　淡竹茹钱半

【效果】进六服而咳减痰除。连进十余剂宿疴尽捐。迄今半载，健全如平
人矣。

远按：从舌光上断为胃液燥，无痰蓄，是识力独到处，得此关键，便易

下手。

8. 慢惊风案

范葆谟（浙江天台）

【病者】杨茂朝子，四岁，住上垟庄。

【病名】慢惊风。

【原因】禀质薄弱。自幼缺乳，饮食不节，毛发黄燥，面黄体瘦，腹部胀大。是年元宵看龙，闻爆竹之声，当时惊叫，抱回便睡。至二更发热惊啼，服镇惊及祛风消食之剂而愈。逾三日，忽然泄泻，泻出色青而不臭。饮药即吐，面无人色。

【病状】面青唇黑，两目上视，喉中痰声辘辘，四肢厥冷。

【诊断】脉微迟，重按沉而细。尺脉或隐或现。脉症合参，此慢惊风也。指纹色青而未黑，且未至命关，尚为可治。

【疗法】《福幼编》云：凡小儿一经吐泻即是危症。无论何因，皆当回阳护阴为主。寒痰锢结，非附子不能开；脏腑沉寒，非胡椒不能通。姜能去秽而安胃，桂能降逆而顺脾气。丁香温暖脾胃，灶心土温脏培土。补土所以敌木，治木所以治风。风定神清，其病可愈。

【处方】猺紫桂一钱　淡附片一钱　白胡椒十二粒　紫丁香七粒　炮老姜一钱　灶心土四两

先煎灶心土，候澄清，和诸药煎至半杯服之。

【此诊】前药服后，渐有转机，已能吃乳。再用地黄理中汤。

【次方】熟地黄五钱　箱归身二钱　西党参三钱　紫猺桂一钱　淡附片一钱　炮老姜一钱　吴萸一钱　枸杞子一钱　焦冬术一钱半　炙黄芪一钱半　破故纸一钱　炒枣仁一钱　炙甘草六分　红枣三枚　胡桃肉二个

仍用灶心土汁煎之。

【效果】每日一剂，连服五剂。稍进饮食，调养一月而瘥。

远案：方主益火培土，初剂不用参、地，具有深意。盖凡气并而厥未回者，气机尚窒，呆滞之品，难以猝投。学者当须识此，勿令误也。

9. 经漏似崩案

宋鞠舫（吴兴中医协会研究所）

【病者】赵姓妇，三十八岁，住址不详。

【病名】经漏似崩。

【原因】禀体多郁，血虚肝旺。每经来必淋露旬余，时有紫块。

【症候】此次衍期十日，行后迁延月余不止。先少渐多，甚至似崩，叠进调经止血清热之品不效。

【诊断】脉有阴虚阳搏之象，舌净无苔。饮食式微，精神疲惫。

【疗法】以脾不统血论治。主以归脾法。

【处方】生熟地各三钱　党参三钱　黄芪钱半　炒白术钱半　白芍钱半　酒炒当归三钱　云神三钱　远志肉一钱（炒）　酸枣仁钱半　阿胶二钱

【效果】五剂漏止，二十剂精神健旺，胜于往昔。

远按：此证系干血劳之渐，任而不治或治不如法，危可立而待也。录之所以示人，当未雨而绸缪，毋临渴而掘井。

10. 便血案

刘华封（济南普利大街中间路北）

【病者】伊姑娘，十一岁，住东关山水沟。

【病名】便血。

【原因】未详。

【症候】便血二年有余。近则所下皆血水，色鲜赤。下坠，身体无力。

【诊断】脉象沉细。脉症合参，确系下血过多，元气大伤，急宜止之。

【疗法】以椿白皮涩肠为君，而以槐角、棕炭、芥穗炭佐之。色鲜赤系血热，故以生地凉血养血者为臣，而以白芍、玄参、丹皮佐之，且加阿胶养血，兼以固脱，庶可望愈。

【处方】椿樗白皮五钱　生槐角三钱　生白芍三钱　生地五钱　玄参三钱　丹皮二钱　芥穗炭三钱　陈棕炭三钱　真阿胶三钱（另煮，兑服）

【次诊】三剂，血色转淡。亦不下坠。在依前方加补气药。

【次方】生地五钱　玄参三钱　生白芍三钱　生槐角三钱　椿樗白皮三钱　侧柏叶炭三钱　陈棕炭三钱　东沙参三钱　芥穗炭二钱　莲房炭一个

【三诊】三剂，便血已止。惟每日必须大便三四次，乃气虚也。再拟补脾养血之剂。

【三方】建莲肉三钱（去心))　生地四钱　菟丝子三钱　金钗石斛三钱　亮玉竹三钱　生白芍三钱　茯苓二钱　东沙参三钱

【效果】三剂，大便照常，饮食亦爽，身体渐渐强壮矣。

远按：此案属于涩以固脱之类。葛根芩连汤亦可用，但须加血药耳。

11. 盗汗失寐案

陈时芳（青浦）

【病者】潘老太，年五十六岁，陈坊桥镇。

【病名】盗汗失寐。

【原因】操劳内伤。

【症候】脉象濡细，左尺似无。纳呆神倦。

【诊断】神倦肢软，语言少气，不思纳谷。夜半及平旦，汗出淫淫，且有黏液。显系正气亏而心神不安。

【疗法】龙齿、牡蛎、枣仁、料豆、茯苓安魂镇心为君，稻根、桃干、骨皮实表止汗为臣，丹参、麦冬、谷芽、砂仁等佐之。

【处方】煅龙齿三钱　白茯苓二钱　紫丹参二钱　煅牡蛎三钱　糯稻根一扎　麦冬肉二钱　酸枣仁三钱　碧桃干三个　炒谷芽一钱　黑料豆三钱　地骨皮一钱　砂仁末八分　梗通六分

【效果】三剂而愈。

远按：此亦桂枝加龙牡之方法，特畏桂枝而不敢用耳，然不加呆补之品，识见甚卓。

第十卷　神经病案（凡6案）

1. 二阳病发案

沈芝九（上海辣斐德路成裕里七号）

【病者】吴氏女，住南无锡路。

【病名】二阳病发。

【原因】临经郁怒，经阻不行。

【症候】一月余不能合目，多言不停，他无所苦。绝似神经病。

【诊断】气逆血郁，经纬紊乱。

【疗法】初由西药打针无效。中医作痰迷心窍治之，亦无效。以逍遥散加减，先疏其郁，服后即得安眠四小时。继以回生丹直达病所，效如桴鼓。

【处方】猪心血拌丹参三钱　抱茯神四钱　广皮一钱半　炒当归三钱　酸枣仁三钱　泽兰一钱半　炒白芍钱半　远志肉一钱　金箔二张　包柏子仁一钱　西琥珀屑四分（用饭打丸）　回生丹半粒（研，另冲）

【效果】只二剂，病愈经转。

远按：逍遥散清解郁结，其效如神。录此俾读者增加一经验。

2. 三冲案

沈芝九（上海）

【病者】李氏，住馆驿弄三十一号。

【病名】三冲。

【原因】小产后挟暑热，痰浊瘀血冲心。

【症候】态度奇变，如有神附。满口京白，且唱戏剧。

【诊断】此候暑热，痰浊交阻，瘀血攻心也。

【疗法】新产忌用凉药，但亦不能执而不化。先当通瘀豁痰，继即清其暑热。用药固极棘手。

【处方】鲜石菖蒲二钱　远志七分　茯神三钱　琥珀八分　龙齿三钱　赤芍一钱半川芎七分　半夏二钱（制）　南星五分（制）

服后，下一大血块而神清。

【次方】去菖蒲、琥珀，加丹皮、竹茹、六一散而安。按六一散清暑热而兼能通瘀，王孟英言之最详。产科每惧其凉而不敢用，然在暑天正妙药也。

远按：此证着重在瘀，见地既确，立方又极平稳，可喜也。

又按：此两证皆属神经，而治法迥然不同，作者应付曲当，具征识力之卓越。惟两证病名均不甚确，上证题为二阳病发，原书中无涉及神经之文，此证题曰三冲，尤为费解，拟并改为神经病以归简捷。

3. 脏燥案

邵叶飞（苏州车坊）

【病者】沈右，住苏州车坊。

【病名】脏燥。

【原因】三年之前，产后七八天，忽然绊足跌地，遂致神昏而哀欢哭笑杂出。惟病者系补房，前妇因勃溪而自缢以毙者，因此病者恒有戒心。心理上受病，遂牢不可拔矣。

【症候】时作时平。始则一年六七发，继则一月一二发，今则三四日亦发矣。其发也，先觉肛门内若有物下注，意殊不适。以指抠之，则气上升而头项之筋胀如箸。渐觉口舌麻木，涎沫四流，神昏跌仆，啼哭笑咷，悲乐杂作，约一二小时即清醒。清醒之后，觉数日无力。据述，病以三载，三载之中，亦曾生育一次，可见任脉无病。

【诊断】脉弦细，舌布薄白。脉症合参，明是《金匮》脏燥之病。细为阴气，弦为风化。病起产后，血少不足濡养，而脏燥忧思伤脾。脾伤则木乘阴气内结，挟风木之化以上翔，则项筋胀粗。脾受克而液聚，风激则上越，而口角流涎。脾主静而主思，为风木所扰，则不能镇定，于是哭笑哀乐兴矣。

【疗法】《金匮》甘麦大枣汤本为此症设法。第病者心里信鬼而不信医，乃为将机就机之法，予以精神上之安慰，砾书为符二道，一令佩在身上，一令贴在房内，彼似表示赞成。然后师甘麦大枣汤法，立平肝理脾、安神定志之方。盖《金匮》亦吃重于肝脾也。

【处方】云茯神四钱（辰砂拌）　柏子仁二钱　大丹参二钱　川桂枝五分　酸枣仁二钱　白归身二钱　制半夏三钱　煅龙齿三钱　制香附二钱　川郁金二钱　合欢皮二钱　桂圆肉七枚　大枣五枚　炙草三分

【二诊】昨投平肝理脾，安神定志之法。用茯神、柏仁以安心志，且以辅脾生血。丹参理心气，香附理脾气。归身、桂圆润燥生血；桂枝、龙齿平肝降逆；半夏、枣仁温胆而祛痰涎。郁金开心肺之气，枣、草补脾和中，气血并治。气行则结散聚消，血行则脏润燥治。将使神由此安，志由此定。服药五天，病魔不作。是正气有战胜之兆，爰为进一步治法。

【二方】大丹参二钱　云茯神四钱　当归身三钱　川郁金二钱　合欢皮二钱煅龙齿三钱　酸枣仁三钱　制半夏三钱　野白术二钱　肉桂心五分　炙广皮三钱龙眼肉七枚　大白芍二钱　炙甘草五分

【效果】二方又服五剂，病仍不发。再以二方出入服八剂。共服十八剂后，即用二方加十倍合丸药。每日两服，每服三钱，开水送下。服完而病亦不再发。

上病虽为脏燥，要亦心理为病十之七八。又脏燥《金匮》虽未明言何脏，大致燥为阴燥，其燥在脾，所以《金匮》立方，亦吃重在于肝脾耳。质诸贤者，以为如何？

远按：心理为病，有非药石所能为力者。此案从肝脾着眼，解释《金匮》，洵为读书得间。然非先以书符，虽有妙药将奈之何？此医者所不可不知者也。

4. 精神病案

林丽生（广东东莞石龙研医学社）

【病者】吴小姐，南海佛山人，二十二岁，适林某富商，二年未生育。

【病名】精神病。

【原因】己酉四月十二归宁。因族妹出阁，竹战三宵。姊妹三五联床，多蜷卧。吴为邻女以股肱压其胁，酣睡不之觉，致肝叶被迫覆于胆上。

【症候】神经错乱，不食不饥，喃喃自语。但见园林花木，绿草芃芃，人行至尺许则见影，至五尺外则影亦不见。不能卧，思动不思静，昼夜绕屋行。

【诊断】左寸浮急，右关迟滞，郁结，余和缓。知其心神不守，肝魂不舒，故断为精神病。

【疗法】病因肝叶被压覆胆。当令涌吐，摇动内脏。肝叶升举，俾复原状。

【处方】用瓜蒂散合栀子豉汤：

甜瓜蒂五分　赤小豆五钱　山栀子三钱　淡豆豉二钱

煎汤服。

【复诊】服汤后二小时，即吐清水半盆，吐后安睡。及醒，视物了了，神色清晰，乃用归脾汤。

【次方】白术二钱　化芪二钱　茯神三钱　丽参一钱五分　远志八分　木香五分
枣仁一钱五分　炙甘草一钱　当归一钱　元眼肉一钱

【效果】服后全愈。

远按：古有治小便不通或白浊，用涌吐法以升举之者。此则设想更奇，盖治精神病不可专恃药物，必探究其原而别筹所以救济之术，灵机活法，不思则不能得也。

5. 温病逆传案

柯泽苍（泰兴黄桥）

【病者】殷孙氏，三十五岁，泰兴人。

【病名】温病逆传，西名脑膜炎。

【原因】身体素弱。己巳三月，先觉不适，一日见异物而惊，病乃大作。

【症候】发热恶寒，头痛异常。继而目上视，手足瘛疭，项强，神昏，不省人事。

【诊断】此病原系流行感冒，因惊怖后遂向神经传变，而有此症。《内经》云：肝之变动为握。是《内经》以拘挛抽搐皆属之于肝，故旧医籍尽名之曰肝风。实则病之所以拘挛抽搐者，均有恐怖忧郁影响于脑之所致，所谓肝病皆神经病也。而今，舌见黄苔，脉得弦滑，尤为邪热熏蒸，神经被炙而紧张之兆也。

【疗法】以全蝎、竺黄、胆星弛缓神经为君；蒺藜、石决明、钩藤、菊花平肝熄风为臣；山栀、黄芩、胆草、黄连泻火为佐；橘红、枳壳、薄荷解郁为使。

【处方】全蝎一钱　胆星一钱　天竺黄一钱　蒺藜三钱（炒）　石决明四钱（先煎）　钩藤钩二钱　菊花八分　栀子一钱半　黄芩一钱半　龙胆草二钱　黄连一钱　化橘红一钱　枳壳一钱半　薄荷一钱半

以黑芝麻煎汤代水。

【复诊】两剂脉稍静，身渐舒，神识亦开。惟口渴，手足颤动。

【处方】前方去竺黄、胆星，加生地三钱、天花粉三钱，煎，温服。

【三诊】神清气爽，诸恙悉退。而右手全部肿痛，恐血滞不行，局部发炎。内服行血败毒之品，外敷如意金黄散（见《外科正宗》）。

【三方】当归尾二钱　赤芍药二钱　白芷一钱半　黄柏一钱　威灵仙二钱　龙胆草二钱　秦艽一钱半　瓜蒌仁二钱半　贝母二钱

【效果】三服手肿虽消，骨痛未减。盖血中新陈代谢之机能，以渐失职，其中老废物不能疏泄于外，则壅滞而痛。用前方去贝母、瓜蒌，加寻骨风一两、海风藤一两、羌活独活各五钱，俱三倍之。泡陈酒各三斤，浸七日。每饭时饮一杯，渐次而愈。

远按：此案论神经发病之由来，妙语未经人道，方亦缜密可喜。

6. 痰厥暴病案

尹性初（湖北武昌）

【病者】江勋臣之妻，年三十余，住武昌望山门崔家院。

【病名】痰厥暴病。

【原因】素性急躁。与夫吵闹，气郁而发。

【症候】如癫如狂，时笑时哭。喉中沥沥有声。

【诊断】脉弦滑有力，舌苔厚腻。审系火升痰升，壅于膈上，蒙蔽清气。心火动则为笑，肺气郁则为哭。

【疗法】在上者因而越之。

【处方】牙皂末五分　细辛末六分　明矾末五分　煎好用生姜指头大捣碎浸汁兑入灌之。

灌下，吐痰碗许，神识即清。再用开郁除痰之品，以清余邪。

醋炒灵脂三钱　胆南星二钱　青礞石二钱　半夏曲三钱　酒子芩二钱　制香附二钱　大黄二钱　芒硝三钱　水煎服

【效果】进一剂，泄动数次。浊去清升，而态度如常矣。此症若用平淡药治之，积久不愈。未有不成神经重病者。

远按：世医治神经病，铁落、代赭以镇之，连心麦冬、莲子心以凉之，茯神、枣仁、远志、砾砂以益之，千篇一律，技止是矣。看他不用一味套药，戞戞精造，是何等眼光，何等魄力！

又按：本案提名，既不雅驯，又不明了，不如径称神经病为佳。

第十一卷 脚气病案（凡2案）

1. 脚气入腹案

尹性初（湖北武昌）

【病者】杨植夫之父，年近五十，经商，住武昌昌明乡。

【病名】脚气入腹。

【原因】初患脚肿，用敷药外治，脚肿全消，而呈危象。

【症候】少腹坚硬如石，二便不通，胸腹内痛外肿，气上冲胸，呕吐，茶水点滴不能下，家人议备后事。

【诊断】湿热久蕴成毒，内结则为痛，外溢则为肿，上逆则作吐。

【疗法】仿风引汤加减，以宣通结滞而荡涤秽浊，加柿蒂降逆，导药下行，以免吐出。用活蟾蜍外治，祛湿拔毒。

【处方】麻黄一钱　独活二钱　紫石英三钱　寒水石三钱　生石膏三钱　滑石三钱　生龙骨二钱　生牡蛎三钱　赤石脂三钱　柿蒂一钱　大黄三钱　芒硝四钱

水煎服。

另用活蟾蜍四只，剖开肚皮连杂，以二只伏于腹部，以二只伏于左右腿。

【次诊】蟾蜍伏后，两腿仍肿，胸腹即松，服方二剂，泻黑水半桶，秽浊既去，胸腹廓清，呕痛俱止。用前方减轻，以祛余邪。

【次方】独活二钱　紫石英三钱　寒水石三钱　生石膏三钱　滑石三钱　赤石脂三钱　炒六曲三钱　大黄二钱

煎服。

【效果】进二剂，余邪亦净，饮食渐增，诸病不作，调理月余，即复原状。

远按：用药平淡无奇，妙在活蟾蜍一物，先破其癥结，而后药力可直达无阻，此与下证先用麝香外治者，巧妙正同也。

又按：方内稍嫌石类过多，易起障碍，能酌减一二味更佳。

2. 脚气攻心案

尹性初（湖北武昌）

【病者】某妇，年二十余，住武昌转角楼。

【病名】脚气攻心。

【原因】素抱抑郁，初起脚微肿痛，误药一剂，遂呈危象。

【症候】气上冲心，痛不能忍，举手捶胸，号呼有如刀刺，二便俱闭，水浆入口即吐。

【诊断】六脉沉伏，胸部暴痛，审系忧思伤脾，郁怒伤肝，脾失转输，肝失疏泄，以致气实，痰实不结于下，则攻于上。

【疗法】结者散之，实者泻之，但水浆入口即吐，必先用通关达窍之法开其闭，以缓其痛，庶几药汤可下。

【处方】先用麝香半分、煅月石末八分，浸水半酒杯衔口中，戒勿咽下。另用麝香一分纳脐中，膏药封之，少顷腹中作响，气上下行，痛大减，水浆可下。继吞三物备急丸，如绿豆大十六粒，白汤送下。

【次诊】约一小时，泄动一次，痛即止，晚间即煎服后方，用麻黄、苏叶、薄荷、薤白、木香、台乌以宣胸中之阳，和其气而畅其机。用半夏、芫花、甘遂、瓜蒌、大黄以祛内结之痰，而通上下之气。

【次方】麻黄一钱　苏叶二钱　薄荷一钱　薤白二钱　木香一钱　瓜蒌子三钱　半夏二钱　台乌片二钱　制芫花二钱　制甘遂五分　大黄二钱

水煎服。

【三诊】一剂泻动二行，怫郁即通，浊秽亦除，用前方加减以调和气血。

【三方】苏叶二钱　薄荷八分　薤白二钱　木香八分　瓜蒌子二钱　半夏二钱　台乌片二钱　当归三钱　车前子三钱

水煎服。

【效果】四剂，身体如常，共计五日治愈。此等急症若不悟得麝香一法，安能脱险于顷刻？

远按：先外治，次丸，次汤，秩序井然，真节制之师，可为后学模楷。

第十二卷　血崩病案（凡 3 案）

1. 少妇血崩案

尹性初（湖北武昌）

【病者】魏某之室人，年近三十，住王府口街。

【病名】血崩。

【原因】交感而起。

【症候】血崩不止，气力微，不能动摇，几至晕厥。

【诊断】脉沉弱，舌苔白薄，审系温热内蕴，天癸未净，交感浪战，淫火冲动血管，精出而血亦随之，崩下不止，则阴血大伤。

【疗法】宜补气养血，兼化湿热之品，以消息之。

【处方】急捣生莱菔汁一大碗，白糖少许，滚汤炖，微温服之。服下舌苔全退，血止，神色即复常度。仍用大补气血之品，令其多服数剂，以免再蹈前辙。

炙黄芪三钱　熟地四钱　生地三钱　当归身三钱　黄柏三钱　杜仲二钱　木瓜三钱　山萸肉四钱

水煎服。

【效果】六剂身体全安，今生子矣。又唐姓妇，年二十，血崩不止，亦以此法治愈。按生莱菔汁能救血脱于顷刻，止血而不停瘀，其行血化湿之功胜于他药可知。

远按：此由浪战而伤及血管，壮年脂肪浓厚，易于修补，至论莱菔汁之功效，可谓发千古之秘。

2. 妇人崩中案

陈仲彬（平阳北门底）

【病者】 徐凤翔之妻，年四十岁，住平阳北门外，栏杆桥边程宅。

【病名】 血崩（即崩中）。

【原因】 行经去血过多，由气虚挟郁，停瘀所致，甲寅六月初三夜，血崩大下。

【症候】 经来过期不止，忽变崩血过多，腹中疼痛，气喘自汗，四肢厥冷，至晨间危急异常。

【诊断】 六脉微细欲绝，月经不调，旧有血寒积结胞门。

【疗法】 去瘀生新，温中固脱，拟用参附合胶姜汤。

【处方】 正别直参三钱　熟附片三钱　北均姜二钱　纯黑驴皮胶四钱

【复诊】 一剂血汗俱止，四肢转暖，气息和平，惟细流未止，改用去瘀生新之法，遵金匮温经汤。

【次方】 老山东洋参三钱　生杜吴萸一钱　西当归二钱　川芎二钱　生白芍二钱　顶细桂枝尖二钱　炙甘草二钱　青提麦冬三钱（连心）　透姜煮半夏二钱　纯黑驴胶二钱　粉丹皮二钱　生姜三钱　清水煎服

【三诊】 脉搏视前和缓，漏血已止。

【三方】 前方连服两日，每日一剂。

【四诊】 脉缓无力，腹中稍有疼痛，喜按，此瘥后中虚之故，宜温脾理中。

【四方】 东洋参三钱　北均姜三钱　生贡术三钱　炙甘草三钱　西当归三钱　正广木八分　清水煎服，许服四剂。

【效果】 四剂服后共九天，元气已复，饮食如常，惟步履乏力，静养十余天，精神倍增，体质强健。

【说明】 崩漏者，非经期而下血之谓也。少者名曰漏下，多则名为血崩。行经而去血过多，如水之流不能止者，亦是血崩，古名崩中，谓血乃中州脾土所统摄，脾不摄血，是以崩溃，名曰崩中，示人治崩必治中州也。妇人月经名曰信水，以五行惟土主信，土旺则月水有信，土虚则失信而漏下，甚则崩中矣。

远按：此案论证，洞见本源，具征学有根柢，处方亦缓急有序，佳案也。

3. 血崩重证案

邢玉田（住南昌园龙须巷）

【病者】周叔畋之妻华氏，年四十三岁，住南昌城内杨家场。

【病名】血崩重症。

【原因】生育太多，血亏体弱，鉴于他人产难者，每存戒心，适又受孕两月，购西药以下之，服后未见胎动，则连服数次。

【症候】忽一日，腐化之胎随血液崩涌而下，眼黑畏光，奄奄一息，势甚危险。

【诊断】面光唇白，舌苔淡白，尺脉弱不应指，寸关微涩欲绝，脉证合参，大气将欲随血而脱之候。

【疗法】急宜固气止血，以防顷刻之脱变，速炖野参三钱，冲童便温服，服后神气略定，又经西医打针助血，脉象稍起，用固气涩脱，养血平肝法主治。

【处方】北绵芪八钱（生炙各半）　野参五钱　漂于术三钱　炙甘草二钱　当归身一两　大熟地一两　生白芍四钱　枣仁三钱　生牡蛎八分（打碎）　杭麦冬五钱（带心）　五味子二钱　茯神四钱　阿胶四钱（牡蛎，粉炒）　桂圆肉七枚　红枣七枚（劈）

【效果】服数日，血已不下，气亦渐旺，饮食略进。讵料服至一月，参芪逾斤，心中稍动烦怒，又复崩涌而下，一月所蓄之血，一次下尽。病者举家惶恐，只知多进参芪，别无良法。因忆南城谢映庐之《得心集医案》载有丁桂兰之妻，年近五旬，崩漏带浊，绵绵不止，迁延五载，面浮跗肿，谷食艰进，所下腥秽，自分必死，所喜脉无弦大，可进补药。然阅前方，十全归脾，毫无一效。窃思妇人之久崩，调补气血不应，必是冲脉损伤，考《内经》逆顺篇，以冲称血海，又为五脏六腑之海。又云冲脉起于胞中，而胞中原属命门，因推人身，自头至足，腹前背后，无不秉承于命门，以海为百脉之宗，经络发源之地，非独血海为然，即气海、髓海、水谷之海，亦皆秉承于命门，与气血之盛衰大有关系。此证非猝犯房劳，即当年产后胞户未扃，房室不慎，损伤冲脉可知。冲既不固，则诸脉废不用事，有职无权，由是任脉不为之承任，带脉不为之带束，督脉不为之统督，阴阳跷维不为之拥护，故身中之精华，散漫无统，无所秉承，血注冲路而下，譬如卮漏，不竭不已，所服参芪归术，计非不善，但甘温守补，岂能趋入奇经？仿《内经》血枯血脱，制乌鲗丸法，义取咸味就下，通以济涩，涩以济通，更以秽浊气味为之引导，参入填下之品，立成一方，似于奇经八脉毫无疑义。如此调理两月，五载痼疾，一方告痊。后遇黄姓之妻，悉同此证，但多少腹下坠，未劳思索，径取前方，加黄芪而愈。今周君之妻因化胎之药，损伤冲脉，胞户洞开，以成斯证，种种情形，恰与此案适合。爰即开方，照服十余剂，愈后未曾再发，嗣复参合前此两方，熬膏一料，早晚用开水化服，身体渐渐较前强健矣。

【列方】即谢氏《得心集医案》原方：

熟地　枸杞　苁蓉　鹿角霜　破故纸　茜草　生牡蛎　锁阳　海螵蛸桑螵蛸

有少腹下坠者，加芪，用鲍鱼汤煎药。

远按：从古方悟出化机，为崩证立大法门。后学识此，得力不少，故亟录之。

第十三卷　肿胀病案（凡 15 案）

1. 水血并结案

尹性初（湖北武昌）

【病者】陈恭安之女，年三十余，住武昌南乡。

【病名】水血并结。

【原因】素有带症，啖生冷伤水湿而起。

【症候】身体微肿，面黄发脱，肌肤甲错，腹渐胀大，已一年余。

【诊断】脉象弦涩，舌有薄苔。审系湿停血瘀，水血相搏，结于腹，则为癥；浊液时下，溢于皮肤，则为肿，肌肤甲错；滞于上，则毛发不得荣养而脱落。

【疗法】宜行瘀逐水主之。

【处方】䗪虫六枚　桃仁四钱　苏条桂三钱　制甘遂六分

共研细末，分三次吞服。大黄三钱，泡水送下，早晚各一次。

【效果】进三剂，肿胀全消，经水亦来，陈莝去而肠胃洁，癥瘕净而营卫昌矣。按此症年余，遍治无效，而竟收功于一旦，亦大快事。

远按：此证之速效者，由于用散，用汤则力缓，久病体衰者宜之。

2. 水血并结案

尹性初（湖北武昌）

【病者】朱君松亭之夫人，年三十余，住土司营街十一号。

【病名】水血并结。

【原因】素有白带，少腹左偏积块如卵大。壬戌二月，忽感时气而发寒热，更医多人，愈治愈剧，延至五月，濒于危殆。

【症候】遍身肿胀，少腹膨胀，胸高气促，喘不能食。左偏自少腹循季胁上至胸旁，坚硬如石。自言发烧不可耐，入夜更甚。惟上半日不烧，下半夜渐轻，但轻按皮肤，并不觉其热。

【诊断】脉沉涩，舌有浊苔，审系脾湿既盛，肝气亦郁。肝郁则血必瘀，血瘀则气愈滞，而水愈不化，水血并结于腹为癥瘕，溢于皮肤则为肿。盛于左者，以肝气左旋故也。午后阴生则发烧渐重，子后阳生则发烧渐轻者，以血水属阴，得天阳助正，故发烧减轻也。

【疗法】当用祛水行瘀之品，以消息之。

【处方】醋炒灵脂三钱　酒子芩三钱　海蛤粉三钱　醋炒蒲黄三钱　醋炒元胡一钱五分　桃仁泥三钱　肉桂四分　郁李仁一钱　风化硝四钱

　　水煎服。

【次诊】进四剂，肿胀全消，左边痞块缩至腹中，喘促已止，饮食渐进，二便亦通。自言右边气似活动，左边气仍不动，块亦如故。前方重加蓬术破结以行气血。

【次方】蓬莪术三钱　胆南星二钱　醋炒蒲黄三钱　醋炒元胡一钱五分　海蛤粉三钱　酒子芩二钱　桃仁三钱　肉桂六分　郁李仁一钱　风化硝四钱

　　水煎服。

【三诊】进二剂，泻水三四行，右腹作响，左偏气似走动，白带见，此美象也。

【三方】柴胡二钱　醋炒鳖甲四钱　醋炒蒲黄三钱　生牡蛎三钱　醋炒元胡一钱五分　酒子芩三钱　桃仁三钱　肉桂四分　郁李仁一钱　风化硝三钱

　　水煎服。

【四诊】四剂，块渐散，行坐自如，前方加减，调气和血。

【四方】柴胡二钱 醋炒鳖甲三钱 生牡蛎三钱 醋炒蒲黄三钱 当归身三钱
酒子芩二钱 肉桂三分 白芍三钱 桃仁二钱

水煎服。

【效果】进十余剂而块全消，天癸亦至，身体即复常度。

远按：积块而至发烧不可耐，其蕴结之程度可知，对症发药，捷如桴鼓，
此等处耐人寻味。

3. 虚寒湿肿案

曹三省（蔚若之女，奉贤青村港）

【病者】张妇，年二十五岁，住奉贤钱家桥南湾里乡，业农。

【病名】虚寒湿肿。

【原因】己巳年七月下浣，分娩后感风寒热，贫不延医，发热时辄饮冷
水，致成肿胀。曾经数医无效，乃由彼戚曾记祥君（家兄之门人）介绍，于
九月初八日雇舟来诊。肿势甚剧，不便步履，由其兄及夫二人扶至余寓。

【症候】一身悉肿，腰以下尤甚。胸腹胀满，咳呛气促，时而形寒，小溲
短少。

【诊断】按脉沉小，舌苔薄白。《金匮》水气篇云："脉沉小者，属少
阴。"此系产后体虚，真阳不足，又经饮冷伤中，中阳受困，坤德不健，运化
失常，生湿生水泛滥横溢，阳气不到之处，遂为水湿浸灌之所，旁溢肌腠则
为肿胀。即《内经》所谓"诸湿肿满，皆属于脾"也。脾之水湿上泛，肺之
肃降无权，不能通调水道下输膀胱，以致咳呛气促，小溲短少。即《内经》
所谓"诸气膹郁，皆属于肺"也。脾肺之肃运无权，膀胱之宣化失职。症势
已达险途，治法颇费踌躇。

【疗法】考《金匮》曰："腰以下肿，当利小便；腰以上肿，当发其汗。"
此症遍体皆肿，汗利俱宜。但腰以下肿势尤甚，由于饮冷伤阳，气化无权，
决渎失司，故宜疏凿水道而利小便为先也。经云："阴无阳无以生，阳无阴无
以化。"阳虚无以生真火，而不能制水。拟温中化湿，肃肺运脾。冀其气化流
行，水湿自化。

【处方】熟附片三分 淡干姜三分 苏子梗各一钱半 炙紫菀一钱 法半夏二钱
青陈皮各一钱半 连皮苓三钱 大腹绒二钱 冬瓜子皮各三钱 汉防己二钱 车前

子三钱（炒）　　淮牛膝二钱　　杜赤豆三钱　　生熟苡仁各三钱　　陈葫芦瓢三钱（此方可用麻黄，以俗忌未入）

【二诊】二剂，肿已轻减，至十二日复诊，自舟埠至余寓，已能缓步而行。小溲较多，腹满略舒，咳呛气促尚未平，仍从前方加减。

【二方】川桂枝八分　　茯苓皮三钱　　淡姜衣五分　　熟附片三分　　焦白术二钱　青陈皮各一钱半　　大腹绒二钱　　桑白皮二钱　　冬瓜子皮各三钱　　汉防己二钱　　炒车前三钱　　淮牛膝二钱　　生熟苡仁各三钱　　泽泻一钱半　　葫芦瓢三钱

【效果】二诊之后，有无效果，以路遥不便询问。直至十一月初旬，曾记祥君来省望家兄，乃悉是病服次方三剂后，咳呛气促渐平，肿势退尽而愈。

远按：此案引经据古，具征学力之深，惟处方稍嫌凌杂耳。

4. 气湿肿胀案

钱赤枫（住东台青蒲庄）

【病者】邹性山，年五十三岁，泰县读书址人。

【病名】气湿肿胀。

【原因】肝气夹湿，误药所致。

【症候】腹膨胀，面部微浮，两腿及足肿甚，口和不渴，食欲不振，大便溏，小溲清，延已月余。

【诊断】脉沉细，苔淡薄。脉症相参，此肝气夹湿，真火不足之肿胀也。

【疗法】用附片、干姜以益火健运，平胃加减以和中渗湿。俾火土合德，而肝木自平，肿胀自愈。

【处方】熟附片二钱　　淡干姜钱半　　炒川朴钱半　　炒苍术二钱　　茯苓皮五钱　防己三钱　　大腹皮二钱　　生鸡内金二钱（杵）　　青陈皮各钱半　　炒神曲三钱　　砂蔻衣各一钱　　冬瓜皮子各四钱　　金橘饼二枚（洗）

【复诊】六剂而胀肿退，惟微感身热不清，两腿至晚仍肿。

【次方】即于前方去橘饼，加荷叶半片、败瓢四钱。

【三诊】五剂食欲大振，身热腿肿俱愈。惟小腹微痛，仍系真阳未复，湿邪未清。

【三方】前方去神曲、荷叶，加肉桂一钱。

【效果】三剂诸症痊可，仍令间三日一服以善后。

远按：所谓壮水之主以制阳光，益火之源以消阴翳，此类是也。

5. 食积肿胀案

陈作仁（南昌灵应桥廿八号）

【病者】 王姓小孩，七岁，新建乡下渔翁之子。

【病名】 食积肿胀。

【原因】 性喜玩水，常着湿衣，食冷饭，致受湿邪。湿久化热，致成湿热挟滞之实症。

【症候】 胀满气促，遍体黄肿，大便秘结，小便短赤。

【诊断】 脉息右关滑数而实。合参原因症候，断为湿热挟滞之实症。

【疗法】 先通大便以开湿热之去路，后以大和中饮调理脾胃为善后。

【处方】 生川军三钱　炒枳实二钱　川厚朴五钱半　茯苓皮三钱　大腹皮二钱　炒麦芽三钱　细条芩二钱　汉防己五钱半

【次诊】 二剂，大便溏泻二次，小便较前略长，肿胀尚未全消，仍照原方加风化硝五钱半，接服二剂，大便连泻数次，肿胀较前大减，饮食日渐增加，改以大和中饮加减续进。

【次方】 炒麦芽三钱　山楂炭三钱　炒枳实五钱半　川厚朴五钱半　广陈皮一钱　大腹皮二钱　光泽泻二钱半　酒条芩五钱半

【效果】 二剂肿胀渐消，气促亦平，原方减大腹皮，加瓜蒌仁二钱，接服二剂，各症逐渐痊愈。

远按：案内"先通大便以开湿热之去路"一语，便已破的，所谓得其要者一言而足也，方亦疏密有法。

6. 寒湿腹胀案

钱秉良（住松江西外日晖桥）

【病者】 杨妇，年四十三，住本镇。

【病名】 寒湿腹胀。

【原因】 六月下旬患热霍乱，医令恣啖西瓜以复其阴，以致一月之内，啖瓜百余斤之多。寒湿停蓄不散，迨八月上浣而病发，延至下浣，历治不效。

【症候】 脘腹胀滞，噫气连声，精神倦怠，不能起立，口渴只饮沸汤少许，二便不利。

【诊断】 脉沉细，舌苔淡。因断之曰："此寒湿腹胀也。由于生冷太过，寒湿停留，抑遏脾胃之阳，升降之机被窒，故作胀也。其多噫者，正《内经》所谓寒气客于胃，厥逆从下上散，复出于胃，故为噫也。其口渴而止饮少许沸汤者，气即是津，气阻而津少上承，故稍饮沸汤，假热气以启其津也。二便不利者，清既无所归而不得升，故浊亦无所纳而不得降也。

【疗法】 爰以草蔻、丁香、川椒、吴萸之辛温香窜，善化西瓜积者为君，广皮、枸橘之理气疏肝为臣，鸡金之快胃磨食为佐，川连、猪苓之燥湿淡渗为使。

【处方】 草蔻仁一钱　公丁香一钱　川椒炭八分　淡吴萸八分　广陈皮钱半　枸橘李二钱　炙鸡金三钱　川连三分　粉猪苓三钱

【效果】 一服二便畅利，腹胀与噫气均减什七，且能起立缓步，遂于次日授以寻常和脾理气之方。嘱其连服四剂，慎于口腹，静养勿劳，胀病自此全愈，越半月而恢复康健。

远按：此案引经据古，语语破的，方中以川连制川椒之悍气，殆从仲景泻心诸方悟出。

7. 寒燥腹胀案

钱秉良（住松江西外日晖桥）

【病者】 彭宝生，年四十余，业工，住本镇。

【病名】 寒燥腹胀。

【原因】 季秋之际，气候已凉，恣饮生冷，水湿停积。诱因当风操作，秋燥之气，直逼于内，燥从寒化，与水湿搏结不解，而胀作焉。

【症候】 大腹胀甚，气促喘逆，倚息不得卧，便秘，渴不能饮。

【诊断】 燥有寒热之分，视舌苔糙白不干，按脉息左右皆弦，双弦属寒，遂断为寒燥作胀。良由寒燥之气壅塞胃肠，阻滞良机，故上焦痹而为喘，下焦闭而便秘也。

【疗法】 经云，燥淫于内，治以苦温，佐以甘辛。故用吴萸、川椒、草蔻为君，取其苦温辛香祛寒平燥，陈皮、半夏、二苓、薏米为臣，取其和胃降逆淡渗利水，引用黄芩之寒性者以为反佐，勿使方药有过热之弊也。

【处方】淡吴萸一钱　川椒炭一钱　草蔻仁八分　陈皮三钱（炒）　姜半夏三钱　白茯苓四钱　猪苓三钱　炒米仁四钱　炒黄芩二钱

【效果】一剂大泻一次，小泻二次，胀喘均愈其半，此寒燥之气得温药而被祛也，令再服原方二剂而愈。

远按：此症与上症相仿，治法亦复一致，惟上症有噫气故用丁香，此症有喘逆故用二陈，损益之间具有法度，非率尔而为之也。

8. 湿痰凝结案

伍式山（住广州市长堤新大安）

【病者】陈梅林，三十岁，住广州艇家。

【病名】湿痰凝结。

【原因】体素虚弱，去冬每早食香蕉四五枚，并食糖果饼干等物，习以为常。今春发病。

【症候】脐下左旁，结核二枚，大如鸡蛋（西医名为淋巴腺结核），无红无痛，按之不移，头目眩晕。

【诊断】六脉俱沉，重按到骨，细小如丝。症脉合参，正仲圣所谓眩以痰为先也。

【疗法】以陈无择三因控涎丹攻其湿痰，令内消于无形。

【处方】白芥子三钱（炒香）　大戟三钱（枣煎，阴干）　甘遂三钱（面裹煨）

共为细末，糊丸如桐子大，日服三次，每次用生姜汤送下十丸。

【次诊】服丸八日，每日大便微下一次，俱是秽痰浊垢，头眩渐减，二核消小过半，仍以前方与二陈汤加白术轮流间日一服。

【次方】云茯苓二钱　生甘草一钱　贡白术三钱　陈皮一钱　制半夏一钱半

【效果】十五日二核尽消，平复如初。

远按：从"眩以痰为先"一语，悟出病原。处方虽峻，而用丸以缓行之，故无伤正之患，是得心应手之佳案也。

9. 产后浮肿案

蔡世信（江西赣县）

【病者】胡升之妻某氏，年三十余，安徽怀宁。

【病名】产后浮肿。

【原因】因产后下血过多，以致浮肿。

【症候】遍身浮肿，腹肿如山，心痛如焚，呕吐清水，不进饮食，奄奄待毙而已。

【诊断】未诊其脉，但详询病由，知为血海空虚所致。

【疗法】血海空虚，理宜大补，血海诸病自已，遂以四物汤加减，嘱服十剂。

【处方】酒归身二两　熟地炭一两　酒川芎三钱　酒白芍二钱　茯苓皮三钱　大腹毛二钱　广陈皮一钱

【效果】日服一剂，渐渐肿消，服至十剂全愈。

远按：此方以补血为体，以消肿为用，为重症辟一异途，所以示人之贵乎治本也。

10. 风水肿胀案

王玉玲（泰县姜堰）

【病者】缪女，年六岁，住缪家垈。

【病名】风水肿胀。

【原因】水湿内渍，风邪外袭，浸淫肌肤，致成肿胀。乡间医生不明医理，率用霸道，针刺放水，水去肿消，旋复如故，徒吃苦头，未能根治，延经浃旬，肿势日剧。

【症候】全身各部及头面蚶足，皆特殊臃肿，肤胀光亮，两目合缝，小溲二日未通，气息粗喘。

【诊断】脉浮缓沉濡，舌苔淡滑。凭脉断症，浮缓为风，沉濡为水，风水相搏，激成肿胀。丹溪以上肿属风，下肿属水，但喘满癃闭，全身治节失职，已入险途。

【疗法】方书云，上肿宜散风，下肿宜利小便，今从其法。

【处方】生麻黄五分　川桂枝一钱　焦白术钱半　白茯苓三钱　猪苓钱半　建泽泻钱半　防己钱半　大腹皮钱半（洗）　生苡仁三钱　冬瓜仁三钱（炒）　牛膝二钱　车前子三钱（布包）　姜皮三分

长流水煎，温服取微汗。

【效果】连服三帖，汗出溱溱，小溲通畅，上部肿胀全消，诸症若失，惟下部腿膝间仍觉微肿，再于前方中去麻黄加五加皮三钱、陈皮钱半，调理两剂而痊。

【说明】水肿之病，小便大都不利，然涓滴俱无者，则属鲜见。此缘风水浸淫，全身各节机能，悉呈麻痹。心脏衰弱，肺不通调，脾艰运输，肾失排泄，故突现癃闭之象。方中麻黄轻宣肺气，开发腠理，又善利尿，固为主要之品。然桂枝成分富发挥油，鼓心阳，运脾土，助膀胱化气，离照当空，阴霾自退，其功岂在麻黄下哉？故予每遇罹本病之轻性者，辄投以本方去麻黄，均效如桴鼓，屡试屡验，洵良方也。

远按：读此案说明，可见五苓散之以桂枝居首，实为先得我心也。

11. 水肿夹疳案

林旭甫（住广德县府前街）

【病者】孙姓幼女，年八岁，忘其住址。

【病名】水肿夹疳。

【原因】平时过食生冷香甜，饮食不时，性好静，少行动，运化迟钝。脾既运行失职，肾又约束失司，因而湿邪泛溢，发为水肿，糟粕常留，疳积乃生。

【症候】腹大，身尽肿，少腹攻痛，微热，食少，便溏溲短。

【诊断】面有白斑，色滞，目无神采，唇红。得食即腹痛，痛后又能食，食亦少。口流清涎，腹有青筋，鼓之拍拍有声。股际按之陷指，而脐孔不凸，所以有救也。

【疗法】用五皮饮与大橘皮汤互合增删，利水健脾，理气治痛，参入使君子、雷丸、牵牛子以消虫积。

【处方】广皮钱半 泽泻钱半 生白术钱半 广木香八分 牵牛子二钱（杵）茯苓皮钱半 大腹皮钱半 粉猪苓钱半 使君子八分（去壳） 干姜皮三分 槟榔二钱 六一散一钱（布包） 雷丸八分

【复诊】一剂下虫数条，肢肿略消，腹仍大。脉沉微，溺清便溏，口不渴，腹痛略平。再拟温化之剂。

【次方】淡附片六分 鲜姜皮一钱 冬瓜皮三钱 焦白术二钱 上肉桂三分（切片，后入） 车前子一钱 带皮苓三钱 生炒米仁各一钱半 椒目七粒

【效果】始服一剂，得小水如泉，再服一剂，腹部肢部完全消肿，且能饭。惟时有腹痛，系病后脾虚，疳积又未尽除。令捉蟑螂虫数十只，去头足翼，炒香与食，食至自厌为度，数日全愈。此病在己巳年六月十七日就诊，首尾只十二天，得收全功，可云速矣。余窃自喜，濡笔记之。

远按：此盖湿肿而兼虫积者，录之以见治法之一斑。

12. 蛊胀案

陈仲彬（浙江平阳）

【病者】齐妪，年五十九，住平阳北港水头三朝堂。

【病名】单腹胀（即蛊胀）。

【原因】素性乖张，丁卯秋因肝郁，心下痞闷，腹渐成大，似孕。诸医罔效，延及次年。

【症候】戊辰四月十三日诊，腹胀大，上有青筋，头晕呃逆，四肢如常，饮食渐减，饥不欲食，骨瘦如柴，肌肤甲错，终日卧床。

【诊断】脉沉细迟弦。因怒伤肝所致，肝气郁滞，不能疏泄，以致中宫窒塞，升降不利，清阳不升则头晕，浊阴不降则腹满。

【疗法】振肝木之气，冲开胃土，用减味仲景乌梅丸，每日开水送吞三钱，许服四十九天。

【处方】大建乌梅三百粒 北细辛一两五钱 西当归一两 北均姜二两五钱 正川水连四两 蜀椒一两（炒去汗） 顶细桂枝尖一两五钱 熟附片一两五钱

上味异捣筛，合治之，以苦酒（即酸醋）浸乌梅一宿，去核蒸之，五升米下饭熟，捣成泥，和药令相得，纳臼中，与白蜜杵二千下，为丸梧桐子大。

【效果】服丸四十四日，腹胀全愈，遂不再服。

远按：单腹胀本属不治，竟以乌梅丸一料治愈，是一快事，录之以资临证者之一得。

13. 浮肿案

胡咸生（寓峡石育婴所）

【病者】顾左，年三十一岁，住莲花桥。

【病名】寒湿浮肿。

【原因】己巳七月初远行，归途遇雨而起。

【症候】身热头疼，痞胀饱闷，延至五日，遍身浮肿，溲短少，胃不纳，不能起坐。

【诊断】脉浮细，苔薄黄，四边白滑，乃卫外之阳，骤被阴邪所遏，太阳之表不解，湿无渗泄之路。

【疗法】以羌防解太阳皮毛之表，佐以辛温淡渗通阳利湿。

【处方】西羌活二钱　青防风二钱　荆芥穗钱半　制川朴一钱　老苏梗二钱　大腹皮三钱　紫皮苓三钱　粉猪苓四钱　炒米仁四钱　浮萍草一钱半

另用：羌活五钱　防风五钱　麻黄二钱　汉防己五钱　冬瓜皮五钱　陈蒲壳三钱　煮汤熏沐，擦干覆被卧，日二次。

【复诊】服昨方及熏沐后，得汗未止，身热已减，浮肿全消，已能起坐，以桂枝白芍和营卫，仍佐淡渗利湿。

【二方】川桂枝五分　东白芍一钱五分　制川朴八分　小青皮一钱　大腹皮三钱　赤苓三钱　益元散四钱　炒苡仁三钱

【效果】两剂全愈。

远按：此案着重去风，是治因风而肿之症，为肿症中别开一格。至其人旧患痞块，既未施治，又与风肿无涉，案中不宜列入，致滋含混，故僭为删去。

14. 温热转腹水案

朱阜山（江苏宝山刘行乡奚佳町）

【病者】朱雁宾女，六岁，住罗店市石家桥。

【病名】温热转腹水。

【原因】深秋日落时，田野游散，回家发病。初投豆豉、清水豆卷，继进石斛，病为甘凉遏抑，热不得透，绵延旬余。

【症候】肌肤甲错，夜不交睫，食欲缺乏，呼吸迫促，口渴肆饮，腹部膨大拒按，大便旬日不行，小溲淋沥。

【诊断】本病之重心在一热字。汗腺因热而闭，大便因热而硬，小溲因热而少，所饮之水一部分被热灼干，一部分流入腹膜为患，以致膨大。脉搏一百三十二至而弦紧，体温摄氏表三十九度五分，舌质鲜红，舌苔薄黄。

【疗法】先以温水灌肠，下其大便，再以金匮越婢汤利其小便。

【处方】生石膏五钱（碎，包）　炙麻黄五分　炙甘草八分　鲜生姜二片　红皮枣二枚

【效果】二剂小便大利，腹膨陡消，后加调理而痊。

远按：越婢，古人解为发越脾气，此证殆因脾气不舒而致，录之以见古方之品味单纯而力量充足也。

15. 经闭结瘕案

李泽民（汉口桥口）

【病者】汪姓孀妇，三十岁，徽州人，住汉口柏家巷。

【病名】经闭结瘕。

【原因】痛夫早逝，心中忧郁，时作肝胃气痛，少腹左旁结有圆球，凝聚不散。中西医治无效。

【症候】经闭二年，胸脘阻塞，少腹胀痛，左旁结有圆球，不思纳食，勉食亦拒格胸中。

【诊断】脉来左弦右涩，断绝不匀，症脉合参，乃经闭结瘕也。《内经》

云："太冲脉盛，月事以时下。"景岳云："冲为五脏六腑之海，脏腑之血皆归冲脉。"冲为厥阴所司，情志不遂，木失条达之性，气必横逆，血必凝结。经闭二年，腹癥固结，腹气上下为患，非疏肝不为功，非调血不为力，非化瘀破坚不能解决于根本也。

【疗法】疏泄肝木，调和气血。方用柴胡、楝子疏肝为君，当归、川芎调血为臣，佐以白芍甘酸和阴，使以桃仁、延胡消瘀通络，香附、沉香入血开郁。

【处方】川柴胡一钱五分　川楝子一钱五分（煨，杵）　杭白芍二钱（酒炒）　大当归二钱　桃仁一钱五分（去皮，杵）　延胡索一钱五分（酒炒）　川芎一钱二分　香附米一钱五分（盐水炒，杵）　真沉香末三分（另炖出汁，冲服）

【二诊】脘塞已开，腹胀亦减，癥结如故。方拟调血理气，化瘀破坚。

【二方】川柴胡一钱五分　制香附一钱五分（杵）　川楝子一钱五分（煨，杵）紫丹参二钱　杭白芍二钱　绿萼梅一钱　大当归一钱五分　川郁金一钱五分　粉甘草一钱二分

【丸方】大当归三钱（酒洗）　香附米三钱（醋炒）　蓬莪术二钱（醋炒）　西红花一钱五分　桃仁泥二钱（去皮）　小青皮一钱五分　赤芍三钱　京三棱二钱（醋炒）杭白芍三钱（酒炒）

共研细末，炼蜜为丸，如梧桐子大。每日早服丸药一钱，晚服汤药一道。

【三诊】腹肿团球缓至十余日化清，月信已通。方拟调血和气。

【三方】大当归一钱五分（酒洗）　杭白芍二钱（酒炒）　川郁金一钱五分　川芎一钱二分　细生地三钱　紫丹参二钱　香附米一钱五分（醋炒）　生谷芽四钱（杵）

【四诊】月信行后，腹已不痛，方拟补气养荣。

【四方】西潞党二两　大熟地二两　杭白芍二两（酒炒）　浙白术二两（土炒）当归身二两　香附米一两（醋炒）　云茯苓二两　川芎一两　粉甘草五钱

共研细末，炼蜜为丸，如梧桐子大，每日清晨开水吞服三钱。

【效果】服丸药后即愈。

远按：病经数年，正气必损，专事攻伐，宁非犯虚之戒乎？此案妙在以调和为主义，邪去而正不伤，治久病者，当以为法。

第十四卷 癫疝病案（凡7案）

1. 寒疝阴缩案

【病者】 商履安，年近四十，汉口德兴钱庄经理。

【病名】 寒疝阴缩。

【原因】 体胖，水盛气虚，素有寒疝。壬戌六月，初起脚肿，因误治而增危笃。

【症候】 遍身肿胀，小溲清白，大便鸭溏。阴缩，肾气上冲。喉如炙脔，喘不能卧。

【诊断】 脉弦紧而大，弦则为水，紧则为寒，大则为虚。寒虚相博，结在关元。始时脚肿，犹不自觉。仲圣大法，宜温脾肾。医者不察，误伐其阳，致脾不化，则水溢于皮肤而为肿；胃不化，则水溃于大肠而为鸭溏。肾不纳气则作奔豚，水气犯肺则为喘。寒结关元，则阴缩。恨阳光之熹微，睹阴霾之四布。

【疗法】 用麻辛附子汤以宣阳而祛水气，加术、桂温中宫以运四旁，加五味、茯苓佐桂枝以降冲气。

【处方】 天生术三钱　麻黄一钱　桂枝一钱五分　细辛五分　炮附块四钱　五味六分　茯苓四钱

水煎服。

另用倭硫黄三钱，罨桂附膏，贴关元穴，以锡壶贮沸水隔衣熨之，俾暖气入腹而阴茎自出。

【次诊】进三剂，肿消冲气止，喘不再作。惟心中作烦，大便泄水。盖阳气暴回则烦，坚冰得暖则解也。

【次方】天生术四钱　桂枝一钱　细辛五分　炮附块五钱　茯苓四钱　防己三钱　川椒一钱　山萸肉三钱

　　水煎服。

　　另用　炮附块三钱　西洋参三钱　羊肉一斤　炖汤佐食，以和阴阳而资调理。

【三诊】进四剂，诸症全愈，惟脚微肿。仍用温补之品以资调摄。

【三方】八味丸一斤，早晚各服三钱，白汤送下。

每晨用炮附块二钱、西洋参二钱、薏仁米一茶杯，煮粥食之。

【效果】调理半月而愈。

远按：此盖寒疝而兼感脚气，观于全身肿胀，可以见矣，治法丝丝入扣，佳案也。

2. 寒疝阴缩案

尹性初（湖北武昌）

【病者】刘国润之子，年二十余，业农，住武昌昌明乡。

【病名】寒疝阴缩。

【原因】冒雨侵寒而起。

【症候】少腹剧痛，阴茎缩入，四肢厥冷。

【诊断】脉沉紧，舌苔白滑，审系寒结关元，仲景谓"寒疝令人阴缩"是也。

【疗法】急当温之，惟乡僻不能得药，病又急不能待，只有用属阳之老雄鸡一法。

【处方】急取老雄鸡一只，剖开肚皮、角杂，乘血热伏于少腹关元穴。移时阴渐出，腹痛亦缓。

焦于术三钱　苏条桂二分（冲）　川椒一钱（去目）　炮附块三钱　炒小茴一钱　川黄连一分

　　水煎服。

【效果】进三剂而全愈。此症用药原不足奇，但乡僻市远，若不思得雄鸡一法，如何救急于顷刻？

远按：此亦足备一格，录之以为呆板者药焉。

3. 筋缩囊肿案

尹性初（湖北武昌）

【病者】公信工厂木工，忘其姓名。

【病名】筋缩囊肿。

【原因】感湿热而发。

【症候】秋八月，突起右腿筋缩，肾囊肿大，痛不可忍。

【诊断】经云"肿属于湿"，又曰"厥阴所至，为𤸷戾"，𤸷，筋缩也；戾，乖戾也。风木为病，而兼燥金之化也。其牵及肾囊者，以厥阴之筋抵阴器，厥阴之脉络阴器也。

【疗法】宜养血荣筋，行滞利湿主之。

【处方】当归身三钱　生白芍三钱　黄芩二钱　木瓜三钱　元胡索一钱　橘核三钱　泽泻二钱五分　滑石三钱

水煎服。

【效果】一剂知，二剂已。

远按：此为疝之最轻者，故收效之捷如此。

4. 寒疝案

施瑞麟（兰溪东门外孝子坊）

【病者】徐春生，年卅四岁，住兰溪甘洞源。

【病名】寒疝。

【原因】丙辰仲冬，房后受寒，惊恐所致。

【症候】少腹痛如刀刺，手足厥冷，阴缩。

【诊断】脉沉弦而迟，尺弱，舌苔白腻。脉证合参，此少阴寒疝之症也。

【疗法】用金匮乌头桂枝煎之类。用乌头破阴寒之凝结，为君。用猺桂心化阴寒之气滞，为臣。用白蜜缓和二药之势，使其缓缓入于病所，令沉寒痼冷之气，一扫而清。加金铃子之苦寒，橘核之辛温，大小茴香之辛温，以化肾经之凝结。用细辛驱少阴之邪，用木瓜之酸寒，入肝肾，消滞气，为佐使。

【处方】大乌头八分　猺桂心一钱　大小茴香各二钱　金铃子三个　橘核仁三钱　细辛八分　木瓜二钱

加白蜜五匙冲服。

又灸关元穴（脐下三寸正中）三壮及血海诸穴。经云：冲、任、督三脉皆起于胞中，为经脉之海，主妇人腹肿，男子癫疝。灸之，以散郁结，其痛立止。

【效果】此方服一剂即已，两剂全瘳。

远按：此案处方周密，遇危急症候者，可以为法，灸法尤捷。

5. 疟后筋疝案

史介生（住绍兴灰灶头）

【病者】史骏猷，年三十余，绍兴人。

【病名】疟后筋疝。

【原因】初患三阴疟疾，服金鸡纳霜而愈。然面黄肌瘦，余邪尚未尽除，逗留于肝经，而成是症。

【症候】小腹筋痛，连及睾丸。肾囊偏坠于左，行坐不安。

【诊断】脉象弦涩，舌苔白腻。脉症合参，是疟后余邪逗留肝经之症。

【疗法】平肝止痛，消积舒筋。

【处方】制香附钱半　延胡二钱　青木香八分　荔枝核三钱　橘核三钱　山楂核三钱　小青皮八分　川楝子三钱　宽筋草二钱

清水煎服。

【效果】一剂知，二剂已。

远按：肝主筋，小腹又为肝之部位，症治属肝，极为真的。方中延胡、楝子二味，本为诸痛灵药，而于肝病尤宜。盖楝子平肝，延胡调血，肝藏血故也。

6. 狐疝案

邱莲青（浙江南浔镇）

【病者】郑贵荣，年约四旬，丝业，住南浔百间楼下。

【病名】狐疝，俗称疝气。

【原因】患淋浊年余。投西药山得尔利后，时发时止。继投山得尔灭淋，淋浊止，驯变狐疝。

【症候】溲溺短数，睾丸频频缩入少腹内，少腹胀满而痛，溺管及龟头巨痒不堪，间有刺痛，累月不已。惟胃纳如恒。

【诊断】舌苔净，脉静小，此属风湿积热，逗留于厥阴经。

【疗法】通利膀胱，搜逐厥阴风邪。五苓散合金匮蜘蛛散加味。

【处方】猪苓二钱　泽泻二钱　云茯苓三钱　桂枝五分　制白术一钱　炙蜘蛛两只　炒天虫二钱　炒知母一钱半　炒川柏一钱

【复诊】三剂，诸恙较减。续投五剂，诸恙尽退，惟入暮溺多且频。再拟益肾理气法。

【次方】大熟地三钱　炒山药二钱　云茯苓三钱　粉丹皮一钱半　建泽泻二钱　山萸肉一钱半　炒川柏八分　制香附一钱半　炒橘核一钱半

【效果】初方八剂，诸恙尽退。次方以补肾利湿理气善其后。此症年壮胃强，难病经累月，正气不致大伤，故易中肯。

远按：淋浊经年，疝又累月，肾气定伤。善后之方，必不可省。然不如径以金匮肾气丸吞服，尤为简当。

7. 暑湿淋浊误止下焦结核胀痛案

聂子因（住江西玉山县三里街）

【病者】童守先，年三十四岁，江西弋阳县小学校长。

【病名】下焦结核胀痛。

【原因】己巳六月，因□党扰害地方，筹商抵御方法，暑天奔走，兼受水湿而起。

【**症候**】初起淋浊，痛不可忍。医治数月，痛淋虽止，而浊未愈，遂请西医注射。浊止而右睾丸肿硬如卵，且筋结亦甚肿硬。两腿胀痛，服药罔效。至庚午二月，始延余诊。

【**诊断**】两脉弦实，尺部伏而不起。此浊被注射所阻，闭塞肾经。

【**疗法**】以乌、橘、茴、槟、沉、萸、楝，开其结滞为君；以子龙丸通其隧道为臣；以茅、通、泽、柏、苓、甘，清其伏暑伏湿为佐使。

【**处方**】乌药一钱半　橘核一钱半（炒）　　小茴三分（炒）　　槟榔一钱五分　沉香三分　吴萸炭五分　煨川楝子一钱五分　子龙丸二钱（吞下）　　炒茅术一钱五分淮木通一钱五分　炒泽泻一钱五分　炒黄柏一钱　茯苓三钱　甘草一钱

（子龙丸即控涎丹，甘遂、大戟、芥子三味制成）

【**复诊**】一剂，两脉稍平。尺部稍起，泄下数次，粪中夹白，腰部痛胀全愈。再剂仍泄，腿胀痛亦大减，睾丸与筋肿硬见消。小解觉刺痛，此是浊物利出。

【**次方**】仍主原方，惟子龙丸减用一钱，恐过泄伤元也。

【**三诊**】两脉又见平，尺部已起。连服两剂，泄少，腿痛胀十减七八，小解不刺痛。

【**三方**】乌药一钱　橘核一钱五分　小茴二分　槟榔一钱五分　川楝子一钱五分子龙丸五分　炒茅术一钱　炒泽泻一钱　白茯苓三钱　甘草一钱　炒牛膝一钱

【**四诊**】脉调。连服四剂，睾丸与筋已消十之七八，两腿微觉胀痛，大便微泄。

【**四方**】乌药八分　橘核一钱　小茴一分　槟榔一钱　川楝子一钱　茯苓三钱甘草八分　楂核三钱　煨荔枝核三钱　全当归一钱五分　子龙丸三分

【**效果**】服四剂，即停药休养十日，睾丸与筋及腿竟获全瘳。半年痼症，服药十二剂，幸庆成功。方中诸药虽云得力，而妙用实在子龙丸。然非童君气体壮实，亦未易收效如此之速也。

远按：此本系大黄附子细辛证，但结核已久，非汤药所能为力，得子龙丸缓缓消之，是所谓变而不失于正者。

第十五卷　淋浊病案（凡4案）

1. 血淋阴肿案

尹性初（湖北武昌）

【病者】某，武昌电报局执事。

【病名】血淋阴肿。

【原因】热毒侵入血室，遗入膀胱。

【症候】小便涩痛，尿血。阴茎肿大，皮破水流。花柳科所谓下疳是也。

【诊断】毒侵血室，遗于膀胱，郁结不能渗泄故也。

【疗法】仿八正散之旨，清热渗湿，解毒行瘀。

【处方】萆薢三钱　栀子三钱　车前子三钱　瞿麦三钱　萹蓄三钱　升麻一钱　西大黄二钱　金银花二钱　生甘草梢一钱　琥珀末一钱（冲）

另用　黄连末三钱　甘草末三钱　白蜜调搽。

【效果】服四剂，肿消大半。再服四剂而全愈。

远按：此案内外兼治，至为精确。

2. 风寒喘咳兼淋痛案

王玉玲（泰县姜堰）

【病者】巫茂如之孙，年六岁，住姜堰东桥南。

【病名】风寒咳喘兼淋痛。

【原因】夏日汗出当风，又恣食瓜果，遂致喘咳作恶，微有寒热。初用疏散化痰之品，喘咳未止，复患小便淋痛。

【症候】咳嗽连声不已，气息粗喘，呕吐稀痰。小便淋涩，溺时茎中疼痛。

【诊断】脉象浮紧，舌苔白滑。浮为风，紧为寒。凭脉断症，即《内经》所谓"形寒饮冷则伤肺"之症也。肺既被风冷所伤，则气不宣。寒痰水饮因以凝聚，故上为喘咳。喘逆之极，则气有升无降，肺中治节失职。不克通调水道，下输膀胱，故下为淋痛。

【疗法】病既在肺，非轻不举，故用麻黄汤清宣肺气为君，上以散风寒，下以通水道；臣以五苓，淡渗分利，引水下行；佐以姜朴二陈，行气豁痰，燥湿散满；使以甘草梢一味，直达茎中，止茎中之痛。四面夹击，不难一鼓而平。

【处方】生麻黄五分　川桂枝一钱　杏仁三钱　川厚朴一钱（炒）　焦白术钱半　干切茯苓四钱　猪苓钱半　建泽泻钱半　广橘皮钱半　制半夏二钱　甘草梢钱半　生姜二片

【次诊】前方连服两贴，得汗，喘平，小溺通利，茎痛亦止。正如壶盖揭，水自下也。惟咯痰尚多清稀稠粘，是肺中治节已行，而寒痰水饮，犹逗留未去。再宗原意，进小青龙汤以逐之。

【次方】麻黄五分　川桂枝一钱　干姜五分　五味子五分（杵）　细辛四分　甘草四分　大白芍钱半　制半夏二钱　杏仁三钱　川厚朴一钱　干切茯苓四钱　白萝卜汁半杯　生姜汁一匙

同冲服。

【效果】两服而愈。

远按：此案以上为喘咳，下为淋痛，系属于一原，卓识过人。壶盖之喻，通达物理，一致荡平，自在意中。惟四苓、六味皆不成方，无知妄作，不值一哂，案中四字僭改为五，所以匡千虑之一失耳。

3. 尿血案

程次明（上海虹口密勒路慎安里）

【病者】沈天福子，年十四岁，住碛石米市。

【病名】尿血。

【原因】在学校，八月下旬，因同学游戏，误踢腹部而起。

【症候】一起少腹微疼，次日尿血，小溲刺痛不利。屡以瞿麦、萹蓄、车前、滑石、草梢、丹、栀、苓、泻、竹叶、灯心投之不应。

【诊断】脉搏弦滑而数，舌苔黄腻尖绛，此湿火溜入下焦厥阴血分，渗入膀胱，致血从溺窍而出，误踢不过借因。今少腹痛已止，而尿血不辍，非伤也，清泄湿火可愈。

【疗法】以八正散参小蓟饮子法加减。

【处方】小蓟炭三钱　木通一钱　西琥珀末六分（冲）　蒲黄炭三钱　瞿麦二钱　萹蓄二钱　黑栀子三钱　原滑石四分（入甘草梢四分）　车前子三钱　丹皮炭三钱　焦黄柏八分

藕节四枚。

【复诊】二剂尿血渐稀，小溲刺痛仍然。湿火尚恋，大便闭结。前方小效，率由旧章。

【次方】照前方去黄柏，加制军三钱。

【三诊】尿血止，大便通，黄苔退，溲痛瘳。胃纳欠佳，参以醒胃。

【三方】川石斛五钱　生谷芽四钱　六一散四钱（包煎）　生扁豆四钱　银花炭三钱　酒炒白芍三钱　川楝子二钱（酒炒）　黑栀子三钱　白茯苓三钱　佩兰一钱半

【效果】后以资生丸调养而愈。

远按：膀胱之病，以五苓为主方。此证嫌其太刚，故以琥珀代桂枝之用，遂以获愈。前之所以屡治不效者，徒以不识此耳。噫！医岂易言哉。

4. 肾虚热案

陈作仁（南昌卢应桥）

【病者】卢子卿，年四十四岁，九江人。南昌洗马池大街全泰盛广杂货店主人。

【病名】肾虚热症。

【原因】性好内，酒色过度，致成阴虚火旺之热症。

【症候】口燥咽干，舌黑无津，小便短赤，溺管作痛，似淋非淋。

【诊断】两尺脉沉细而数。脉证合参，知为肾亏水涸，阴不潜阳，虚火上犯，湿热下注所致。

【疗法】法宜养阴生津，清热利湿。以元参、麦冬、生地养阴生津为君，以萆薢、乌药分清疏气为臣，以益智、菖蒲开郁通窍为佐，以黄柏、草梢滋阴降火止痛为使。

【处方】北元参三钱　杭寸冬三钱　细生地三钱　川萆薢二钱　台乌药五钱五分　益智仁三钱　石菖蒲五钱五分　川黄柏三钱（盐水炒）　甘草梢五钱五分

【效果】此方连服二剂，各症减轻过半，原方去菖蒲，加云茯苓三钱、净银花三钱，接服二剂，逐渐就痊。

远按：案言似淋非淋，其实已具淋之雏形，故处方于滋阴之外，仍注重于清透膀胱，盖非此不能生效也。

第十六卷　痹痛病案（凡 13 案）

1. 胸痹结痛案

尹性初（湖北武昌）

【病者】刘姓妇，年近五十，住王府口街。

【病名】胸痹结痛。

【原因】素有酒癖，感寒而发。

【症候】胸部剧痛，有如刀刺，大便不行。

【诊断】脉沉紧，舌有浊苔，审系酒湿生痰，结于胃脘。遇寒则怫郁益甚，而闭痛更加。

【疗法】用薤白、良姜、肉桂以宣胸中之阳而和其气，用苍术、半夏以截上泛之水而清其源，用葶苈、瓜蒌以除结滞之痰而开其闭，用硝黄荡浊以通下焦之气。

【处方】制苍术三钱　苏条桂四分（冲）　高良姜二钱　薤白二钱　半夏三钱　炒葶苈二钱　瓜蒌仁三钱　大黄二钱　芒硝三钱

水煎服。

另用汾酒调黄土合和相得，团作鸡卵大二枚，轮流放火上令温，滚痛处，拔出白毛甚多。

【效果】进二剂，导动数次，秽浊去，胸部廓清而阴阳和矣。

远按：此系胸痹兼阳明病胃家实之症候，故用药偏于荡涤。病有混和，方法亦随之而变动，胶柱鼓瑟者不足以语于此也。

2. 胸痹水逆案

尹性初（湖北武昌）

【病者】田姓妇，年三十余，住武昌工程营房。

【病名】胸痹水逆。

【病因】素抱抑郁。初起胸中板闷，口渴。医投以凉润之品，遂增危笃。

【症候】时当七月，洒水席地而卧，辗转叫呼，大渴引饮。饮冷水一碗，吐亦一碗。饮不绝于口，吐亦不绝于口，已历半月之久。

【诊断】六脉沉伏，舌有浊苔。审系气郁痰结阻遏，正津不能上布，则大渴而引饮；格拒不纳，则水逆而作吐。医者注意其渴，而不注意其吐，凉润冰凝，则胸愈痹，渴愈甚，吐亦愈速。

【疗法】闭者开之。用麻黄、白芥子、肉桂、厚朴以宣胸中之阳而开其壅闭，用礞石、半夏、瓜蒌以坠结滞之痰，大黄、芒硝以解怫郁之热而通上下之气。

【处方】麻黄一钱　白芥子三钱　肉桂四分（冲）　厚朴二钱　青礞石三钱　半夏三钱　瓜蒌二钱　大黄二钱　芒硝四钱

水煎服。

【次诊】一剂，吐胶痰数碗许，胸部大松，渴吐俱止。导动数行，胸腹廓清，气机和畅，便能行坐自如，再拟方调气和中。

【次方】制苍术三钱　白芥子三钱　瓜蒌霜三钱　半夏三钱　川芎二钱　酒芩三钱　车前子三钱

【效果】进四剂而愈。

远按：方中治饮之药，平和可取。病历半月，上部壅阆，二便自当秘涩，酌用硝黄亦甚正当。惟案中对于二便漏未叙及，似嫌疏忽。又黄芩呆滞，分两亦嫌太重，愚意改用瓜蒌为妥。质之高明，以为何如？

3. 心胃痛案

王竹铭（住昆明市）

【病者】女佣李妪，年四十三岁，住龙头邨。

【病名】心胃痛。

【原因】体强性刚，素多郁怒，常患肝气，数年百治不效。

【症候】发时由两胁上冲心胃，叫号乱滚，面青肢冷，痛极昏闷无声。

【诊断】脉浮气闭，数小时候后，始渐甦痛止。此由郁怒伤肝，肝木犯胃也。

【疗法】治以平肝舒郁，活血理气为主。

【处方】柴胡三钱　川归三钱　香附三钱　枳壳二钱　丹参三钱　桃仁二钱　川芎二钱　白芍三钱　乌药二钱　郁金二钱　青皮二钱　红花二钱　延胡三钱　金铃三钱

水煎，温服。

【复诊】服后数日不发，继发一次甚轻，以已效，不更方。

【次方】原方三帖。

【效果】此症始终共服四帖，数年痼疾永不复发。

远按：延胡、金铃治肝胃气痛，具有神效，此症得力亦在二味，特拈出之，以告同病者。

4. 肾痹腰痛案

黄少伯（住广东东莞县石龙市）

【病者】孀妇姚李氏，二十八岁，广东增城县人，住东莞县峡内。

【病名】肾痹腰痛。

【原因】月事不调，血虚火盛。丁卯三月，因风湿袭肾俞而病。

【症候】腰脊痛如锥刺，历两年，治无一当，背负如弓。

【诊断】两尺涩滞，余部濡弱。涩滞为痹脉之征，《脉要精微论》云："尺外以候肾，尺里以候腹中。"又曰："下竟下者，少腹腰股膝胫足中事也。"今两尺涩滞，外证腰痛，其为肾痹无疑。痛历两年，精气内夺，故余部脉濡弱；腰为肾之府，病久不解，作强失用，致背负如弓。

【疗法】主金匮黄芪五物汤之温通，佐羊藿、巴戟、紫石英、忍冬藤直达病所。

【处方】黄芪六钱 桂枝二钱 白芍三钱 生姜二钱 大枣四枚 羊藿二钱 巴戟三钱 紫石英三钱 忍冬藤三钱

同煎服。

【复诊】药不效，余悉心静思，猝有感触，盖邪巢腰脊，药难飞渡，加猪脊骨为引，当可奏效。

【次方】原方加猪脊骨一条，另煎，澄汤代水，入药煎服。

【效果】服后酣睡，及晓，痛止腰伸，诸病如失。

远按：初方无效，非无效也，病已两年，根深蒂固，战胜不能不需时，迨次方加入猪脊，力量更厚，遂以却敌，实则初方亦与有力焉。

5. 阳郁腹痛案

黄少柏 （住广东东莞县石龙市）

【病者】刘永芳，年六十，广东惠阳县人，住东莞县石龙市。

【病名】阳郁腹痛。

【原因】先冬至日四小时，食糯粉汤圆，及子刻交节，病作。

【症候】腹暴痛，连胸胁，肢厥过肘膝，汗出如油，小便短赤，不大便已两天。

【诊断】脉伏如无，谓为阴证四逆，孰敢非之？然斯诚为阴证，是阳虚已甚，肾火式微。大便纵不下利，未必燥结；小便纵不失溲，未必短赤，此同中之异，大有研究价值。询其致病之因，知糯粉汤圆为主动，又询知其体素阴虚，喜清润而不喜温补，是此之猝病，与四逆、真武诸症适得其反，乃断为食滞阳郁腹痛症。

【疗法】少阴为阴枢，阳郁脾滞，致腹痛四逆，当责少阴，助其枢转。四逆散庶可胜任。

【处方】柴胡三钱 白芍三钱 枳实二钱 甘草钱半

同煎服。

【复诊】脉不伏匿，转形浮弱，右关浮弱涩互见。腹痛大减，厥回汗止，然究竟少阴枢转力未充。

【次方】原方再进。

【效果】服后诸脉和缓，腹痛亦愈。

远按：火极似水，水极似火，非细心辨认，易致杀人于俄顷，此案诊断极为精审，处方单纯不杂，足为后学津梁。

6. 胃脘痛案

钱秉良（住松江西外日晖桥）

【病者】陆妇，年三十二岁，住本城。

【病名】胃脘痛。

【病因】产育颇多，血分虚亏，乃其素因。家务劳心，内热血痹，乃其诱因。

【症候】胃脘当心而痛，偏左有块攻疼，得按痛势稍缓。俯不能仰，干呕口苦。大便不利，小便赤沸。

【诊断】脉象细数带涩，断系血痹所致。盖血液衰少，循环迟缓，每令血瘀经络，阻塞气化，气血不通，故痛甚则结块攻疼。其块偏左者，肝用在左，络病必及于肝也；喜按者，虚也；干呕口苦者，胃气窒塞也；大便秘而小便赤者，血虚则肠燥，气滞则膀胱热也。

【疗法】病既因于血痹，自当以活血为首要，故用川军、延胡、红花、桃仁之入络行血，消块止痛为君；血病必先治肝，故用归尾、赤芍、丹参、郁金之调和肝血为臣；柏仁润大肠，木通泄膀胱为佐；川楝子逐湿热为使者也。

【处方】生川军钱半　炒延胡一钱　西藏红花八分　桃仁泥四钱　生归尾三钱　西赤芍三钱　大丹参三钱　广郁金二钱　柏子仁三钱　童木通三钱　川楝子三钱

【次诊】一剂，连解臭屎二次，先鞭后溏，块痛消失，干呕亦止，惟胃脘未和耳。

【次方】生归尾三钱　西赤芍二钱　大丹参三钱　广郁金二钱　童木通二钱　川楝子三钱　云茯苓三钱　丝瓜络二寸　绿萼梅钱半　佛手柑钱半

【效果】二剂，胃气舒和，谷食渐香，静养三日复元。

远按：处方仿佛桃仁承气而注重于和肝，用药多而不乱，堪称能手。

7. 风寒麻痹案

邢玉田（住南昌龙须巷）

【病者】宗舒仲，年二十五岁，南昌人，城外河街，祥记布庄经理。

【病名】风寒麻痹。

【病因】其兄奉母，在景德镇营商。是年秋，母兄相继病故，得信往镇料理数十日，收拾商业，扶柩回籍。事繁体弱，不胜烦劳，哀伤无己，泣涕不干，且卧认一边，左半身被压，血脉不得畅通，风寒乘虚侵入筋络。

【症候】左手足麻木不仁，渐及臂膀腿股。

【诊断】左寸尺脉涩，关弦，右脉迟微。涩为血少，筋脉不充畅也。弦为风，左关弦者，肝主筋，风袭筋也。微者气不足，迟者寒伏里也。经云久坐伤气，又谓泣为肝液，涕为肺液。又曰，肝主营血，肺主卫气。症脉合参，确系气虚血涩，邪阻筋络之候。

【疗法】以金匮黄芪五物汤治之。黄芪、桂枝合姜枣之辛甘温，助卫阳而理脾胃。脾司运化而达四肢，胃为气血之海，资生之本。桂芍之酸辛，和营血以疏肝活络；姜桂之辛温，驱逐风寒，使气充血活，病邪无逗留之余地。

【处方】生北芪三钱　杭白芍三钱（生）　桂枝尖三钱　大红枣三个（劈破）老生姜三钱（切片）

【效果】五剂知，十剂麻木即止。此汤与其体气相宜，嘱其再服十剂。气血渐强，痼疾遂愈，今已十数年不复发矣。

远按：风为百病之长，故桂枝汤能治百病，伤寒一百十三方，托始于此，而其余诸方，用桂枝者十之七八。此证风寒湿着而为痹，以正虚液耗加芪以滋之，仍是桂枝汤之法，后世畏麻桂为蛇蝎，而代以羌独活、藁本诸品，往往致误，甚或以滋补为常法，下笔即冬、地、胶、芍，六经主药，弃而不用，仲景心法，扫荡无遗。呜呼！朱丹溪、张景岳、吴鞠通之流毒远矣哉！

8. 火痰案

伍式山（住广州市西关永和兴）

【病者】何镜舟，系恕德银号之少东，二十四岁，住广州天平街。

【病名】火痰。

【原因】素质瘦薄，少年嗜好太多，酒局竹战，伤耗精神，以致火动痰生。

【症候】四肢骨节疼痛，难以屈伸，胸痹而咳。

【诊断】口燥舌干，脉数而滑。时值仲秋，燥气司天，断为火热激动，其痰流闭关节所致。

【疗法】清火豁痰，仿小陷胸法加味。

【处方】瓜蒌霜五钱　桑白皮三钱　光杏仁三钱　旋复花二钱（包煎）　小川连二钱　制半夏一钱半　丝瓜络四钱　桑枝尖三钱　天花粉二钱

【次诊】二剂，大便一次，微滑。胸中颇舒，手足颇能屈伸，但口干微咳。

【次方】瓜蒌霜三钱　丝瓜络二钱　白茅根五钱　光杏仁二钱　旋复花二钱（包煎）　淡竹叶一钱　制半夏一钱　竹二青二钱　天花粉二钱

【效果】三剂，诸症俱愈，后以温胆汤出入，调理旬日而安，并戒勿蹈覆辙，免召病机。

远按：此案论断精到，用古方亦确切不移，堪为治痹痛者立一标的，惟用药有重沓之嫌，蒌霜、花粉、桑皮、桑枝一物数用，无关宏旨，瓜蒌为对证之药，而旋复厕入，不伦不类。凡此皆于方法，失纯粹之美，故敢本其所知，不避僭越而妄言之。又病名火痰，不甚雅驯，拟以痹病二字易之。

9. 寒湿案

伍式山（住广州市西关永和兴）

【病者】陈卓群，三十一岁，住广州长堤。

【病名】寒湿。

【原因】平素嗜饮，时值隆冬，冒寒而发病。

【症候】手足骨节疼痛，不能屈伸，微恶寒，足膝冰冷。

【诊断】脉沉细，舌白。由于血为寒凝，气为湿阻而发。

【疗法】用桂枝、生姜以解外寒，二陈加苍术、附子以散内湿。

【处方】桂枝尖三钱　制苍术二钱　云茯苓三钱　陈皮一钱　制半夏二钱　生甘草一钱　生姜二钱　泡附子二钱

【效果】连服三剂，手足微能举动，足膝温。照方去附子，再服三剂，行动如常。

远按：此为痹痛证之轻者，录之以备一格。

10. 肺痹肾泄案

谢寿枬（南城）

【病者】黄阅更夫人，年六十岁，南城人。

【病名】肺痹肾泄。

【原因】上嗽黄痰，下下白带，常年如是。

【症候】九月二十日忽患咳嗽，咳一声，遗尿一阵。上有咳，下必遗，咳不止，而遗愈甚。

【诊断】肺主出气，肾主纳气。今肺气痹而不通，故为咳；肾因下多而气外泄，司纳失职，故为遗尿。

【疗法】君益智以摄肾气，臣杏仁以通肺气。

【处方】益智五钱　杏仁三钱

【效果】二剂，全愈。四剂，数十年之白带亦愈。

远按：古人所谓"文章本天成，妙手偶得之"，此方简而贱，奇而正，有天造地设之妙，洵属匪夷所思。

11. 寒湿肢痹案

邢玉田（南昌西龙须巷）

【病者】邢韃侯，余之胞弟，年五十一岁，时由山西高等分厅告病回北京。

【病名】寒湿肢痹。

【原因】体胖多湿，久任法官，大耗心血，素喜洁净，无论冬夏，日必濯足一次，时时洗手。或用面盆用过之水揩身，所用之巾，不拘干湿。此即受湿最大原因。

【症候】初起左手足酸疼，继则麻木，后则左腿足似将不为我用，勉强行走，时欲倾倒。

【诊断】虽未晤面诊察，然其体气病源，均为素所深悉。确系寒湿乘虚着于筋络，致成此病。爰寄方治理之。

【疗法】用仲师黄芪五物汤加味，以芪、枣、归、芍，助气活血为君，白术、薏米培土制湿为臣。姜、桂、牛膝达四末驱邪为佐，桑寄、木瓜通筋络以祛湿为使。

【处方】生绵芪三钱　生白芍三钱　桂枝尖三钱　全当归三钱　焦白术三钱　生苡仁米三钱　炒苡仁米三钱　淮牛膝二钱（盐水炒）　桑寄生三钱　宣木瓜三钱　大红枣三枚（劈破）　老生姜三钱（切片）

【效果】十剂见效，廿剂痊愈。

远按：古之补剂，皆以鼓荡元气为务，盖乾健自强之理也，此案既有痹闭，证状尤忌呆补，以窒气机，方以黄芪桂枝五物汤为底，取生芪达表为用，然非桂枝不能成健运之功也。

12. 脾约案

顾振呼（浦东傲雪村东市）

【病者】潘祝平，西医，年三十余岁，住连桥。

【病名】脾约。

【原因】脾虚胀，经月不止，屡服西药消导品不应，改延中医，大都破气消食攻下，病益剧。用西法灌肠，初则灌后胀减，遂由日一灌而致日三四灌，其后虽灌而胀痛如故，不灌则不大便矣。

【症候】神疲肢软，气怯音低，脘腹膜胀，喜按，得食胀益剧，因而不敢食，小便利而大便秘，予诊时大便十余日不行矣。

【诊断】脉沉而细，舌淡无苔。予谓此证胀由脾虚，结属脾约，乃脾阳不运之脾约证也。虽十余日不便，幸勿再灌，重竭肠液。脾主输精，脾阳宜运，盖惟先能运化，而后有精可输。脾不运则食不化，䐜胀斯作；精不输则肠不润，大便斯秘。约者，约制其精，即不输之谓，脾虚约精不输，故曰脾约。

【疗法】脾属太阴，宜温乃运，宜升斯健。温运脾阳，中枢旋转，得清气上升，则浊阴自降，上下自和。取理中汤法，参入升降气机之品。

【处方】别直参　制于术　淡干姜　砂仁末　姜半夏　霞天曲　瓜蒌全佛手片　火麻仁

【效果】此方服五剂，䐜胀渐减，大便自通。后以运脾通阳，法不出此方，加减服二十余剂，而臻康健。可见脾阳不运，而约精不便者，虽上胀下结，犹当补中。若麻仁丸方专治脾约，中有大黄苦寒，已不宜于此证矣。

远按：脾约证治，详于仲景，后贤以证不经见，忽而不讲，遂鲜发挥。此案从温升着手，认解高超，处方不袭仲景，而能得其神理，尤为难能，盖惟能读仲景书而不死于句下者，方可活人。

13. 胃痛伏寒夹肝火案

陈益生（武进）

【病者】季弟颖孙，年四十八。

【病名】胃痛伏寒夹肝火。

【原因】二十岁游粤西，水土不服致胃痛。医者误为虫恙，使服使君子，不知此药含毒，食之过量，呃逆不止，几濒于危。后请同乡陈君诊治，亟用旋复代赭汤镇之，数旬而愈。自此每逢入霉及深秋阴雨，其痛必作，天霁乃止。缘不信古法针灸，绵延廿余年。

【症候】戊辰秋，值六八阳明脉衰年岁。剧痛便约，纳谷不运，溲赤如血，数月不愈。衣裘不温，日哺尤甚。方药温清通补皆不受。就名医某诊治，谓胃以通降为用，即以通降为补。服其方平平无效。复诊云，胃能容，脾不能化，当遵古法，服脾约麻仁丸，先通腑气再商，怀疑未服。改服西药止痛剂，以其中颠茄膏含有麻醉性，遂动肝阳，烦躁欲狂，咽舌干渴，饮水数磅不解。至是不得不藉针灸以斡旋生机矣。

【诊断】脉弦数，舌苔质腻，中黄边白，属肾虚寒袭，肝郁火沸。胃者汇也，乃寒火搏聚于胃络也。按：经云："邪之所凑，其气必虚。"吾弟积年深夜伏案，神劳则腠理不缏，容有微寒，乘隙客肾。经又云："中行令者，其病徐而持。"盖中行令者，岁位四时之气，若起居失常，天人之气不敌，弗与津液相成，化生精神，则谓之邪。因所感极微，故亦曰微邪，所以徐而持也。徐而持者，邪伏不即发，发而经久执持也。其微邪久搏肾经，渐循肾街流溢冲脉，与肝火汇客胸中不散，即当胃脘，亦即神经从枝部位。因胃馁不胜客邪而作痛，实非胃经本病。缘四时皆以胃气为本。大凡一切三因之症，胃气不弱，其病不发。故曰"持则安，减则病"也。夫人之气循行十二经，酉刻注肾，胃之蠕动亦藉肾阳蒸腾，肾有伏邪，则胃关欠利，经气涩滞，故至日晡寒愈盛，痛愈剧。察其目下窠青，亦水泛戊土明证。肾主二便，肝司疏泄。寒胜阳微，大肠推输力薄；木郁火燔，疏泄机能混淆。或谓溲溺如血，何以独责肝火？西说肝能泌血中蛋汁，制成尿素，莫非分泌不清而然？肝肾绝对偏寒偏热，药力无从和调，所以温胃则防肝热，凉肝又碍胃寒，且未涉受病之原，故其邪执持。邪持不化，则胃之造温机能退减，体之温度缺乏来路矣。

【疗法】先以白萝卜煮汤顿饮，以救药误，继为行针凉肝温胃。

【处方】白萝卜二斤，切片，煮汤一饭碗，顿饮。咽舌干渴即化。

【针灸】先清肝之太冲穴，针行六转数，六而六之。（取气）口吸鼻呼。次温胃之三里穴（各灸三十壮），针行九转数，九而九之。（取气）鼻吸口呼。随时彻汗体温，痛定知饥。

【复诊】小溲已清，午刻其痛尚作，势较和缓，系肾经伏寒未化，宜灸太溪以温肾经三焦之阳，并内服扶正宣邪，而渗痰湿之剂。

【二方】淡豆豉三钱　法半夏一钱半　炒白术一钱　茯苓三钱　葱白三茎　潞党参四钱　川厚朴一钱半　冬瓜子三钱（炒香）　炙草四分　生姜两片

【针灸】太溪穴　各灸四十壮。针行老阳数五次。

【三诊】大便自通而不燥结，胃脘隐痛，折回胸脯肾街，此肾经伏邪，未悉化也。

【三方】原方加胡芦巴三钱。

【四诊】前方服二剂，胸脯肾街隐痛悉化，而觉气弱，肝阳不静，宜加益气，和泄肝热。

【四方】上绵芪五钱　法半夏一钱半　全当归一钱半　茯苓神各三钱　菟丝子三钱　净李仁三钱（酒炒）　潞党参五钱　炒陈皮一钱半　川厚朴一钱半　清炙草八分　柏子仁三钱　生姜两片　红枣三枚

【五诊】前方叠投五剂，气机渐充，肝阳亦平。大便输送少力，有时或结。因悟肾经伏邪必由太阳经传入，失汗即转属阳明，太阳阳明并病则脾约。出粪力弱，固原脾约，寒未化热，脾约麻仁丸中芍药大黄苦寒，又非所宜。经云"肾能蒸运脾土，通利胃关，并开窍于前后阴"者，无非交感神经作用。奇经冲脉穴，名公孙，即脾络。《说文》云，"物之极微而不可分者曰公"，"子之子曰孙"。盖喻繁衍贯通掣引之义。于是复灸公孙穴，增减原方。

【五方】前方去李仁，加厚杜仲四钱，黄芪、党参各增重至一两。

【针灸】太溪穴，各灸三十壮。针行老阳法。

【效果】输粪力强，多而软润，补亦受矣。可知西法机械的，中法气化的，而针灸能全形气，故愈疾迅速，如向斯应也。然身为药矢之的数月，苦矣，险矣。

远按：针灸法中国发明最早，后人不讲，渐以失传，流入他国，遂成专门之学，犹之算术之借根本为东来法也。此证积累廿余年，根深蒂固，决非药力所能及，录此所以明针灸有研究之必要，愿与海内中医家共勉之。

第十七卷 泻痢病案（凡 22 案）

1. 奇恒痢案

尹性初（湖北武昌）

【病者】武昌电报局王君士华之母，年七十四，住转角楼前街。

【病名】奇恒痢，俗名噤口痢。

【原因】素多痰，感受暑湿。至九月，伤风而发。

【症候】下痢赤白，里急后重，脱肛。发热恶寒，呕吐不食，腹微痛。

【诊断】脉涩而紧，舌苔白厚。审系湿热蕴蒸，痰壅胸膈则上逆而作吐，风邪滞于肤表则营卫不和而发寒热，秽浊壅于大肠则传送不利，努责太过而脱肛。

【疗法】某在旁，谓年高人不可下。余曰：年高不能胜病，当速去之。不汗则表邪不彻，不下则秽浊不去。盖表邪去则寒热自退，痰饮蠲则里气自和，胶粘除则肠胃洁而传道自利。

【处方】葛根三钱　桂枝一钱　制苍术三钱　黄连一钱　黄芩二钱　厚朴二钱　木香一钱　均姜五分　大黄二钱

水煎服。

【此诊】进一剂，寒热解，呕吐亦至，便能进食。前方去桂、葛，加肉桂调气行血。

【此方】制苍术二钱　厚朴二钱　黄连一钱　黄芩二钱　木香八分　均姜五分　苏条桂四分

【效果】进二剂，诸症悉除。后八十二岁，以他疾终。

远按：经言有故而陨，亦无陨也。触类而旁通之，可知用药以适合病情为准，多所顾忌反致姑息养奸。此案对于高年之人，速下以存阴，认证既的，处方亦当，可为畏首畏尾者作南针也。

2. 噤口痢案

尹性初（湖北武昌）

【病者】曾君紫墩之室人，年三十余，住武昌保安门内。

【病名】噤口痢。

【原因】素有烟癖，感受湿热而起。

【症候】下利脓血，红白相兼。里急后重，腹痛甚剧，日夜数十行。迭医无效，迁延月余。

【诊断】脉沉涩而紧。审知湿热蕴结，胶粘秽浊壅于肠胃。屡治无效，非用药不当之过，乃鸦片收涩之过也。

【疗法】用沉香末调于烟膏之内，变收涩之品而为化气之用。疏方调气行血，另用沉香、肉桂、明矾治痢之品，为末冲服。

【处方】制苍术三钱　川厚朴二钱　净归身三钱　川黄连一钱　黄芩二钱　槟榔二钱　桃仁二钱　炮附块二钱　大黄二钱　芒硝三钱

水煎服。

又　沉香三分　肉桂二分　明矾三分　各为末，冲服，日三次。

又吸烟膏必调沉香末以斡旋之。

【次诊】进二剂，痢渐减，后重渐除，仍依前法。

【次方】诸如前法，惟煎方去芒硝一味。

【效果】进六七剂而痊愈。

远按：吸烟者患痢，用药难效，易致不救。此案细心体贴，分头施治，故能化险为夷。胆欲大而心欲小，凡是皆然，医者尤当奉为圭臬。

3. 飧泄案

黄瑞书（麦根路麦根里六弄八七零号）

【病者】许阁英，年五十八岁，木商，住麦根路福新里第七弄第二家。

【病名】飧泄。

【原因】素有肝脾气郁，湿蕴三焦而为腹痕，气撑作痛。加以烟体，肠燥便难，恣服泻丸，遂致泄泻完谷，四日不止。

【症候】泄泻完谷，日夜十余次，已经四日。舌质光红，苔分二截而腻。脉虚细，胃纳不贪。

【诊断】此中气虚而脾阳下陷，肾阳衰而肠湿有余。丸药直攻，徒伤脾肾之阳，湿仍不化。

【疗法】仿东恒补中益气合连理汤出入为法。

【处方】焦白术二钱　砂仁拌熟地三钱（制附子片八分同炒）　赤猪苓各三钱　细川连二分（炮姜四分同炒）　煨诃子肉一钱　车前子三钱　炙升麻一钱半　炙鸡内金一钱半　石莲子肉三钱　煨葛根二钱　焦谷麦芽各二钱　荷叶蒂一枚

【复诊】三剂后，泄泻完谷即止，惟溏泻日有数次。胃纳稍贪，腻苔略化，脉仍虚细，乃脾胃之阳渐振，中气升举有权，肠湿亦因之稍化。前法即效，仍遵前意扩充之。

【处方】砂仁炒大熟地三钱（制附子片八分同炒）　煨肉果一钱　赤猪苓各三钱　焦冬术二钱（炮姜四分同炒）　炒潞党参二钱（焦六曲三钱同炒）　炙鸡内金一钱半　炙升麻一钱半　石莲子肉三钱　焦谷麦芽各二钱　车前子三钱　荷蒂二枚

伏龙肝二两煎汤代水。

【三诊】泄泻已止，每日尚便下溏粪二次，谷纳递增。腻苔化清，舌红亦淡。惟小尿不爽，显系脾肾通调，阳气敷布如常，而大肠湿浊未尽，膀胱气化失宣。再与前法参分利州都。

【三方】潞党参三钱（焦六曲三钱同炒）　连皮苓四钱　木通草各八分　大熟地三钱（砂仁拌炒）　制附子片六分　车前子三钱　野于术一钱半（枳壳八分同炒）　炙升麻一钱　汉防己三钱　野料豆三钱　炒薏仁三钱

【效果】此系高年脾肾气阴并虚，服泻丸而至飧泄完谷者。中气下陷，清阳不举，腑蕴湿浊而然。始终用补中益气合连理汤出入为法，三诊即愈。

远案：东垣《脾胃论》，久已无人能读。蛩然足音，极为可喜，亟录之。

4. 湿温挟痢发斑案

李泽民（寄居汉口桥口）

【病者】李宗藩，年十四岁，住安徽太平县。

【病名】湿温挟痢。

【原因】民国十六年初秋，学校暑假未满，宗藩好斗蟋蟀，日暴露侵，致受湿温。时当九月，因秋风凉束而出病，兼之平日喜食瓜果生冷，夹有积滞。

【症候】初起身发寒热，继则但热不寒。痢下红白，噤口不纳，里急后重。腹中绞痛，时剧时缓，心中烦躁不安。

【诊断】脉来左部沉数，右部洪涩。舌苔黄腻，间有微白。症脉合参，乃湿温挟痢也。湿于热合，故脉左数而右洪。积滞内留，与湿热相蕴，故脉有沉涩之象，此腹中绞痛之所以见征也。按，痢名肠澼，又名滞下。湿伤气分，则下白痢；热伤血分，则下赤痢；湿热互伤，痢兼红白。其里急后重者，肺气不流通之故也。太阴阳明合病，法当兼治。

【疗法】清热透湿，化滞理气。方用银花、连翘清表里之邪，黄芩、薏仁、大豆卷透湿而清热，神曲、枳壳、莱菔子化滞而理气，苦桔梗开提肺窍以通大便。

【处方】金银花二钱　条黄芩一钱二分（酒炒）　六神曲一钱五分（炒焦）　青连翘一钱五分　生薏仁三钱　陈枳壳一钱　苦桔梗一钱　莱菔子二钱　粉甘草一钱

【次诊】痢稍轻，腹痛未止，时缓时剧，尚有积滞逗留未去。因思叶案所载，热甚于里者，当用黄连以清热；火实而痛者，宜增大黄以逐邪。

【次方】金银花二钱　苦参一钱　扁豆衣一钱五分　宣黄连五分　西锦纹一钱五分（酒炒）　粉甘草一钱　广木香一钱　六神曲一钱五分（炒焦）　生谷芽三钱（杵）

【三诊】身热已退，痛痢均止。因口纳不慎，又作腹痛。病家另延某医，药用温燥，前象均复，势暴更甚。又延愚诊，腹痛甚剧，红斑隐现，二便忽不通畅。愚曰：虽因药误，本有伏热胶固未除。因以麝香五厘，放于脐内，将青葱连根捣烂，敷于麝上，盖以薄面饼一枚。用常穿鞋底烘温，连熨两次，止其腹痛。方拟凉膈疏斑。

【三方】青连翘一钱五分　川郁金一钱五分　粉丹皮一钱五分　金银花二钱　云

茯苓一钱五分　大力子一钱五分　生石膏二钱（研末）　山栀子一钱五分（炒焦）　枳实汁（清水磨汁一杯，冲服）

【四诊】红斑上隐下现，下隐又复上现，二便已通，烦躁未除。王孟英云：湿温之为病，如剥蕉抽茧，层出无穷，此之谓也。湿随热化，治当专究阳明。方拟化斑清热。

【四方】生石膏三钱（研末）　肥知母一钱五分（去毛）　粉甘草一钱　金银花二钱　金石斛二钱　金汁一酒杯（冲服）　犀牛黄一分五厘（分二道冲服）　粉丹皮一钱五分

先将白茅草根去衣一两，煎汁去渣。后入前药，同煎。

【五诊】红斑渐没，精神清爽，胃醒能纳。因元气大亏，面浮足肿，方拟养胃清热。内用茯苓、泽泻通行三焦水道，淡不损胃。

【五方】北沙参三钱　云茯苓二钱　肥知母一钱五分（去毛）　杭寸冬二钱（去心）　建泽泻一钱五分　白扁豆二钱（杵）　生谷芽三钱（杵）　粉甘草一钱　白茅根四钱（去衣洗净）

【效果】当第五诊时，面浮足肿。病家问于予曰：症虽治愈，浮肿亦为大患。予曰：此虚肿也，元气复则自除矣。因于养胃清热中佐以通行水道之品，四剂而肿安全。

远按：外感挟痢，势难兼顾，最为棘手。看他剥蕉抽丝，层层清解，手腕敏活，可法也。

5. 烟客洞泄案

邱元熙（上海小西门迎勋路）

【病者】陈左，四十五岁，住陆家浜。

【病名】洞泄。

【原因】邪之所凑，其气必虚。加之嗜癖之体，中虚有素。寒邪直犯中宫，莫之能御。

【症候】便泄直下，腹部隐痛，胸窒欲呕，纳饮不进。脉象弦缓，舌苔白腻。

【诊断】脾为中土而从湿化，寒湿困于太阴，中阳斡旋不力。烟客命火必衰，火衰不能生土，肝木侮其所胜而成洞泄之候。

【疗法】温中土以扶阳抑木，健太阴以化湿止泻。

【处方】淡吴萸五分　土炒白术钱半　采云曲三钱　大腹绒钱半　炮黑姜四分 焦白芍三钱（砂仁四分拌）　煨木香一钱　熟半夏钱半　炒枳壳钱半　熟谷芽三钱 云茯苓三钱　清炙草五分　猺桂心四分（饭丸分吞）

【二诊】呕泄均止，腹痛已缓，纳饮稍进，中阳渐振，脉形弦缓，舌白苔薄，再与和化。

【二方】土炒白术三钱　新会皮钱半　焦楂炭三钱　清炙草五分　焦白芍三钱 采云曲三钱　制半夏钱半　煨木香一钱　春砂仁四分（杵）　大腹绒钱半　熟谷芽三钱

【效果】首方即已生效，次方善后而已。

远按：烟客泻利，最为棘手。况系洞泄，顷刻有亡阳之虞，非用姜、桂，恐致迁延误治。

6. 寒积五色痢案

吴篆丹（江西景德镇）

【病者】刘姓，年已六十，住刘聚源笔店。

【病名】五色痢。

【原因】寒滞下痢，医药乱投，脏真日败。

【症候】痢已月余，五色兼见，日夜数十行，咳甚不能卧，口渴不引饮。

【诊断】脉软。满舌浊腻而厚。系沉寒痼积，阴凝不散。且胃纳极少，久痢滑脱，属虚无疑。

【疗法】主以真人养脏汤。参、术扶元健脾，归、芍养血敛阴，肉果、诃子等涩肠收肺。

【处方】别直参钱半（炖冲）　炒白芍钱半　炒诃子三钱　土炒白术二钱　煨肉果一钱　炒粟壳三钱　炒归身钱半　煨广木香八分　炙甘草六分

【效果】服后，痢减咳少食增，惟烦躁不宁，症属戴阳。原方加肉桂五分，逐渐愈。

远按：俗称滞下无补法，盖指新病者而言，非所论于虚寒滑脱者。此证藏败显然，尤非补涩不为功。录之所以示人知所通变而不宜囿于一偏之说也。

7. 赤痢案

葛蔚堂（南京船板巷）

【病者】章遐年，年三十二岁，机业，住仙鹤街。

【病名】赤痢。

【原因】夏日炎热，多食油荤，壅遏肠胃。己巳七月二十四日病作。

【症候】腹部剧痛，痢下纯赤，烦热口渴，日夜下痢百余次，里急后重。

【诊断】苔黄，舌赤，脉甚数。肠部发炎，积滞不化。

【疗法】初宜急下，继用和中健脾导滞等法。

【处方】西生军三钱（煎一滚）　白蜜两大茶匙（兑入）　麻油一茶匙（兑入）

【复诊】一剂痢减，腹痛止。热滞未清，治以清导。

【次方】川连五分　陈皮一钱五分　苦参三钱　生甘草五分　枳实一钱五分

【三诊】痢止，诸症已减，精神恢复，邪热平，仍宗昨法。

【三方】川连五分　炒芩一钱五分　白术一钱五分　陈皮一钱五分　生甘草五分

【效果】此症收效，系仿西医治痢要法，药少味厚，故愈期甚速。

远按：痢，古名滞下，由积渐而来，亦当由缓和而去。此症下纯赤，昼夜百余次，病势急迫，故可以急法治之，然欲速不达，究非治痢之正宗。录之以见变化由人，原非一途所可限制也。

8. 痢后脱肛案

杨孚灵（住泰县北门内大街）

【病者】李德怀之孙女，年六龄，主泰县娄庄。

【病名】痢后脱肛。

【原因】痢疾愈未两旬，晚间大便坐桶时久，脱肛而不觉。

【症候】面黄形瘦，精神疲倦，脱肛三寸，身无寒热。惟肛坠裂痛，时有白沫。医治两日无效。

【诊断】脉弦细，苔白腻。肠头翻出色红紫，肿如湾角。经曰：胃者水谷之海，六腑之大源也。又曰：饮入于胃，游溢精气，上输于脾。脾气散精，上归于肺。由是观之，则痢久不食者必脾败胃弱，而肺气亦因之虚而下陷矣。肺与大肠相表里，即谓脱肛之证之所由起也。

【疗法】内服之剂用升麻、柴胡、桔梗升提为君，黄芪、党参补气为臣，白术、山药、甘草健脾为佐，川椒目、赤石脂、五倍子收敛止脱为使。外搽之药用甲鱼头瓦上焙存性研末，频拍患处，使其收束而内入，然后用绸布于胯下兜之，防其再脱。用蓖麻子槌饼贴囟门，取其提拔上升也。

【处方】生黄芪三钱　台党参三钱　生于术三钱　生山药四钱　生柴胡三钱　苦桔梗二钱　炙甘草二钱　川椒目一钱　升麻钱半　赤石脂六钱　五倍子二钱

【外治方】蓖麻子二十一粒。

【外治方】甲鱼头三个。

【效果】拍药贴饼半日，服煎药一剂，肠已收入，再将前方五倍子、升麻各减半，服二剂全愈。

远按：痢后脱肛，非但小儿，即大人亦有之。骤遇此候，猝不知所应付。此案处方周密，内外兼赅，是病有可操之券矣。亟录之以饷同人。

9. 寒湿水泄案

刑玉田（住南昌西龙须巷）

【病者】王延龄之仆从郭某，年卅岁，住建德观内王寓。

【病名】寒湿水泻。

【原因】夏季恣食凉菜、水果、西瓜、冷面等物，混合油腻，致伤脾胃。

【症候】腹痛水泻，腿肚转筋，恶寒倦怠，不渴不食，溲清而短，唇白。

【诊断】面色晦滞，鼻梁尤甚。左脉沉迟而紧，右脉沉滞而缓。舌白滑，苔灰腻。症脉合参，为寒湿杂滞，困脾败胃，兼寒邪袭于筋络之候。

【疗法】君以萸、附、姜、术，温中祛寒而扶土；臣以山楂、芽麦、槟榔、厚朴，宽中导滞；佐木瓜、薏米以舒筋渗湿；使黄连固肠止泻，以成刚柔相济之剂。

【处方】白附片三钱　川干姜二钱　泡吴萸二钱（用黄连炒）　焦白术三钱（灶心土炒）　川朴一钱半　槟榔一钱半　炒黑麦芽三钱　焦山楂三钱　宣木瓜三钱　薏苡米五钱（生）　川连一钱半（用吴萸炒）

水煎服。

惟恐胃中积寒太重，拒格不纳。初服煎好，待至半温，慢慢服下，后则热服。忌食粥两日，戒食荤腥生冷滞物。

【效果】一服知，三服愈。

远按：泻而至于转筋，寒凝液燥甚矣，解冻固脱，是为正治。仲景反佐之意，具征心得。

10. 寒湿痢疾冷汗如洗案

刑玉田（住南昌西龙须巷）

【病者】王延龄，年卅二岁，河南人。前为某师军佐，住建德观内。

【病名】寒湿痢疾。

【原因】长夏多食冷面、凉菜，金瓜、西瓜达三百余枚，夜睡地上，因而脾败胃伤，寒湿凝滞气分，饮食减少，入秋即病。

【症疾】初患白痢，里急后重，溺清，不渴不食。误用凉药伐阳，致犯虚上之戒，次日寒噤毛竖，周身冷汗如洗，变为亡阳急症。

【诊断】左脉迟紧，右脉沉迟而细。舌白腻而苔薄。寒滞已久，胃气不能上蒸，为虚阳内陷外脱之候。

【疗法】用姜、附、萸、桂回阳救脱，固大气以驱寒为君。山楂、麦芽化积消食为臣。黄连、白芍佐阳药以和营卫而敛汗止泻为佐。川朴、木香调气行滞以除痛为使。先用隔年粳米（即早稻米）炒微黄，垫纸透地上，退去火气，煮作稀饭与食，取其香燥醒脾也。

【处方】川干姜三钱　白附片四分　泡吴萸三钱（用黄连炒）　桂枝尖一钱　焦山楂三钱　焦麦芽三钱　川黄连二钱（用吴萸炒）　川厚朴一钱半　炒白芍三钱　广木香一钱

【效果】一剂，寒噤冷汗均止，痢稀，痛坠大减。原方姜、附、萸、连减半，继进两剂而愈。嘱其慎重起居饮食，调养旬日，逐渐复原。

远按：此症较前为急，故用药稍重。先令啜粥者，亦仲景桂枝汤之意也。

11. 寒痢挟暑案

南昌看守所医官邢玉田（住西龙须巷）

【**病者**】张希浚，年四十一岁，河南人，任江西高审厅推事，住新建县前。

【**病名**】寒痢挟暑。

【**原因**】在友处饮酒受暑，席罢啖西瓜，夜间贪凉，次日即病。

【**症候**】皮肤微烧，下痢白多红少，里急后重，时时欲解，不渴，溺短。

【**诊断**】脉象左寸浮弱略数，关尺弦紧。右寸伏弱，关尺迟滞。舌白苔腻，尖红。症脉相参，系为寒滞油腻伤胃气，故下痢白多。略感暑热伤营，则微夹红滞。

【**疗法**】以木香、槟榔、川朴、山楂行气导滞，以丹、芍、黄连清热和营，以豆花、藿香、荷梗、六一散清暑热而利三焦。以荆芥、吴萸祛表里之寒邪。

【**处方**】川厚朴一钱半　焦山楂三钱　广木香一钱半　花槟榔一钱半　丹皮二钱半　生白芍二钱半　川黄连一钱（用吴萸炒）　扁豆花三钱（蜜炙）　广藿香一钱半　六一散三钱　荆芥炭一钱　泡吴萸二钱（用黄连炒）　鲜荷梗七寸

【**效果**】一剂愈十之八九，二剂全愈。

远按：吴萸、黄连盖泻心汤之方法，寒热互用，所以分清浊也，清浊分则胃自爽而肠自洁矣，其他诸药，特为辅助之品耳。

12. 三阴虚寒下痢案

张生甫（慈溪费市）

【**病者**】强陆氏，年二十余岁。

【**病名**】三阴虚寒下痢。

【**原因**】夏秋伏阴在内，复纳凉食冷，致寒冷伤脾。

【**症候**】腹痛下痢，经旬不愈。有时痛欲汗出，恶寒拘急，四肢厥冷。

【**诊断**】脉微弦而迟。此寒伤三阴，无怪诸医作通套暑湿症治不效。

【治法】宜遵仲师温脏散寒法，以四逆汤加味。

【处方】淡附子—钱　炮姜六分　清炒甘草六分　桂枝六分

【效果】一服即效，二服痊愈。对症发药，虽仅数味，功效立见。用药如用兵，贵精不贵多，信然。

远按：此为太阴脏寒之轻症，拘急肢厥者，脾主四末也。案内既言寒冷伤脾，又云三阴虚寒，语不分明，易起误会，不可不辨。至其认证之的实，处方之轻灵，要自不可多得也。

13. 久痢变下瘀粪案

李达三（住琼州府城绣衣坊）

【病者】林文章，年三十七岁，业工，住琼州海口人和坊。

【病名】久痢变下瘀粪。

【原因】病痢四十余日，失治伤脾，脾虚血不受统，泄而为瘀。瘀与粪合，瘀盛而粪从化，故大便纯属瘀粪。

【症候】辛亥三月十二日，据述下红白痢八九日，粪参血一月有余。昨日纯属瘀粪，日二次，夜一次，今晨一次，不急重而颇多。口淡，食不知味者，已有旬日。面唇舌俱白，肌肉消瘦。

【诊断】脉弱涩。此中气既失，所统粪不胜瘀而从化。

【疗法】以参、芪、术、姜、草、杞、归、芍等补气血为君，桑、附、红、桃等行瘀以佐之。

【处方】防党七钱　炙北黄芪八钱　贡白术五钱　干姜四钱　炙甘草—钱五分
甘枣杞七钱　西归身六钱　东白芍四钱　桑寄生四钱　香附—钱五分　桃仁—钱五分
红花—钱

【复诊】服后下瘀粪，二次稍少。

【二方】前方去桑寄生。

【三诊】服后，下粪瘀，参半，一次。脉稍滑。

【三方】前方去桃仁五分。

【效果】四五日再服三方各一剂，下粪如常。食进，脉有力。再进补中益气汤三剂，十全大补汤二剂，肌肉渐生。

远按：此系痢疾失治之变态，录之以为治斯病者之一助。

14. 寒湿痢案

王玉玲（泰县姜堰）

【病者】王童，年八岁，住船厂。

【病名】寒湿痢。

【原因】素有湿滞，近感新凉，引动伏邪。

【症候】红白滞下，日数十次，里急后重，身热不清，饮食少思。

【诊断】脉象左弦涩，右沉细。舌苔白滑微腻。凭脉断症，所谓寒湿痢疾也。

【疗法】用逆流挽舟法，先治新邪，风药兼可胜湿。

【处方】羌独活各八分　春柴胡一钱　前胡钱半　川芎五分　枳壳钱半　赤茯苓三钱　川厚朴一钱　甘草四分　青陈皮各钱半　广木香八分　煨姜两片

【次诊】服药得汗，热清，痢下疼坠如故。外邪已解，寒热未化，再用温中化湿，兼佐行气以调之。

【次方】熟附片钱半　均干姜钱半　焦白术钱半　云茯苓三钱　卷官桂一钱　川厚朴一钱　花槟榔钱半　焦楂炭三钱　鲜薤白三钱　缩砂仁五分　广木香八分（煨）　煨姜两片　乔饼三钱（洗去糖，切）

【效果】头煎服后，疼坠即松。二煎服后，痢下渐止。嗣即胃健食增，恢复原状矣。

远按：内病而兼外感，用药难以并顾，先后缓急之间颇费踌躇。录此以明其标准。

15. 挟热下痢案

蔡菊农（住石门湾）

【病者】祝某，忘其名，年三十二岁，海宁米商。

【病名】挟热下痢。

【原因】素体阳虚湿多，兼挟食积，酝酿化热，气失运行，热迫营分而为痢。

【症候】滞下红色，日夜五六十度。腹痛胀甚，里急后重，纳废。脉弦带数，舌色老黄。

【诊断】湿热积滞，留于肠胃。治须荡热去积。

【疗法】以东垣枳实导滞法，荡涤湿热积滞，更佐木香、槟榔等行气逐秽。

【处方】制锦纹三钱　炒黄芩钱五分　川雅连四分（酒炒）　枳实钱五分（麸炒）茯苓四钱　白术钱五分（土炒）　福泽泻二钱　净银花二钱　采云曲三钱　广木香八分（煨）　小槟榔钱五分（杵）　制香附二钱

【二诊】三剂，痢下爽快，痛胀皆减。日夜二三十度，脉仍弦数。改用仲圣白头翁汤加味。

【二方】白头翁八分　北秦皮钱五分　川雅连四分（酒炒）　炒黄芩钱五分　煨木香八分　净银花二钱　山楂炭三钱　橘皮钱五分　奎白芍二钱　川黄柏钱五分（盐水炒）　福泽泻二钱

【三诊】四日之后，痛胀俱微，痢亦较轻缓。脾胃困乏，杳不思纳。仍以前法略参开胃之品。

【三方】白头翁八分　北秦皮钱五分　川雅连四分（姜汁炒）　酒子芩钱五分炒扁豆二钱　缩砂仁八分　白蔻壳八分　橘皮钱五分　干佩兰钱五分　炒粟壳三钱建兰叶三张

【三诊】稍进饮食，痛胀皆止，痢变为泻，当以固涩。

【四方】炒吉梅钱五分　炒粟壳三钱　煨诃子钱五分　地榆炭三钱　半夏曲钱五分　炒谷芽四钱　砂壳八分　炒米仁三钱　鲜莲子二钱

【效果】连服三剂，渐次告痊。

远按：协热下利，白头翁为主方。先施荡涤，亦是正治。惟加药过多，喧宾嫌于夺主。处方一道，不无微瑕耳。

16. 噤口痢案

吴篆丹（江西景德镇富商衙）

【病者】王炳奎弟，年十岁，住朱氏衙。

【病名】噤口痢。

【原因】暑天登山葬父，曝晒终日。湿热相搏，蕴积于肠胃之间，归而得病。

【症候】下痢如鱼脑，日夜百余行，里急后重，小溲短涩，全不纳食。曾服芩、连、木香、槟榔等药二剂，不效。

【诊断】脉濡而数，舌上满布绛红点。此湿热壅塞，上冲胃脘，而成全不纳食之逆象。

【疗法】宗汪氏黄金汤加减，以解湿热之疫毒，而救垂绝之胃气。

【处方】金银花三钱　炒枳壳一钱二分　细青皮一钱　鲜扁豆花十朵　飞滑石三钱　赤芍钱半　黑大豆三钱　石莲肉三钱　甘草梢八分　连翘三钱　五谷虫三钱　鲜稻花三钱　鲜黄土二两

澄水煎药。

另以鲜藕和红糖少许，炖服当茶。

【效果】二剂后能进粥汤，偶有潮热。以前方去石莲，加白薇八分。用陈仓米、陈细茶为引。一日下黑结粪一堆，殊畅适。后宗此法加减而痊。

远按：此证胃气将败，非寻常治痢套方所可救，迨胃气清醒之后，不治痢而自愈。探本穷原之治，夫固非肤浅敷衍者之所能也。

17. 郁火下痢案

陈莲峰（厦门石码）

【病者】蒋辽，年五十，业工，住石码。

【病名】郁火下痢。

【原因】盛暑吃烧饼致病。

【症候】脉沉数有力，头痛发热，小便赤短，赤痢日夜三四十回。骨瘦如柴，口渴，舌苔焦黄。经过八九天，势濒危笃。

【诊断】烟客血燥，暑热熏蒸。因烧饼引动伏火，郁为赤痢。

【疗法】泄火救阴，苦寒涤热。

【处方】黄连赤石脂汤：黄连三钱　赤石脂三钱半（净）　滑石三钱　生芍二钱半　黄芩二钱半　甘草三分

水煎服。

【效果】一剂势减，三剂痢止。讵停药再病，急连服五剂痊愈，烟瘾亦除。

远按：此系久痢血虚，故以赤石脂合芩连涩之，非久病者，不宜用之。

18. 泄泻伤脾阳案

周锡琏（松江浦南山阳镇）

【**病者**】平湖吴如恒君之公子，年四岁。

【**病名**】泄泻伤脾阳。

【**原因**】戊辰六月，天时酷暑，入秋仍未就凉。乳母性素卤忽，即当风轻衣，又复频食瓜果。泄泻之症，根于是矣。

【**症候**】七月廿四夜寐醒，腹痛泄泻，延至廿九，泻势益剧，四肢厥冷，露睛口张。

【**诊断**】八月初一日往诊，指纹青白，自风关直冲至命关。脉浮，舌浊白。四肢厥冷，气息微续。此脾胃阳伤，不克外越。拟先温中以观动静。

【**疗法**】以附子、肉桂之温热挽未绝之阳为君，香附、乌药理气为臣，白术、淮山健脾为佐，茯苓、泽泻分利小便为使。另用黄土煎汤代水者，取土为万物之母，而脾亦属土，同性相合，俾其导药以达病所耳。

【**处方**】淡附子片三分　安南桂三分　制香附二钱（杵）　川乌药一钱半　炒白术二钱　炒淮山药二钱　白茯苓二钱　川泽泻二钱

另以　黄土一升（包）　煎汤代水，须要澄清。

【**复诊**】一剂后，手足已温，气息略舒。惟泻仍不止，腹鸣阵作。脉虽已起，按终细微，舌苔浊白稍退。再拟健脾理中法。

【**次方**】炒白术钱半　制川朴一钱　白茯苓二钱　梗通五分　老苏梗一钱半　淮山药二钱（炒）　陈皮一钱半　广木香五分（后入）

【**三诊**】泄泻已止，转身热烦躁，口渴欲饮。脉沉数，舌苔化红，此盖暴泻津亡，脏热内生，加以热剂余毒羁留，亦应有之变症也。

【**三方**】鲜金石斛二钱（捣）　煅石决明三钱　料豆衣一钱半　焦白芍一钱半　淡子芩一钱　天花粉二钱　赤苓二钱

【**四诊**】身热烦躁皆平，口渴亦除。脉细数，舌淡红。再进调养，以作善后。

【**四方**】川石斛二钱　焦白芍一钱半　焦山栀二钱（炒）　青蒿一钱（炒）　陈皮一钱半（炒）　炒白术一钱半　白茯苓二钱　香谷芽三钱

【效果】四诊后，幸无他变，得以全愈。

远按：此证之中途变态者，盖尚有伏邪，旧为寒湿所郁，乘机外发耳，指为脏燥及热药余毒，似觉一间未达。

19. 胁热下利及利后肿胀案

李徵辂（住海南）

【病者】邝吴氏，年六十二岁，南海第九区大镇乡人。

【病名】协热下利及利后肿胀。

【原因】素有大肠湿热。民国十三年甲子五月中旬，陡患泄泻。《内经》所云"暴注下迫，皆属于热"，误服胡椒，转成协热而利。

【症候】起甫一候，便不能起床。辗转呻吟，肛门发胀，渴欲饮水。

【诊断】右关寸脉滑疾，左关沉数而弦，里急后重。《金匮》所谓"热利下重"者是也。

【疗法】为息风泻火之治，以白头翁汤加减。

【处方】白头翁二钱　黄连三钱　黄柏三钱　秦皮三钱　干芦根六钱　冬桑叶三钱　淡竹三钱　白芍三钱　甘草二钱

上午服一剂，至下午再服用一剂。

【复诊】热退，是夜连下三四次，利通畅而口仍渴。

【次方】冬桑叶三钱　连翘三钱　杭菊二钱　银花二钱五分　甘草二钱　瓜蒌根四钱　黄芩二钱五分

芦根茅根各五钱　煮汤代水煎服，连进数贴而愈。

【再因】迨秋后复患肿胀。良由本人服食不知调节，以为脏热，则长服寒凉之品，而不知病后元虚，不宜过偏。

【复诊】脉浮虚而涩，口渴，舌心微黄。

【症候】面目微肿，色光浮。指肿及腕，足肿及膝。

【诊断】此为水道不利，脾气不舒。

【处方】用五苓散通利水道。

猪苓一钱　茯苓一钱　白术一钱　泽泻钱半　桂枝一钱

上为散，以白饮和，每服一钱，日三次。

【再诊】烦渴已除，而浮肿如故。此《金匮》所云：虚劳诸不足之症，兼风气百疾者。

【处方】用金匮薯蓣丸疗之。

薯蓣一钱　炙草二钱　干姜一钱　白蔹一钱　大枣十枚　云苓三钱　桔梗钱半　柴胡钱半　防党二钱　阿胶二钱　白芍三钱　芎䓖二钱　北杏三钱　防风一钱　麦冬钱半　白术二钱　豆卷二钱　干地黄三钱　当归二钱　桂枝钱半　神曲一钱

上二十一味，末之，用蜜为小丸。先食服一钱，早晚各一次，丸尽为度。用莲藕、生姜煲牛胸骨以佐膳。

【效果】服后旬日，肿胀渐消，一月后，胃口顿增，丸尽而病已霍然。

远按：读此案，知仲景立方之精妙，当熟记而详玩之。案内煲字，广东谓置物水中，缓火煮之曰煲。盖陆放翁诗"自爱云堂煮粥香"之煮字，读保去声，陆自注曰：僧杂菜饵之属作粥名煮粥。

20. 痢疾案

吴克潜（住上海）

【病者】陈某，寓上海萨坡赛路丰裕里四十六号。

【病名】赤白痢。

【原因】本有伏湿，兼感暑邪，食瓜果解渴，晚遂腹痛滞下。

【症候】腹痛随时作痛，临圊重坠难下，每日五六十次，所下赤白相间，赤色较多，气味颇臭。

【诊断】体虚嗜烟，患痢后即虑疲乏难任。曾由前医一度诊治，方中有葛根之升提，遂滞下益甚。脉紧微数，舌苔糙黄，渴不欲饮。病由暑湿蕴于肠胃，邪无出路，不通则痛，决不可因神疲而姑息不下也。

【疗法】本宜以下为主，虑其体虚，姑以和为退，略佐攻下。

【处方】制川朴六分　淡子芩钱半　东白芍钱半　左秦艽钱半　生木香六分　广郁金钱半　姜竹茹钱半　嫩前胡钱半　花槟榔八分　小青皮八分　紫苏梗钱半　左金丸五分（吞）

【复诊】所下较多，痛势依然，饥不能食，胸腹胀闷，病重药轻，难关未过。

【次方】制川朴八分　范志曲钱半　东白芍二钱　广郁金钱半　小川连四分　银花炭钱半　姜半夏钱半　粉菖蒲四分　花槟榔钱半　淡芩炭钱半　嫩前胡钱半

【三诊】痛势已定，滞下亦差，临圊次数得减，大便黑而粘。咳嗽痰出不爽，咳时牵引腹中作痛。用前法加减，参以宣肺。

【三方】嫩前胡二钱　细川连四分　东白芍二钱　赤苓三钱　净蝉衣五分　姜半夏钱半　银花炭钱半　粉菖蒲五分　白蔻壳一钱　地榆炭钱半

【四诊】便中有粪，下痢大差，舌苔依旧糙黄，至关位脉软弱，胃纳呆钝，小便短赤。拟利湿舒脾悦胃。

【四方】绵茵陈钱半　银花钱半　泽泻钱半　酒炒川连三分　粉草薢钱半　黑栀子二钱　赤苓三钱　陈皮钱半　连翘二钱　原滑石三钱　大砂仁六分　生木香五分

【五诊】痢疾已止，胃口渐复，身体仍疲，肢节酸楚，咳嗽多痰，胸膈阻滞，舌苔糙黄已去，底质色红。拟清理余湿，以不伤阴分为主，并进养肺顺气之品。

【五方】旋覆花二钱（包）　北秫米三钱　陈蒿梗钱半　款冬花二钱　朱茯神三钱　泽泻一钱　湖丹皮钱半　干佩兰钱半　砂仁六分

【效果】病约十余天，四诊之后，其疾大瘳。惟素有咳嗽肺热之病，因以牵动，复诊二三次而告全愈。

远按：烟客脏燥体虚，施治本甚棘手。此案以通顺为主，极似文家急脉缓受之法，假以时日，终得最后之胜利。其铢积寸累之计划，可为治体虚病实者效法也。

21. 噤口痢夹食案

俞步云（住海盐沈荡）

【病者】某，卅四岁，经商，住海盐。

【病名】噤口痢夹食积。

【原因】体丰，气虚脾弱。每食黏滞之物，即脘胀不舒，纳食呆钝。一日赴筵，过食膏粱之品，翌日即泻痢呕泛不已。

【症候】每日痢数十次，欲便不爽，下痢脓血，腹痛，里急后重，呕泛不食。

【诊断】脉两手涩滞。缘夏秋伏邪与膏粱交混蒸变湿热，酿为积滞，气窒欲下，不能通爽，遂致里急后重。

【疗法】先以香连苦辛理气，导湿清热。佐以楂肉、蓖麻子油、当归、锦纹、车前子、神曲之通降化浊法。

【处方】黄连六分　广木香八分　楂肉二钱　蓖麻子三钱　油当归三钱　锦纹三钱　神曲二钱　车前子三钱　红枣四枚

【复诊】二剂，痛势渐缓，惟呕吐不止，舌色白腻，饮食少思。下痢变为白沫，次数未减。邪有外达之象，议再和中化湿法。

【次方】蒌仁霜三钱　蓖麻子三钱　黄连五分　姜半夏二钱　白茯苓四钱　楂肉二钱　秦皮二钱　泽泻三钱　白头翁三钱　扁豆花二钱　神曲二钱

【三诊】三剂，下痢大减，中宫气机流行亦畅，腹痛已止。惟嗳频作，食不能下咽，不知饥饱。痢久胃气受伤，肝木来乘，以致饮食少进。再议培土以甦胃困，导湿热以清余邪。

【三方】焦扁豆三钱　炒冬术二钱　炒白芍二钱　新会皮一钱五分　采云曲二钱　姜半夏二钱　茯苓四钱　石莲子三钱　砂仁一钱　米仁六钱

【效果】服后胃气得复，饮食可进，嗳气亦止。大便每日一次，小溲渐觉清长而愈。

远按：此证重在食积，积去自愈。故处方皆注目于此点，亦治滞下之一格也。

22. 痢疾案

严子峻（泰兴东门外殷家庄）

【病者】某。

【病名】痢疾。

【原因】食过饱，翌晨感风邪而病。

【症候】微寒微热有汗，头疼胸闷，腹胀滞下。

【诊断】脉浮缓，右关稍涩。此食伤脾胃，复感风邪也。

【疗法】以桂枝汤平胃散加减，解肌调胃。

【处方】桂枝尖二钱　炒白芍二钱　焦苍术三钱　姜上川朴一钱　广陈皮一钱　大甘草八分　炒枳壳一钱五分　真建曲三钱　炒研卜子三钱　焦谷麦芽三钱　生姜三片

【复诊】服后有汗，头痛寒热愈。胸闷腹胀，滞下亦渐。仍依前法加减。

【次方】焦苍术三钱　大甘草八分　上川朴一钱　真建曲三钱　广陈皮一钱

炒枳壳一钱五分　炒研卜子三钱　制半夏二钱　炒白芍二钱　焦谷麦芽各三钱　紫降香一钱

【效果】服后诸症均愈。

远按：此与上案，均由食积。此则兼风，稍有不同，治合桂枝、平胃两方，甚为恰当。方中炒研卜子一味，不知何物，以意会之，殆为莱菔子欤？

第十八卷 疟病案（凡6案）

1. 少阴疟疾案

尹性初（湖北武昌）

【病者】陈恭安之子，年二十余，住武昌南乡。

【病名】少阴疟疾。

【原因】感风寒，秋后疟作。

【症候】间日一发，先寒后热，约一小时，汗出而解，见日光则反恶寒，面黄神疲，如此者已三年矣。

【诊断】脉弦细而迟，合证象而细观之，知系疟气留于少阴而不去，随经络以出入，与卫气应乃作。盖少阴寒水主气，久寒则真火气衰，不能抵御日光，故反恶寒，与经云"足少阴之疟，多寒热，热多寒少，欲闭户牖而处，其病难已"正相符合。

【疗法】问曰："君前所服药，得毋皆治疟套方乎？"曰："然。即间有愈时，亦随愈随发。"余曰："君疟三年，阳虚已极，决非套方所能愈。"乃仿麻黄附子甘草汤之旨，用麻桂疏通营卫，以祛留止之风寒，用姜、附、术、黄、炙草，以振东土之阳，而培其本元，用黄芩者，欲以济诸药之辛燥，而和其阴阳，即"治寒以热，凉而行之"之义也。

【处方】制苍术三钱　麻黄一钱　桂枝一钱　酒芩二钱　均姜六分　乌附块二钱　炒吴萸一钱　炙甘草一钱

水煎服。

【次诊】服二剂，疟即愈。前方去麻黄加黄芪。盖以病邪既去，则宜专补元阳也。

【次方】即原方去麻黄，加炙黄芪三钱，嘱曰：服二剂，仍宜更方。

【三诊】进二剂，精神渐增，饮食渐加，再拟丸方固本调元。

【三方】淮芪三两　苍术二两　当归二两　黄芩二两　干姜八钱　乌附块二两　吴萸五钱　半夏二两　陈皮二两　甘草五钱

依法炮制为末，炼蜜为丸如梧子大，每早晚各服三钱，白汤送下。

【效果】服丸一料，真气得回，精神乃治，邪不能入，由此数年不发疟矣。

远按：此案从经文上认定为少阴，卓见过人，处方亦有魄力。用黄芩本寒因寒用之意，亦为读书得间，但鄙意终嫌黄芩太重，恐夺姜附之权，倘减至附块之半，则尽善矣。

2. 间日疟案

刘华封（山东省城）

【病者】安右，二十一岁，住南关曹家巷。

【病名】间日疟。

【原因】因感风寒。

【症候】间日一发，先寒后热，寒少热多。

【诊断】脉象浮弦，舌苔微黄。脉证合参，确系少阳正疟。

【疗法】柴胡汤为少阳经主药，即为少阳正疟之主治。

【处方】春柴胡六钱　生白芍三钱　清半夏三钱　黄芩三钱　生牡蛎三钱（研）　粉甘草一钱　生姜三片

【效果】一剂而愈。

3. 间日疟案

刘华封（山东省城）

【病者】王其洪，四十九岁，住北坛庄。

【病名】间日疟。

【原因】风寒夹食。

【症候】间日一发，先寒后热，寒少热多，胸中痞闷。

【诊断】脉象沉涩，舌苔黄厚，脉证合参，系少阳正疟兼入阳明。

【疗法】柴胡汤为少阳正疟主治，因为日已久，故加常山、槟榔、青皮以截之，且加川贝与半夏合用，以合半贝散法；因已入里，故加小承气汤以推荡之。

【处方】春柴胡五钱　黄芩三钱　姜制半夏三钱　生白芍三钱　上厚朴二钱　生枳实三钱　槟榔三钱　四花青皮二钱　常山三钱　川贝母二钱（研）　甘草一钱　生川大黄二钱（后入）　生姜三片

【效果】一剂，微利即愈。

【说明】疟疾证象不一，治法迥别：愚所遇者有寒多热少，呕吐清水之太阴湿疟，用藿朴二陈汤参桂苓法而愈者（见《全国名医验案前编》卷四湿淫门"赵媪湿疟案"）；有偶感时疫转为疟疾，用薄荷、菊花、佩兰、芳香透窍法而愈者；有但热不寒之温疟，用白虎加桂枝汤而愈者；有疟病发渴，用小柴胡汤去半夏加天花粉而愈者；有寒热平均之疟，用小柴胡汤少加桂枝而愈者；有寒多热少之疟，用柴胡桂姜汤而愈者；有寒少热多之疟，用小柴胡汤加减而愈者；有日久失治，用大柴胡加常山、槟榔、青皮，甚则加承气而愈者。种种疟疾，用柴胡者十之七八，用白虎加桂枝者十之一二。至于温疟、疫疟，百不之一，而服金鸡纳霜者，则多生他变。叶案治疟不用柴胡，徐灵胎非之良是，而王孟英莫枚士又非徐说。王氏只云温热暑湿之疟不可用柴胡，而莫氏则云，仲景治类疟用柴胡，治正疟不用柴胡，然《金匮》疟疾门之柴胡去半夏加瓜蒌汤、柴胡桂姜汤，何熟视若无睹耶？总之，无论正疟类疟，柴胡乃少阳经主药，有少阳证即当用柴胡，无少阳证，误用之反引入少阳。少阳之主证维何？即寒热往来，休作有时是也。若徒寒热往来，而休作无时，亦非少阳证也（赵媪湿疟何尝不误于柴胡）。一证有一证治法，熟读《伤寒杂病论》自知，愚信仲景不信后贤也。

远按：柴胡力横而性升，在六经专药中最为难用。昔人畏不敢用，乃创为种种背经之说，以自欺欺人，此案辞而辟之，极为痛快。后人有以麻桂难用，而以羌独活代之者，又有改肾气为六味，改五苓为四苓者，此皆无知妄作，舍不羁之才而不用，甘与庸碌阿谀者为伍，其不至误家国、夭生命者几希。滔滔皆是，谁为易之？读此案不禁废书三叹也。

又按：此两案大旨相同，而用药有繁简之异，读之可悟移步换形之妙义。

4. 暑湿疟痢案

张相臣（青县人寓天津）

【病者】骆姓，年四十岁，茶房。

【病名】暑湿疟痢。

【原因】暑湿食滞，诸药不效。

【症候】夜疟独寒，口渴，胸闷，无苔。大便青色，小便赤，四肢无力。

【诊断】脉搏沉滞，阴阳不调，营卫不和之象，当调其阴阳，和其营卫，里气通而表邪自松也。

【疗法】小柴胡加桂枝法，柳枝善治阴疟，为引阴出阳妙品，宜用作引。

【处方】柴胡四钱 黄芩二钱半 法半夏三钱 川贝母二钱半（去心） 天花粉四钱 桂枝尖二钱半 槟榔三钱 青皮三钱 橘红三钱 常山三钱 酒炒大黄三钱 穬麦芽三钱（炒） 甘草一钱 生姜三钱（切片） 柳枝一尺

【复诊】一剂寒冷即除，大便下秽物，恶色甚多，脉渐活，应清理肠胃。

【次方】钗石斛三钱 生枇杷叶二钱半（去毛） 鲜荷梗三钱 炒山栀二钱半 枯黄芩二钱 细木通二钱 生杭芍四钱 生香附二钱半 熟军三钱 枳实二钱 郁李仁三钱 大麦芽二钱半（炒）

鲜莱菔、鲜藕各二两熬水煎药.

【三诊】二剂，大便下酱色红滞甚多，脉仍沉滞，胸满不畅，知饥不欲食，当以滑润降下，清暑解热为治。

【三方】生杭芍八钱 当归八钱 莱菔子三钱（捣） 车前子三钱（布袋） 枳壳三钱 槟榔三钱 皮甘草二钱

【效果】一剂，大便下脓滞数次，诸症悉除，食增身健而愈。

远按：此案处方为疟痢双解之法，消积通阳，遂以奏效，盖柳枝、常山之力也。

5. 子母疟案

沈雪生（溧阳西门）

【病者】彭性庵，二十八岁，住溧阳南门。

【病名】子母疟。

【原因】经言"夏伤于暑，秋必痎疟"，邪入少阳，客于半表半里，痰踞中焦，损其脾阳胃阴，受病有浅有深，故发作有轻有重。

【症候】寒热相等，有汗作呕，一日重，一日轻，左胁作胀。

【诊断】脉弦滑，苔白腻，外有客邪，内有湿痰。

【疗法】消痰疏邪，调和营卫。

【处方】法半夏二钱　嫩桂枝六分　姜川朴一钱　细青皮一钱　炒蜀漆一钱　威灵仙三钱　六神曲三钱　焦谷麦芽各三钱　草果仁五分　淡黄芩一钱半　炒白芍二钱　春柴胡一钱（鳖血炒）

【效果】三剂疟愈。

远按：此病殊不经见，录之为疟门开一生面焉。

6. 寒热兼呃逆案

费溥泉（住杭州湖墅）

【病者】俞左，住湖墅大关。

【病名】寒热兼呃逆。

【原因】先为寒热，间日而作，继为呃逆，发时有声。

【症候】寒往热来，呃逆频仍，饮食未能如常。

【诊断】脉息虚细，苔色微黄，症由肝及于胆，胃气失降所致也。

【疗法】当以疏和止呃为法。

【处方】统青蒿三钱　新会皮一钱　刀豆子三钱　全瓜蒌三钱　姜竹茹钱半　公丁香一钱　旋覆花三钱（包煎）　大腹皮三钱　柿蒂三钱　煨姜一片　红枣三个

【复诊】呃逆止，寒热平，惟中焦失运，胃纳不开，腹膨作胀，肝脾失司，脉弦舌黄，复仿前法增减。

【二方】制川朴一钱　仙半夏钱半　佛手片钱半　陈橡皮钱半　川郁金钱半　炒枳壳一钱　大腹皮三钱　全瓜蒌三钱　姜竹茹钱半　旋覆花三钱（包煎）　采芸曲三钱

【效果】四剂，膨消胀愈，胃纳如常而愈。

远按：简单易治，繁复难疗，看他手挥目送，两面俱到，是何等敏腕！

第十九卷　喉病案（凡11案）

1. 喉痹急症案

尹性初（湖北武昌）

【病者】费律师崇让之室人，年近三十，住武昌后长街。

【病名】喉痹急症。

【原因】素有燥痰，晚间送客出门，冒风而发。

【症候】恶寒战栗，喉中微痛，呕出血沫，顷刻咽喉肿塞不通，茶水点滴不能下。

【诊断】恶寒战栗，火极似水也，郁火上冲，结于咽喉。

【疗法】大法宣通气血，以清火解毒。但咽喉肿闭，茶水点滴不能下，必先用通关之品和其气以杀其势。

【处方】先以麝香一分、潮脑半分，分罨膏药两张，外贴喉旁，须臾口流涎沫，喉中即松，乃进后方：

荆芥穗二钱　香薷一钱　黄连一钱　黄芩二钱　金银花二钱　生石膏三钱　生地三钱　桃仁三钱　红花二钱　大黄三钱　芒硝四钱

水煎服。

【次诊】进一剂，泻动三四行，诸症大减，能进薄粥，用前方减轻，以清余邪。

【次方】荆芥穗一钱五分　香薷八分　黄连六分　黄芩二钱　金银花二钱　生石膏三钱　生地二钱　桃仁二钱　红花二钱　大黄一钱五分

水煎服，另用竹管吹入冰硼散，提出毒涎。

【效果】进二剂，诸症悉除，此等险症，若不思得膏药外贴一法，如何下手？

又，吴君瀛洲之孙男，年四岁，麻疹过服甘润，致风热闭滞，喉中肿烂如钱，张口喘呼，目不能开，金谓不治，余亦以前法治愈，附录于此，俾学者触类旁通焉耳。

远按：膏药外贴一法，洵属巧妙，但处方杂乱无章，芩、连、生地嫌遏病所，其所以能收效者，硝黄之力耳。

2. 风温喉痹案

萧尚之（住四川隆昌南街尝芝医药社）

【病者】刘君丹书之子，年十岁，住永茂绸号。

【病名】风温喉痹。

【原因】赋质阴亏，喜食煎炒，感受风温，初起微咳，身热恶风，咽喉微痛，医与银翘散加剧。

【症候】身热汗出，呼气喘粗，鼻息微鼾，咽喉疼痛，不甚红肿，痰涎壅遏，语言难出，汤水碍下，小溲全无，焦烦不可名状。

【诊断】脉左动数尺软，右滑搏而数，两寸皆上溢，舌鲜红苔黄燥起芒刺，因证与脉色合参，是新感风温激动久蕴之燥火，兼以赋质阴亏，酿成喉痹急证，前医银翘散辛凉开肺以治新邪，原无大谬，惜未详审内因，既少肃降之品，而不量禀赋，荆芥升发辄用至五钱之多，遂至肺胃无以肃降。君相二火挟风阳沸腾，煎熬津液，结为痰涎，阻塞肺胃之门户，而咽亦痛。痹者，闭塞而不得通之谓，经谓一阴一阳结为喉痹，此则上下交征，化源欲绝，出入几废，危矣。

【疗法】清上安下，仿白虎汤意，以石膏、知母、蒌、贝、兜、菀等之肃清肺胃，救欲绝之化源者为君，栀子、玄参、橄榄、青黛壮水制火靖风以佐之。

【处方】生石膏二两（研细）　　淮知母六钱　　象贝四两（杵碎）　　紫菀三钱　　鄂银花一两　　广花粉一两　　射干三钱　　兜铃四钱　　生栀子八钱（杵碎）　　上青黛三钱　　玄参二两　　橄榄四两（打破）

每服冲入生萝卜自然汁一小杯。

【效果】次日侵晨，刘君仓皇延诊，余问昨药服下何如，答云："咸谓剂重药凉，力挡勿服，故再挽诊。"余即同往，按脉加数，视苔由黄转黑，察喉时以牙箸压舌，磨擦有声，余谓姑不言其他，即苔色一端，此方岂容妄议。余在此守灌，若有差误，愿任其咎，即督促灌之，计三句钟，已灌三次，痰涎渐得吐出，病家胆壮，余始辞去。天晚得小溲二次，至夜半大解，连泻极热之水，肛门肿痛，咽喉顿宽。次晨即啜清粥，再一剂而全瘥。嗣以青龙白虎合雪羹加蔗浆善后。其尊人眉卿翁赠以"肠热胆坚"四字匾额。

远按：此证处方极当，倘嫌过重，尽可煎成少与尝试，何必力挡勿服，同道嫉妒，几至误人性命？录此为信口雌黄者警。

3. 痰火失音案

沈雪生（溧阳西门）

【病者】虞世同，三十岁，住安徽郎溪梅渚镇。

【病名】痰火失音。

【病因】一年前曾患咳嗽，骤然咳止，从此声瘖不扬。

【症候】咽喉干燥，言语无音。

【诊断】风热痰火蕴伏肺窍，肺系为喉，喉为声机，肺失清肃，邪恋不解，塞金不鸣，切勿误作内伤失音论治。

【疗法】清金宣肺消痰。

【处方】苏薄荷一钱　新桔梗一钱　川象贝一钱　池菊花二钱　信前胡一钱半　牛蒡子三钱　海浮石三钱　光杏仁三钱　霜桑叶三钱　姜竹茹一钱半　鲜梨五钱

【复诊】三剂，声渐响，咳出痰浓厚。

【次方】前方加　远志肉一钱半　桑白皮二钱　鲜枇杷叶二大片（去毛）

【效果】又三剂而愈。

远按：此亦喉痹之渐，发音之机先窒，久则痰愈聚而为患益甚，故宜及早施治，未可任令孙策之坐大也。

4. 毒火喉痹案

谢寿枬（南城）

【病者】天吉侄，年十一岁。

【病名】毒火喉痹。

【原因】春间患牙痈，夏月发热疟，九月二十一日，发热口渴。

【症候】壮热口渴谵妄，下午昏迷不语，目瞪上视，身冷气逆，大小便秘，胸前颈项筋肉瞤动，启口视之，咽喉红肿。

【诊断】脉数，此胃腑毒火，壅于上焦，焚灼肺脏，肺被火烁，则管缩叶焦，不能发声，故昏迷不语，气逆不降，故目瞪上视。《灵枢》经脉篇云：肺脉从肺系横出腋下，是动则病肺胀满，甚则交两手而瞀，上气渴胸满。又曰：胃脉其支者，从大迎前下人迎，循喉咙入缺盆，是动则病颈肿喉痹。又阳明脉解篇云：阳明主肉，其脉血气盛，邪客之则热，喉即肺系，脉由胸部第四行之中府，出于胃口，并咽以上，胃之支脉，从大迎前循喉咙入缺盆，胃肺管系并立，脉气相通，故胃腑毒火得焚烁肺脏，燎原之势，所谓亢乃害也。

【疗法】仲景曰，急下存阴。进大承气汤，加桔梗载之入肺，以泻胃火。

【处方】酒炒大黄五钱　芒硝四钱　枳实三钱　厚朴二钱　白桔梗四钱

服二剂。

【二诊】下黑粪二条，头手微汗，热减，自云咽痛。

【二方】射干三钱　西豆根二钱　西瓜霜二钱　羚羊角二钱　犀牛角二钱　生地黄五钱　大黄二钱　生石膏三钱　生知母三钱

服三剂。

【外用】熊胆五分　牛黄三分　麝香一厘　西瓜霜一钱　橄榄炭一钱

研末吹喉。

【三诊】热退，人事清醒，满口脓血，咽喉红肿，两旁均烂，此毒火外泄，仍用前方加银花、黄连解毒。

【三方】银花五钱　黄连三钱

服五剂。

【四诊】咽喉痛止，仍烂，夜晚烦热不寐。此肾水枯涸，不能制火，进六味地黄丸加犀角、石膏。吹喉内加象皮。

【四方】熟地黄八钱　熟石膏六钱　犀牛角三钱　粉丹皮三钱　淮山药二钱　天花粉三钱（代枣皮）　建泽泻一钱　云茯苓一钱

服五剂。

【五诊】咽喉全愈，夜烦口渴，神倦气短，口臭，牙龈红烂，此气血俱虚，胃火独盛，改进黄芪竹叶汤。

【五方】淡竹叶二钱　生地黄二钱　生黄芪一钱　秦当归一钱　川芎劳一钱　生黄芩一钱　炒白芍一钱　正野参一钱　京半夏一钱　熟石膏一钱　粉甘草二钱

服八剂。

【效果】一月后，服八珍汤加枸杞、首乌、肉苁蓉，三十剂病愈复原。

远按：此证初起即具应下之候，故将初方删去，所以示当机之宜立断而免姑息养奸之害也。

5. 烂喉痧案

邓季芳（无锡）

【病者】秦亮功先生四公子，年十二岁，住无锡新县前。

【病名】烂喉痧。

【原因】姊妹三人先患烂喉痧，均治愈，病因传染而起。

【症候】始为身热咳嗽，继则咽喉糜烂而起白腐，胸闷不耐，饮食难进。至第三朝，面部胸背红痧透而隐约。至第四朝，仍未透足。看护者稍稍疏忽，病者偶受外凉，红痧陡然内陷，黄昏时，热度极盛，痰壅气促音哑，喉中辘辘痰鸣，两目上视，言语不出，汤饮难进，秦先生专足邀诊。

【诊断】此是痧邪内陷，与痰浊交阻肺胃见象。经云，肺主皮毛，胃主肌肉，胃为藏痰之器，肺乃出痰之窍。此刻若能将此痰浊吐出，明日红痧外透，庶有转机，否则内陷心胞，神志昏迷，虽有仙丹，恐难挽回矣。

【疗法】先用稀涎散，后服五汁饮及透肌解表汤，外用揩运法及吹口药。

【处方】稀涎散：皂荚子三钱（煨）　明矾一钱

煎汤，徐徐灌下，服后呕出黏痰颇多，再服五汁饮。

五汁饮：鲜薄荷汁五钱　雅梨汁一两　鲜竹油一两　杜牛膝根汁五钱　野荸白根汁一两

服下又吐出黏痰不少，再进汤药。

透肌解表汤：鲜薄荷一两　嫩前胡一钱五分　牛蒡子三钱　净蝉衣五分　苦桔梗一钱　青防风一钱五分　制僵蚕三钱　象川贝各三钱　茅芦根各五钱

吹药方：真猴枣二分　大濂珠二分　犀黄一分　西月石三钱　薄荷头七厘　梅片五厘

共研细末吹喉中。

揩运方：西湖柳一两　鲜芫荽一两　荆芥五钱　防风五钱　蝉衣三钱　甜酒酿一两

煎汤去渣，以毛巾绞热揩运遍体，不可受风。

【二诊】第五朝，清晨大便畅行，其色深黄，气逆渐平，知饥欲食，即进封米稀粥三四调羹，极为适意。至午后身热又起，气促痰鸣，胸中烦闷，再将五汁饮灌下，吐出黏痰两茶杯，又通大便一次。至夜间肌肤渐现红晕，两手微透红白瘔，两腮下起块胀疼，鼻孔干燥，口角生疮，是内陷太阴之痧邪外达之兆，腮下如能结毒出脓，则此症可以造登彼岸矣，此时病势虽已转机，而肺胃痧火尚未肃清，且阴分已伤，舌质光红而干，脉形细弦带数，音哑而渴，喜冷饮，腮下结毒犹未发足，所谓炉烟虽熄，灰中倘有余烬，恐其复燃生变，拟用犀角地黄汤，佐以养阴化痰之品。

【二方】磨犀尖三分　鲜生地一两　鲜薄荷五钱　川贝母三钱　粉丹皮一钱五分　赤芍一钱五分　光杏仁三钱　海浮石五钱　枇杷叶三片　竹心三十个　芦根一两　另用　梨汁一两　野茭白根一两

【三诊】上方连服两剂，热势大退，红痧渐回，惟腮下结毒红肿胀疼，势有酿脓之象。

【三方】北沙参三钱　大麦冬三钱　川石斛三钱　川贝母三钱　杏仁三钱　天花粉三钱　海浮石三钱　金银花三钱　竹二青一钱五分　橘络一钱五分　丝瓜络三钱　绿豆壳三钱　自穿茧一个

【四诊】腮下结毒红肿较前略退，按之柔软，即用刀溃，脓出畅多。第内热未清，精神困疲。

【四方】北沙参三钱　川石斛三钱　川贝母三钱　天花粉三钱　杏仁三钱　生甘草四分　竹二青一钱五分　丝瓜络三钱　绿豆壳三钱　银花三钱

【效果】上方连服五四剂，诸恙均退，饮食加增。于是每日令其服银花绿豆汤四五茶杯，梨汁一茶杯，调理匝月，全愈。愈后周身脱皮，继脱头发，再脱手足指甲，真险症也。

芳按：此病之初起也，亮功先生为余言，昔年在新加坡时（先生在新加坡领事署内充随员）有男儿十二岁，其病与此极似，叠延欧西名医诊治，卒至不起，故此番不敢再蹈覆辙。毅然抱定宗旨，认定国医。中间有至戚某，以西医荐，亮功先生延其诊断，据云症系猩红热，为最危最险之症，除打血清外无他法，此时即打血清，亦恐难以见效，而亮功先生仍以嘱诸鄙人调治，不惑不挠，此所以终见大效也，并志于此，以告世之病人家属焉。

远按：此等险候，非胸有成竹者易致慌乱失措，看他遣兵调将，水陆并进，六辔在手，一丝不乱，是何等手段，是何等魄力，才大心细之誉，当之无愧矣。

6. 温疫烂喉案

赵子苍（住蚌埠）

【病者】戴氏，年三十四岁，安庆人，住蚌埠车站南。

【病名】温疫烂喉。

【原因】患时疫烂喉已逾一候，前医用养阴清肺汤加大黄，服之不效。

【症候】喉关疼痛，红肿有腐，口臭喷人，呼吸隐痛，咽饮妨碍，脉象弦数，舌腻少津，胸中气冲，咳嗽少痰。

【诊断】春令气候亢旱，温燥之邪，从口鼻吸入肺胃，漫布三焦，上蒸咽喉，发炎红肿则烂。

【疗法】仍用养阴清肺汤加生石膏，以元明粉易大黄。大黄能去血分之邪火，而去气分之热结则不及芒硝。

【处方】大生地四钱　象川贝各二钱　粉丹皮二钱五分　黑元参三钱　杭白菊四钱　生石膏八钱　元明粉一钱　甘草二钱　大麦冬三钱　苏薄荷八分（后下）

外用漱口方：生甘草　金银花　南花粉各四钱　薄荷一钱，煎一沸，另加醋一小杯，俟温时漱口咯出，以消喉炎、杀菌虫为佐。

【效果】右方服三剂，喉痛减，能食稀粥，身热亦退，得黑硬大便两次，嘱以银花、甘草、鲜芦根各一两煎汤代茶饮，至五天全愈。

远按："去气分热结，大黄不及芒硝。"的是经验之语，此证得力全在此着，外用漱口更为周密。

7. 喉痧案

朱友松（住宜兴徐舍市）

【病者】程某，四岁，住张渚镇。

【病名】喉痧。

【原因】热毒内蕴。

【症候】喉烂壮热，遍体红痧，大渴，脉数，口臭。

【诊断】咽喉肿烂，热毒颇盛。

【疗法】犀角地黄汤，以清热解毒。

【处方】乌犀尖四分（磨冲）　鲜生地八钱　生石膏五钱　粉丹皮二钱　连翘壳三钱　肥知母钱半　天花粉三钱　净银花三钱　大青叶四钱　活水芦根一两（去节）　绿豆一撮

【复诊】痧回热退，惟津枯，咳嗽痰粘。

【次方】川贝母三钱（去心））　连翘壳三钱　淡条芩钱半　鲜石斛五钱　光杏仁三钱　净银花三钱　蔗汁半杯（冲）

【效果】六剂，咳止而愈。

远按：小孩而得是病，极为危险，非此大剂难免延误，读之具见胆识之卓。

8. 烂喉温痧案

张燕杰（天津法租界广德新里）

【病者】李紫民，年二十一岁，住天津何家口子，在英租界麦加利洋行练习司账。

【病名】烂喉温痧。

【原因】五月气候亢热异常，新婚后阴分有伤，初起系风温轻证，前医误用羌、防、苍、朴，辛温升燥，病势益剧。

【症候】头痛面赤，咽喉焮红，两边溃烂，帝丁肿大，口渴欲饮，汤水难进，烦躁不安，身烧肤赤，隐有疹痧，大便秘，小便色赤。

【诊断】脉象数大无伦，舌绛无苔。盖阴液大亏，热邪燔烧，病虽危险，幸未神昏，尚可挽救。

【疗法】内服竹叶石膏合增液汤加银翘方治之，以清热解肌，生津润燥，外以锡类散频频吹喉，杀菌消炎，外用贴喉异功散贴之，候提出毒泡，用针刺放黄水，并以硼酸软膏涂之。

【处方】生石膏一两（打细）　淡竹叶二钱　生知母三钱　润元参四钱　麦门冬三钱（去心）　生地黄三钱　金银花三钱　青连翘二钱　牛蒡子二钱　净蝉蜕二钱　南薄荷一钱半　皮甘草二钱　鲜芦根五钱

【复诊】温痧显布，身烧未退，烦躁不寐，喉痛难忍。

【二方】生石膏一两（打细）　生知母三钱　润元参四钱　生地黄五钱　赤芍药三钱　瓜蒌根三钱　金银花二钱　青连翘二钱　净蝉蜕二钱　牛蒡子二钱　皮甘草二钱　鲜芦根五钱

【三诊】温痧已齐，身烧渐退，夜寐甚安，喉肿痛消强半，能进稀粥，惟大便仍未通下。

【三方】生石膏八钱（打细）　润元参四钱　干生地三钱　熟大黄三钱　火麻仁五钱（捣）　胖大海二钱　生甘草二钱　元明粉二钱（用药汁冲服）

【四诊】大便通下甚多，喉烂全愈，自觉口有恶臭，肢体倦怠。

【四方】生石膏六钱（捣细）　润元参三钱　麦门冬三钱　青竹茹三钱　生山药四钱　粉丹皮二钱　钗石斛二钱　粉甘草钱半

【效果】连诊四次，诸病皆愈，后嘱其蔬淡饮食，留心卫生，渐可复元。

9. 冬温喉痈案

张燕杰（天津法租界广德新里）

【病者】丁右，年二十七岁，静海县人，寓天津建物大街南首。

【病名】冬温喉痈。

【原因】戊辰年十一月间，天暖无雪，致冬温甚盛，兼家属数口同居一室，煤炉热炽，空气不洁，吸入肺胃与内热混合盘踞，咽喉被热毒熏蒸与外风相搏而发。

【症候】头沉身烧，左右扁桃肿大剧痛，堵塞咽喉，呼吸困难，饮食难进。

【诊断】脉浮而数，舌苔中黄边白，冬温内蕴之候。

【疗法】外以冰硼散频吹喉际，杀菌消炎，内服银、翘、赤芍、薄、蒡、苦桔梗、杜牛膝、豉、栀、勃、草以清热解毒，利喉止痛。

【处方】金银花三钱　青连翘二钱　赤芍药二钱　牛蒡子二钱　南薄荷钱半
苦桔梗二钱　马勃钱半　杜牛膝二钱　淡豆豉二钱　炒山栀二钱　甘草钱半

【效果】服一剂，咽喉肿痛渐消，又连服二剂全愈。

远按：上二证皆以清凉致效，且皆辅以外治。盖喉证危急，利在速攻，故以内外兼治为妙，备录二案以为濡滞者作弦佩焉。

10. 白喉兼束外寒案

邢玉田（江西全省模范监狱医官）

【病者】何绍周，甲寅春，任江西模范监狱看守长，廿五岁。

【病名】白喉兼束外寒。

【原因】体气瘦弱，阴分素亏，肺经蕴热，兼感外寒。

【症候】喉红微痛，悬雍左右各现白点一粒，舌淡白而润，边红，不渴，溺清长，兼头痛项强、背心恶寒之表证。

【诊断】左寸关虚弦尺浮紧，右寸关虚弦略数尺弱。症脉合参，为阴亏肺热，外寒遏束，致发此症。盖肺主卫气，其初蕴热不重，尚随卫气周流遍体，散而不聚，故未上炎，嗣经外寒束于皮毛，卫气被遏，蕴热聚而不散，直冲气管，熏蒸喉间，致现白点。

【疗法】先从清热解毒兼疏外寒入手，继则专事清热解毒，后用养阴清肺汤多服，至愈为止，不先进养阴重剂者，免致阴涩敛寒，久留生变耳。

【处方】金银花二钱　连翘二钱　桑叶二钱　川贝母三钱（去心）　丹皮二钱
荆芥穗一钱二分（炒）　薄荷一钱半　小生地二钱　炒白芍一钱半　生甘草一钱

煎服一剂。

【复诊】脉均虚弦，右兼略数，头痛项强，背心恶寒等症均退。

【次方】前方去荆芥，服两剂。

【三诊】喉间痛止，白点减小，脉但虚弦，改用养阴清肺汤多服，至愈为止，惟病轻，分数一律减半。

【三方】大生地五分　麦冬三钱（去心）　炒白芍二钱　薄荷一钱二分　元参四钱　川贝母一钱（去心）　丹皮二钱　生甘草一钱

【效果】服至四剂，全愈。

玉按：白喉轻症非急，若兼外寒，每致棘手，或致久延，变生莫测。何君自谓连年发生此症，即服养阴清肺汤，或数日即愈，或月余始愈，此即有无兼症之异点。余遇兼症必分先后治法，依序而进。荆芥虽为白喉忌品，每随清解剂中略加钱许，迭经见功无害，即经所谓有故无陨，亦无陨也。

远按：外证未罢必先解外，此为医家不二法门，白喉岂独在例外？故谓荆芥为忌品者，耳食之谈不足深信也。

11. 白喉腐烂案

周禹锡（住四川隆昌县拯瘝轩）

【病者】唐士杰，年三十余岁，贩米为业。

【病名】白喉腐烂。

【原因】行商贩米，每三日入市一次，售米毕则进馆酌酒，习以为常，致阴亏火亢。

【症候】始则咽喉白腐，旋即溃烂臃肿杜塞，浆水不入，延四五日，寖至垂危，群医逊谢不治。

【诊断】脉细如丝欲绝，久按略有缓象，知其胃气未绝，不过咽喉腐烂，溃塞难开，只要设法，俾药液能通过咽际，尚有救治。

【疗法】用一味元参以清润利喉，少佐大黄末以降胃火，引用童便，以浊降浊。

【处方】广玄参二两（切片）　新汲水二盏（浸透取汁）

入铜锅中煎沸取起候冷，锦纹大黄细末五分渗入汤中，先取童便一碗，令病者乘热吸下，病者似乎畏难。予曰试吸一口，包尔不痛，病者送一吸而尽，随将药汁与服，甫吞三四口即不能入，稍停，命再取热童便一盏，递与病者，又一口吸尽，随将余药与服，遂一气服完。

【效果】午后进药，至二更时，喉间即觉爽利，腹饥思食，以稍冷之米汁一盏咽下时，喉间虽觉疼痛但不似从前之丝毫不能下咽也，随开养阴清化之方，仍兑童便，外吹锡类散，不数日而痊。士杰感予活命，为制"能生死人"

四字为赠。

　　远按：玄参本为白喉要药，妙在用童便做开路先锋，引药入胃，遂以收效。心思之巧，治疑难病者可以为法。

第二十卷 眼病案（凡9案）

1. 疳利生翳案

尹性初（湖北武昌）

【病者】余三子厚尧，年十岁。

【病名】疳利生翳。

【原因】食滞，兼感风热，鼻涕如脓。适余外出，家人延某医治之，遂为所误。

【症候】两目赤筋，翳膜遮睛，下利奔迫，昼夜无度。

【诊断】食与湿合化，积而生热，湿热相搏，则生风，风行土上，其卦为蛊，故疳热必生虫，湿随火气上犯则害空窍，湿随火气下趋则暴注下迫。

【疗法】用祛风胜湿，去积杀虫之品以消息之。

【处方】防风二钱　白芷二钱　川芎二钱　生石膏三钱　地骨皮二钱　青葙子二钱　元参三钱　使君子二钱　榧子肉二钱　全蝎二个　大黄二钱

水煎服。

【次诊】六剂，目疾渐愈，利亦减少，饮食行动如常。

【次方】即前方去石膏、全蝎，惟大黄不能去，去大黄则利又甚，但减轻分两，只用八分。

【效果】十余剂，目翳全退，下利亦愈。

远按：疳利本为难治，加以目生障翳，尤为棘手，看他首味防风，即已两面俱到，余亦轻圆恰合，但始终不离大黄，殆病情着重在利，利愈而翳自退耳。案内对于此层，未加详论，尚嫌美中不足。

2. 疹后生翳案

尹性初（湖北武昌）

【病者】某孩，三岁，住武昌南乡。

【病名】疹后生翳。

【原因】赋性躁急，疹毒未清。

【症候】疹虽愈，两目生云翳一层，大便秘结，惟饮食行动如平人。

【诊断】审系湿温余毒伏藏于肝胆，攻发于眼目。

【疗法】宜祛风胜湿，清火解毒主之。

【处方】防风一钱　川芎一钱　白芷一钱　金银花一钱　蝉退一钱　青葙子一钱五分　石决明一钱　生石膏一钱五分　全蝎二个　大黄芒硝各一钱

煎服。

另以猪肝切薄片贴囟门，干则易之。

【效果】服之大便日一、二行，六剂而全愈。

远按：肝主疏泄，疏泄失职则便秘不行。处方着重在平息木火，治本之道也。

3. 水虚生翳案

尹性初（湖北武昌）

【病者】李升如，年四十余，在九江经理煤炭，与余同居。

【病名】水虚生翳。

【原因】好内，肾水原虚，感受时气燥热而起。

【症候】初起红肿赤痛，在九江某医院治之无效，延至十余日，致生翳膜，遂归武昌。

【诊断】脉细数，舌苔薄而燥，审系肾虚则肝失所养，肝虚则胆气攻，兼感燥热则水不制火，蒸发于眼目。

【疗法】宜滋水降火主之。

【处方】珠儿参三钱　蒲公英四钱　生石膏三钱　红花五分　煎汤代茶，日尽一剂。

【效果】五六剂翳膜渐退，已无痛苦；二十余剂，翳膜全退而复明矣。

　　远按：普通医生都认眼生翳障为实证，此等成见，最足误人。须知无论何种证候，皆有寒热虚实之别。如此案清淡数味，恰中病情，录之可为耳食者下一针砭焉。

4. 寒湿眼案

尹性初（湖北武昌）

【病者】吴寒僧，年近四十，住武昌八卦井前街。

【病名】寒湿眼。

【原因】体胖虚寒，壬戌八月因劳神太过而目病，自检凉药服之，赤肿更甚，并增气冲。

【症候】两眼焮赤，眼胞微肿，气上冲，欲作奔豚。

【诊断】脉大无力，瞀瞀如羹上肥，舌苔白滑，水液澄澈，此寒也。寒则气虚，劳则伤气，气愈虚而寒益甚，直是夕阳度西岭，云阴送晚雷。

【疗法】急当温之。

【处方】炙黄芪四钱　焦冬术六钱　均姜三钱　苏条桂五分（冲）　炮附块六钱　炒吴萸一钱　煅牡蛎三钱

【效果】二剂元阳复，龙雷藏，阴霾散而日月复明矣。

　　远按：眼赤胞肿，他医当认为热征。此君从脉大无力，舌苔白滑，水液澄澈上看出水极似火之候，毅然用姜、桂、附引火归原，是真独具手眼者。

5. 寒湿眼案

尹性初（湖北武昌）

【病者】一老翁，年五十余，忘其姓名，武昌人。

【病名】寒湿眼。

【原因】素有寒湿痹，右臂时作痛，抱子夏之忧，哭泣太过而起。

【症候】两目赤肿多泪，泪凝则眼封难开，微痛，时用温水浸洗稍松。

【诊断】脉大无力，舌上白苔滑，此寒也。里寒而目反赤肿者，何也？盖肺热则出涕，肝热则出泣，脾热则出涎，哭则三者并至，气郁火升故也。犹农人泡谷种，浸入冷水中而热反蒸发，解散曝干而热反退也。

【疗法】宜温之。

【处方】焦冬术四钱　桂枝尖一钱五分　均姜六分　炮附块三钱

水煎服。

【效果】进四剂，阳光回，爝火熄，而目愈矣。

远按：此案与前案认证之巧妙相同，论断中以农人浸种为喻，尤为透辟。

6. 内障案

尹性初（湖北武昌）

【病者】杨某，年三十余，沔阳人。

【病名】内障。

【原因】色欲过度，自云少年好妓，浪掷千金而不惜，目亦不觉痛苦，惟渐次无光。

【症候】两目外表如平人，惟视物不见。

【诊断】脉沉弱，舌上无苔，审系阴阳两虚，肾水既亏，则肝胆失养，水虚而火亦虚，火衰即不能照物。袁子才谓美人之色，可以养目，岂其然乎？

【疗法】仿金匮肾气丸之旨，滋补肝肾。

【处方】熟地四钱　枸杞二钱　丹皮六分　当归三钱　草决明三钱　山萸肉三钱
菟丝子四钱　云茯神三钱　炮附块二钱

水煎服。

嘱曰：禁房事，守服三十剂再商。

【次诊】进三十剂，即能见物，自言距离丈远，人面尚能辨识。仍用前方加减为丸，久服以资调摄，但宜禁房事，否则借药力以纵欲，反助桀为虐矣。

【次方】熟地四两　枸杞二两　丹皮六钱　当归三两　山萸肉三两　菟丝子四两
茯神四两　怀山药四两　炮附块二两　依法炮制为末，炼蜜为丸，如梧子大，每日早晚，各服三钱，白汤送下。

【效果】服丸一料，近物已能辨别清楚，惟远望不能清晰。嘱其照方常服，清心养神，自可收功。

　　按，两目通于六经，不仅属于肝也。大抵酒色、忧郁，易伤肝肾，肾虚则肝失所养，肝虚则胆气攻，是以视物如雾，冷泪频出，宜滋肾养肝主之。膀胱与肾为表里，水脏虚，水腑亦虚，肾虚不能蒸动水源，则膀胱之气化亦滞，冷泪赤脉，是其征也，宜温肾以化膀胱之气。胃纳水谷，饮食相干，积热相攻，则胞肿睛赤，宜除中宫怫热。命门真阳不振，则眼前发花、色昏，宜补肾以调肝气。木盛则侮金，肺气壅遏，失其下降之令，则三焦水道不利，湿停热郁，移于大肠，则传道失常，大便闭涩，湿热乃愈上犯空窍，是当宣通气血，荡涤肠胃，以清来源。小肠不利，由心火亢甚，两眦必焮赤痒痛，但调经脉，清心火则愈。若房劳或忧郁过度，致生内障，宜调补肝肾，禁房事，戒忧怒，需以岁月，庶可望痊。若痘疹之后，毒气郁于肝，不能宣泄，攻发于眼目，苟瞳人未伤，及早治之，皆可复明。痢利失治，湿火上攻，则平风火，宣湿热，审其有虫，佐以杀虫之药，自不难愈。总之无论何症，必须辨明本源，立法乃得不错。风则散之，热则清之，虚则补之，实则泻之，气怫郁则宣通之，切不可妄行针刀钩割，不问病因，辄用点药洗药，随买药市丸散服之，偶愈亦属幸中，苟或误治，便为终身之大患，亦不可纯用寒凉，致气血冰凝，邪无出路，积久成为痼疾。爰附论如此，以告留心眼科者。

　　远按：此案极为恰当，附论痛陈庸医之鲁莽与病家之谬妄，诚砭俗之良药石也。

7. 眼病案

林丽生（广东石龙）

【病者】林树梅，十岁，东莞石岗乡人。

【病名】深疳为患。

【原因】病已数月，西医目为不治，己巳八月四日始邀余诊。

【症候】双珠突出眼眶四分，盲已三月，腹实而痛，皮黄骨瘦，遍体发热，舌红赤，口烂，大小便闭。

【诊断】脉沉数牢结，掌心热甚，系积滞成疳，疳热上炎于目。

【疗法】当先上通下济，用大承气汤加犀、羚治之。

【处方】大黄三钱　朴硝二钱　枳实二钱　厚朴一钱　摩犀角五分（先煎）　　羚

羊角五分（先煎）

服后二小时，腹微痛，小便一次，再二小时，腹大痛，大泻一次，小便随利，得安睡矣。

【复诊】醒后腹痛、眼痛，身热随退，凸高之珠略低，前方加镇坠药治之。

【次方】摩犀角五分　羚羊角五分　大黄二钱　枳实二钱　朴硝一钱五分　厚朴一钱　生石决三钱（打碎）　生龙骨三钱（打碎）

服后再大泻一次，翌日双珠渐平，霞膜遮闭。

【三诊】脉已细静，因是症系积郁成疳，又以治疳集圣丸改为汤剂加减治之。

【三方】真芦荟二分　五灵脂二钱　夜明砂五分　广皮三分　青皮二分　制三棱一钱半　制莪术一钱五分　使君子二钱　川连一钱　生石决三钱（打碎）　白蒺藜二钱　甘草八分

【效果】照前方加减，前后五十余剂，两目平复，霞膜悉退。

远按：此案思想新颖，非头痛救头，脚痛救脚者所能梦见，惟病名不甚雅驯，拟改为久疳害目，未知当否？

8. 风火眼疾案

杨孕灵（住泰县北门内大街）

【病者】袁仲虎，年逾三旬，业酒商，住泰县尤家庄。

【病名】风火眼疾。

【原因】素因：肝经郁热。诱因：感受温风。

【症候】目睛红肿疼胀，连及巅顶，大便秘，小便赤。

【诊断】脉弦数，苔黄腻。脉证合参，显是风热生炎，冲于目系脑膜之神经，故目睛红肿，疼痛连及巅顶也。

【疗法】拟清风热，平肝通腑法。风热清则红肿可消，肝平腑通则巅顶疼胀及血分郁热可已。扬汤止沸，何如釜底抽薪？所谓降上逐下，活泼泼地首尾兼顾。

【处方】生赭石一两（杵）　干蒲公英一两（洗）　生大黄三钱　蕤仁三钱（杵）　木贼草一钱　谷精珠三钱　升麻八分　龙胆草二钱

【效果】一剂诸恙肃清，原方减赭石四钱、大黄一钱五分、升麻四分，去龙胆草，加生白芍三钱、密蒙花二钱善其后。

远按：釜底抽薪为治热病者不二法门，此证疼胀及于巅顶，药不易达，升麻一味，其用在此，犹头痛之用芎、活、苍耳也。

9. 黑睛欲灭案

李达三（住琼州府城绣衣坊）

【病者】吴儿，年四岁，住琼州府城小雅巷。

【病名】黑睛欲灭。

【原因】缘冒暑作泻，经服钱树田回春丹二粒、十味香薷饮加减八剂，十三日泻仍不止，伤脾及肾，肾气将绝，而黑睛乃有欲灭之象。

【症候】日夜泄泻，面唇舌俱白，手足如僵，两眼黑睛没向内边，仅存一线，时动不住。

【诊断】指纹淡红，穿至命关，脉微，此久泻伤肾，肾元将绝而未绝。

【疗法】以姜、术、参、草、脂、巴等固肾益脾为君，丁、蔻等益火制水以佐之。

【处方】高丽参一钱　贡白术四钱　干姜一钱五分　炙甘草一钱五分　补骨脂三钱　巴戟天二钱　肉豆蔻一钱　丁香五分

【复诊】泻少，脉细短，黑睛复大半，仍时动不住。

【二方】前方。

【三诊】泻渐止，指纹缩至气关，脉细而长，黑睛全复，仍时动不住。

【三方】前方减姜、蔻各五分，脂、巴各一钱。

【效果】四日黑睛复原，能进饮食，神气尚弱，以独参汤善后。

【说明】奇症难识，故多不救。此症虽奇，然一见则识，易于着手，但以医籍中罕见，姑录之以备考证。

远按：小孩久泻，易生祸变，如此案几至不及挽救，危乎殆哉！乡僻幼科，大都目不识丁，仅凭口传单方以资糊口，宁复识此？录此为家有幼孩者警惕焉。

第二十一卷　牙病案（凡 2 案）

1. 温邪后血疳案

濮凤笙（南京白酒坊）

【病者】王子澄君，年四旬余，镇江人，寓南京小府巷。

【病名】血疳。

【原因】湿温化热所致。

【症候】牙龈溃烂，流血不止，以痰盂接血，日换三四次，牙床内外溃洞七处，牙根腐烂之肉极多，臭不可闻，神识不清，小溲短涩，大便不行，舌苔已染成红色，不能辨，鼻孔干燥作痒。

【诊断】两脉细数，此温邪化火，胃阳不降，热邪冲激心肺，并殃及于肝肾，郁久化毒成疳，破唇蚀鼻，落齿穿腮，在在堪虞。

【疗法】犀角地黄汤主之。

【处方】犀角尖三分（磨汁对服）　生石膏八钱　知母二钱　鲜生地一两　鲜竹叶心卅根　麦冬三钱

【次诊】神识已清，流血减十之一二。

【次方】原方减去犀角一半，余无更改。

【三诊】流血已止其七，思饮水，腐肉层层脱落，口臭仍重，烂洞有敛口者，有未敛口者，更用三黄石膏汤加减。

【三方】人中黄二钱　鲜生地一两　知母二钱　川柏二钱　细木通一钱　川连一钱五分　酒芩三钱　连翘一钱五分　生石膏一两（先煎代水）　麦冬三钱　绿豆皮三

钱　花粉二钱

【四诊】血已全止，溃烂犹有二处未能敛口，此时牙床肿已全消，大解下干结黑粪甚多，小溲涩痛亦减，腐肉用手术剪去，约半酒杯，鼻痒仍作。

【四方】鲜生地八钱　麦冬四钱　知母二钱　川柏二钱　百部一钱　瓜蒌三钱　川贝四钱　绿豆皮三钱　生石膏八钱　生子芩三钱　龙胆草一钱　木通一钱五分

【五诊】诸恙递减，二便如常，口臭仍有，入夜不能成寐，躁而不烦，肝胆犹有余火，食入怯痛，溃处未能全敛。

【五方】羚羊尖三分（磨汁冲）　麦冬三钱　龙胆草一钱　生子芩一钱　绿豆皮三钱　大生地五钱　丹皮三钱　青蒿二钱　真陈金汁半茶杯（冲入）

另以硃黄散吹喉。

【六诊】口臭大减，卧已能熟，躁亦不作，病者因服药过多拟停药，余以王道不外人情，服药三十余剂，岂有不厌之理，但余邪未净，嘱以石膏煎水煨绿豆汤饮之，以白蜜代冰糖，三日后再议。

【七诊】诸恙全瘥，惟肺肾之阴被火蒸灼，时有嗌燥咽干之状，以玉女煎加减治之。

【七方】鲜生地四钱　麦冬三钱　知母二钱　怀牛膝三钱　生石膏五钱　猪脊筋一条（入煎）

上方连进五六服全愈。当王君流血涌盛，神识时明时昧之际，人皆谓为必死，即余亦谓生命纵能保存，破相恐不能免，自进苦寒大剂，逐步见效，病愈之后，毫无缺陷，此非医治之能力，实王氏祖功宗德，有以致之耳。

远按：此案确有挽回造化之功，作者不矜不伐，而归功于冥漠之鬼神，谦光之德，尤足多矣。

2. 火闭齿衄案

程敬之（湖北新堤西岸堤街）

【病者】涂某，年五十余岁，住石桥。

【病名】齿衄。

【原因】劳力辛苦，不避寒暑。

【症候】齿缝流血，已十余年，年发数次，每发昼夜血出一盆。

【诊断】脉数而不舒，面色暗带赤，便溺如常。

【疗法】宜外透腠里，内清火破瘀。

【处方】细麻黄二钱　川羌活二钱　北防风钱半　鲜生地四钱　川黄柏三钱　正红花三钱　大桃仁三钱　生石膏六钱

【复诊】服一剂，汗出，衄血微减，原方续服一剂，诸症减去大半。

【次方】鲜生地四钱　川黄柏三钱　生石膏四钱　正红花二钱　大桃仁二钱　西茜草二钱　杭寸冬三钱（去心）

【效果】二剂而愈，随与滋阴清润之剂，以善其后，至今数年未发。

【说明】此证已十余年，前医清温补泄皆无效，就诊时适当酷暑，身着布衣而无汗，即从此一端识其病源。经云：汗为血之液。汗之不通，血瘀故也，瘀久而成热，热迫而血妄动。故清、温、补、泄无益也。用麻黄、羌、防，直达腠里，通其汗液，红花、桃仁以破其瘀，石膏、柏、地，清其内热，遂以得效。

远按：从无汗上悟出病源，灵机盎然。

第二十二卷　痘疹病案（凡16案）

1. 痘疮逆证案

尹性初（湖北武昌）

【病者】陈某，年二十二余，住武昌石渚屯。

【病名】痘疮逆证。

【原因】人成形体，全赖母血涵育，胞胎内血中浊气，降生后仍藏营血之中。感遇天行浊气，由口鼻而入气管，由气管达于血管，将血管并气管中，浊气逐之自毛孔而出，此本王清任先生之说。西人则专主空气中瘟毒立论。如系瘟毒，何以出一次后，终身不再出？质之西人，亦不能答，不如王说为确。

【症候】痘形攒簇，蒙头盖面，周身细碎成片，色紫暗。六七日不大便，睡则妄言妄见，躁扰不安，起则弃衣狂奔，形证如此，逆则逆矣。

【诊断】痘不行浆，瘟毒内攻脏腑，固有躁扰狂越等症也。据王氏说，痘之形圆色红者，五六天后，痘中之血，仍退还血管，痘内只存浊气津液，津液清，为青浆；青浆为瘟毒烧稠而色白，曰白浆；白浆再炼更稠而混，名混浆；混浆再炼稠如疮脓，名黄脓，将黄脓炼干而结痂。至于此证，浆不能行，皆因血不退还血管。不退还血管皆因血管内有瘟毒烧炼，阻塞血之道路故也。若通血管之瘀滞，何患浆之不行乎？

【疗法】用王氏通经逐瘀汤，去麝香加麻黄轻虚走表，并酌加硝黄下之，为釜底抽薪之计。

【处方】生黄芪八钱　桃仁三钱　红花二钱　炒山甲三钱　皂刺二钱　地龙二钱（去土焙）　麻黄一钱五分　葛根二钱　金银花四钱　白芍二钱　生地三钱　大黄三钱　芒硝四钱

用水二碗，煎至一碗，温服，余滓再煎服，半日尽。

【次诊】进一剂，夜半泻动一次，狂躁渐平。再进一剂，色转红活，仍拟方托里解毒，活血化湿。

【次方】生黄芪六钱　生冬术二钱　白芍一钱五分　当归身二钱　金银花三钱　桃仁二钱　红花一钱　生甘草一钱

水煎服。

【三诊】进二剂，浆已圆满，即拟方调理脾胃。

【三方】生黄芪四钱　焦于术二钱　当归身三钱　白芍二钱　金银花二钱　生甘草五分

水煎服。

【效果】服二剂，收靥而愈。

远按：案中论痘毒之由来，与险逆之补救，明白详尽，方亦剪裁有法。

2. 痘证呕吐案

尹性初（湖北武昌）

【病者】王君仲友之女孩，甫两岁，住武昌广里堤。

【病名】痘证呕吐。

【原因】痘出原顺，某西医用药外洗，遂增呕吐。

【症候】痘稀，颗粒珠圆，色亦红润，本可勿药，用药外洗，以致痘浆不起，时作呕吐。

【诊断】此洗药逼毒不能外出，而反内攻故也。

【疗法】宜托里解毒主之。

【处方】鸽一只，去毛杂切片，麻油盐少许，锅内炸半熟，纳罐内，煎汤喂服。

【效果】服一只，呕吐即止，令其再服二只，而痘即痊愈矣。

远按：痘疹之毒，根深蒂固，须从里缓缓达表。非如疮疡之属，于局部掀发者，可以洗剥了事，此案托里解毒四字，为治痘疹要诀，方用鸽汤一味，尤为简要，读书得间，其效如此。

3. 痘证喉痹案

尹性初（湖北武昌）

【病者】余族一小孩，年四岁，住武昌昌明乡。

【病名】痘证喉闭。

【原因】胞胎血中浊气，留止于营分，感触天行瘟气而即发。

【症候】痘颗尚稀，惟不整齐，咽喉肿塞，吞茶水则痛，不能进食。

【诊断】审系瘟毒不能外出，结于咽喉故也。

【疗法】急宜温托。

【处方】鸽一只，去毛杂切片，麻黄一钱，生黄芪三钱合煎，频频喂服，令其由渐润下。

【效果】一剂，至次日，咽喉全愈，而痘粒亦整齐饱满矣，不再服药，数日竟愈。

按：鸽，本草载主治恶疮。余每遇痘疮不起、麻疹内陷、疥疮入腹、疮蛊等症，皆用鸽煎汤煎药，屡获奇效，附录于此，以饷同人。

按：吴鞠通谓痘疮始终不可汗、不可下，刻舟求剑，误人匪浅。近日医者往往于岐黄仲景之书不加探讨，借鞠通之书为捷径，不辨形证，动称温病，清润甘寒，堆砌满纸。医家不知病，病家不知医，顺意迎合，众口同声，所谓一盲引众盲也。若陈某痘疮，躁扰狂越，毒势甚炽。倘如鞠通所云，必致痘毒内攻，腐烂脏腑而不可救。是年刘某出痘，形证较陈某为轻，医存姑息，用药平淡，不二三日口吐血沫而死，其明征也。鞠通又谓麻疹当以防风、葛根为禁药。窃思仲圣曰风强则为隐疹，故诸家治麻疹皆用风药托表，不知鞠通何见，竟背道而驰如此。仲圣虽有疮家不可发汗之戒，意谓疮家不可专于发汗，非谓用风药外托而并禁之也。痘疮麻黄与黄芪并用，疥疮白芷与黄芪并用，癣癞防芷与黄芪并用，皆著殊功，皆用以托毒外出，非用以发汗也。甚矣，读书不可死于句下也。爰录于此，以质诸精究斯道者。

远按：发汗与外托截然不同。详辨之，可以去耳食者之妄。至古人之书，经不善读者之穿凿误会，以害人者多矣。如朱丹溪谓产后以大补气血为主，虽有他证，以末治之，则与仲景之竹皮大丸及产后三大症之诸方相背。白喉治法忌表，《抉微》一书，所列禁药，有时不能不用，而其书所奉为神圣之冬、地、玄参滋腻诸品，有时且因感燥挟湿之证而不可用，诸如此类，不胜枚举。岂独鞠通也哉？岂独痘疹疮疡也哉？

4. 麻疹内陷案

尹性初（湖北武昌）

【病者】德馨公司顾许卿之子，年甫五岁，住百寿巷口。

【病名】麻疹内陷。

【原因】感风湿热而发，医惑于鞠通麻疹以防风葛根为禁药之瞽谈，纯投清润甘寒，遂呈危象。

【症候】表里俱热，鼻煤气促，津干口燥，目呆舌绛，僵卧不语，斑疹鳞次，色暗不透。

【诊断】脉细数，合形证观之，知系寒润滞表，风邪内闭，肺气壅遏，麻疹不得透达，反致蕴热由气分窜入营分，故有鼻煤气促等证也。

【疗法】祛风解毒，以使怫郁宣通，气机和畅，邪乃不留。

【处方】葛根二钱　荆芥穗一钱　连翘二钱　蝉蜕一钱　生石膏四钱　炒鳖甲一钱　炒栀子一钱五分　金银花一钱五分　升麻五分　蔗浆半杯（冲）　频频喂服，日夜进二剂。

【次诊】进四剂，泻出黑粪甚多，诸证已退，为瘀热解，而气机和畅也，原方加减以清余邪。

【次方】连翘二钱　荆芥穗一钱　蝉蜕一钱　生石膏三钱　鳖甲一钱　炒栀子一钱五分　金银花一钱　生甘草五分　蔗浆半杯

【效果】服二剂而全愈。

远按：此为内陷险象，妙在寓透发于凉润之中，玲珑透剔，引毒外出，是为能手。

5. 麻疹咳血危证案

谢铨镕（四川成都海会寺街二十六号）

【病者】陈参谋长谷生之幼子，年四岁，住桂王桥。

【病名】麻疹咳血。

【原因】素喜糖食，民国十五年四月二十日，发热咳嗽，不思饮食，延他医治之。初以发散消食不愈，继而见其咳嗽出血，齿牙焦烂，血迹模糊，以为热象全具，投犀角地黄汤，因致于危。

【症候】四月廿八日，始延余诊，大咳不已，口中鲜血如注，眉眼不睁，牙关紧咬，凿凿有声，大热欲狂，镇日喊叫。

【诊断】指纹青紫而劲，询其尚未出麻，此系肠胃之热，直行华盖，肺主皮毛，麻疹之邪欲借嗽而冲出肌表。但内热甚重，遏郁不伸，故酿成恶侯。

【疗法】以升、柴、紫草、茺蔚、杏、桔等，升阳行血开提为君，以牛蒡、枳壳、木通、芫须等宣发托邪为佐。

【处方】竹柴胡三钱　绿升麻一钱　紫草茸一钱　茺蔚子二钱　苦杏仁三钱（研去油）　广桔梗三钱　牛蒡子三钱　枳壳一钱半　木通二钱　芫须一钱

【复诊】一剂后齿眼皆开，遍身出红点无数，惟两腿两股尚无，仍如前法加减之。

【次方】粉葛根三钱　赤芍药二钱　长前胡一钱半　广桔梗二钱　牛蒡子三钱　整瓜蒌一枚　陈枳壳一钱　白木通二钱　芫须七分

【三诊】自顶至踵全现，颗粒不甚明润，此血被火刑，因而焦枯，急进活血之品，略加化痰之剂。

【三方】制紫菀五钱　广角参四钱　秦当归一钱　粉丹皮三钱　天花粉三钱　川红花七分　浙贝母三钱　苦杏仁三钱（去油）　丝瓜络三钱

【四诊】服后颗粒弥满，色见鲜明，咳血渐稀，惟大便不通者七八日矣，乃以清肺润燥之法行之。

【四方】马兜铃四钱　瓜蒌仁三钱　苦杏仁三钱（研）　胡麻仁四钱　枇杷叶三钱（去毛，炙净）　枯黄芩三钱　浙贝母三钱　白蜜一两（冲服）

【效果】三剂，大便渐通，泻出黑黄臭秽无算，而唇齿焦烂，令以白蜜时时涂之。始能稍进粥饮，神渐清，睡渐安。又拟育阴二方以进，前后二十余日，渐有起色，一月而后，克奏殊功，愈后遍身脱出粗皮多许。

【病理】谢铨镕曰：麻疹一症，乃胎元之毒伏于六腑，感天地邪火之气，自肺脾而出，故多咳嗽、喷嚏、发热诸证。然亦有单发热而不见咳嚏者，则为闷症，最宜注意。初起宜发表不宜闭塞，宜疏通不宜补滞。往往有毒重热结，以致衄血、呕血、齿血种种热象，皆其脏腑蕴毒，借此发泄。医者不知先表后里，骤用寒凉，锢闭邪气，壅塞为害，致令内毒潜伏，为祸无穷。此病现症宛然，医者复蹈此弊。予以升阳托邪，大力挽回，俾伏麻外出，幸而内陷未深，虽危可救，故备论之，以为治儿科者告焉。

远按：麻疹热甚者，虽不能概禁凉药，然须寓凉润于生发之中。此证用犀角地黄，实为荒谬，案内处方灵活，论亦可取，惟第四方黄芩一味，究嫌呆滞，大纯中不无小疵耳。

6. 出痘服燥涩药引毒归心案

吕楚白（广州蓬莱新街八十号）

【病者】广州邹尧常子，年六岁，住城西逢庆中约。

【病名】出痘服燥涩药，引毒归心。

【原因】因发热兼呕，身现痘子，医投桂枝龙骨等药，遂致逆侯。

【症候】六脉沉伏，口渴欲呕，心热如焚，手足疼痛发热。

【诊断】因误服燥涩药，痘欲出而不能，热毒归心。

【疗法】令先饮竹沥水二两，后拟清毒活血汤加减。

【处方】干垂丝柳五钱　紫草茸二钱　干苇茎一两　小生地三钱（酒洗）　黄芩一钱半（酒炒）　川黄连一钱（酒炒）　连翘三钱　栀子三钱　麦冬二钱　天花粉八钱　牛蒡子三钱　小甘草八分　竹沥二两（冲服）

【复诊】服前方，次第出齐长浆，及至回水结痂之际，忽然发热喉痛，系痘毒未清，拟利咽解毒汤加减。

【处方】玄参三钱　麦冬二钱　栀子二钱　牛蒡子二钱　山豆根一钱　干苇茎一两　干洋玫瑰花一钱　干腊梅花一钱　制竹蜂七只　生甘草七分

【效果】服第一方，痘已出齐长浆，服第二方，身热与喉痛尽除。

远按：痘毒归心，最为险候，非大剂清毒活血，何能引使外出，此案处方重而不呆，凉而不滞，手腕轻灵，极为可取，录之为治痘者辟一法门焉。

7. 风温时疹案

赵子苍（住蚌埠）

【病者】王福田次子，年六岁，蚌埠。

【病名】风温时疹。

【原因】新春感温风而发。

【症候】一身酸楚，恶风发热有汗，咳嗽口干，目流泪，烦躁不寐，背脊红疹隐隐。

【诊断】脉浮数，舌苔白微黄，此风温犯肺成疹，复夹食滞，窒碍中气，故烦躁而少寐。

【疗法】以辛凉宣达肺气，散风透疹为主，运行胃滞佐之。

【处方】苏薄荷八分　蝉衣二钱（去足翅）　青连翘二钱　紫背浮萍八分　金银花一钱五分　杏仁二钱　鲜西河柳二尺　枳壳二钱四分　豆豉八分　山栀皮八分　山楂三钱　甘草八分

【次诊】一剂疹布周身，寒热亦退，体痛已减，口干唇燥，小便短赤，舌黄边白腻。拟以清肺热，疏其腑分。

【次方】青连翘三钱　炒牛子二钱　条芩二钱　赤苓三钱　枳壳二钱四分　山栀皮一钱　糖瓜蒌三钱　山楂三钱　生甘草八分

【效果】服药后口干减，大便黑硬夹溏，臭热熏人，以小孩不肯服药，嘱用银花、甘草、薄荷、石膏各二钱，煎汤代茶，以清余邪，三天疹回而痊。

远按：此疹之夹证轻者，故轻轻疏达而即效。

8. 伏寒温疹案

刘伦正（泰安城东颜张镇）

【病者】张兴廷之幼女，年三岁，山东泰安城东留送庄。

【病名】伏寒瘟疹。

【原因】时当三月，因感冒受惊而发热，眼有赤泪，发热二日，周身出疹。

【症候】因受风，致疹子倒靥不现。

【诊断】六脉浮数，至数未定。

【处方】用叶天士梅花丸二粒，半酒盅水，研细灌之。

【效果】服丸后立即安静，一点钟疹子俱出。

梅花丸方：当归一钱五分　茯苓一钱　升麻五分　竹茹八分　甘草三分

用水一茶杯，煎至八分去渣，腊梅花一两，将药水倾入腊梅花内，浸一宿，晒干，共为细末听用。若治小儿痘疹倒靥，用雄鸡血，将雄鸡系左腿，倒悬八点钟时，用竹签尺余，刺入鸡喉内，取心肝血，和入梅花为丸，绿豆大，每服两丸，不宜多服。治女子用雌鸡血，系右腿，亦如法治之，百发百中。痘疹倒靥，别无二方，此第一回生丹也。

远按：痘疹倒靥，证属危急，得此方而表彰之，亦活人之仁术也，原案中尚有服方，因梅花丸业已得效，可无须此，故僭为删去。

9. 春痧内闭案

葛蔚堂（南京船板巷）

【病者】王永鑫子，年三岁，住仓门口。

【病名】春痧。

【原因】戊辰岁，小儿痧症极多。此儿因病菌传染，夹时感郁热而发，误投补剂，邪从内陷。

【症候】发热，呼吸短促，痰鸣肢冷，痧出复闭，咳嗽音低，面青神迷。

【诊断】伏邪不透，热毒内攻，致成闭陷重症。

【疗法】先开其闭，然后对症施治。

【处方】紫雪丹二分　开水和服。

外蒸洗方：紫苏二两　皂角一两　观音柳二两

煎水蒸洗四肢、前后心等处。

【复诊】痧透未齐，肢温气平，仍咳，邪未尽达也，宜再透之。

【处方】芥穗一钱五分　薄荷五分　防风一钱五分　前胡一钱五分　炒牛蒡子一钱二分　炒蚕一钱五分　葛根一钱五分　鲜芫荽一钱五分

【三诊】痧齐，外热未退，逆痰多气平，邪热未清，治宜宣化。

【三方】桑叶二钱　防风一钱五分　薄荷五分　大贝一钱五分　莱菔霜五分　橘

皮络各一钱五分　杏仁二钱　炒牛蒡子一钱　炙枇杷叶三钱（布包煎）

【四诊】痧齐热退，口渴，咳逆未止，风热夹痰未尽退也，治当清化。

【四方】杏仁二钱　桑叶二钱　大贝一钱五分　马兜铃一钱五分　炒蚕一钱五分
茯苓三钱　冬瓜子三钱　炙枇杷叶三钱（布包煎）

【五诊】痧渐回，咳嗽不清，夜卧甚安，口渴颐赤，治仍清化。

【五方】杏仁二钱　桑叶二钱　大贝一钱五分　生甘草五分　马兜铃一钱五分
连翘二钱　枳壳一钱五分　赤芍一钱五分　炙枇杷叶三钱（布包煎）

【六诊】痧回咳止，两颐赤退，食乳如常，气息和，夜卧安，仍以清化。

【六方】杏仁二钱　大贝二钱　冬瓜仁三钱　通草一钱　银花二钱　连翘二钱
生甘草四分　生荸荠皮三钱

【效果】此症重在第一方，痧透方有治法，不透立毙。服紫雪丹后，痧渐透，再进宣达法，痧齐，更进清化法而全愈。

远按：痧疹为传染病之一种，顺者无论矣，其逆者当与疫疠同一治法，以解毒清疏为第一义。此案用药，先重后轻，缓急得当，且始终不杂一毫呆滞之品，手腕灵活，洵可为济幼之宝筏也。

10. 温邪发痧案

汤逸生（住苏州角直镇）

【病者】吴县第五高小校长沈柏寒先生之少君，时年十岁，住本镇。

【病名】温邪发痧。

【原因】风温挟湿，袭于太阴阳明。

【症候】病四日，壮热汗少，胸闷气怯，咳嗽不爽，口燥身痛，烦躁不寐，面部红点隐隐。

【诊断】脉弦滑数，舌质红，尖有刺，苔白根微黄，乃风邪袭肺，湿邪阻胃，将欲发痧之候也。

【疗法】此邪在气分，当从叶香岩所谓挟风加薄荷牛蒡之属、挟湿加芦根滑石之流，合李东垣普济消毒、吴鞠通辛凉轻剂，以为清泄之用。

【处方】薄荷头钱半　炒牛蒡三钱（打）　荆芥钱半　杏仁三钱　桑叶钱半
钩勾三钱　大贝三钱　银花三钱　连翘三钱　炒麦芽三钱　六一散五钱（包）　鲜芦根一两

【复诊】二剂，汗畅痧布，表热稍退，烦躁得安，里热燥渴犹甚，咳嗽频仍，舌绛有刺，此表邪虽达，热传营分之象，非重用清凉不可。

犀角尖三分（磨冲） 鲜金斛五钱（先煎） 鲜生地五钱（洗切） 鲜沙参五钱（洗切） 薄荷头七分 炒牛蒡二钱（打） 冬桑叶钱半 钩勾三钱 银花三钱 连翘三钱 六一散五钱（包） 鲜芦根一两

【再复诊】一剂，汗颇畅，热大减，夜来未静，大便不更，再用清润退热之剂。

鲜金斛五钱（先煎） 鲜沙参五钱（洗切） 光杏仁三钱 桑叶钱半 钩勾三钱 银花三钱 连翘三钱 大贝三钱 知母钱半 瓜蒌仁三钱（打） 鸡苏散五钱（包） 鲜芦根一两

【效果】连服二剂，诸象皆瘥，惟咳嗽痰多，续用杏仁、川贝、鲜芦根等，调理数服而愈。

【说明】按：此证，有热不甚盛，不用犀角、鲜生地等，而仅仅初用辛凉发散，继用养津清解者；亦有宜用西河柳者；亦有实热内盛，而应用凉膈散之属者；又有兼喉痛，或焮红腐烂，而用石膏、人中黄之类者；或有寒热泄泻，淹缠久久，脾阳大虚，而变慢惊，反用温补者。毫厘千里，不可不察，爰附列之，用质高明。

远按：痧证虽有种种不同，而大要以清透为主，清者清热，透者透邪，苟非误治而变坏证，则治法似无甚大异。案内各方，表而不燥，凉而不滞，极手挥目送之能事，惟复诊时，营分之势已从外发，但为势尚炽，尤未达于高枕无忧之度耳。案中认为，热传营分，似觉微有语病，又原题病名为疿痧，疿字不见字书，僭为删去，未知有当否也。

11. 湿化热喉痹发疹案

吴介诚（四川垫江鼓楼北四街生生堂）

【病者】萧学礼，年十四岁，住鼓楼北四街第十号。

【病名】湿邪化热，喉痹发疹。

【原因】素喜辛辣面食，己巳夏，陡恶寒发热，数服升散品无效。

【症候】身痛喉疼，碍于吞咽，气不匀降，隐隐发疹，不思食。

【诊断】六脉濡数，喉间有指大蛋白状阻塞，此为湿郁上焦，感风化热，阴分受伤。

【疗法】以薄荷、瓜蒌、浙贝、牛蒡、枇杷叶等品，辛凉疏表，降气透湿，银、翘、桑叶等品，清肺解毒以宣痹。

【处方】苏薄荷一钱　瓜蒌皮三钱　浙贝母二钱　汉银花三钱　连翘壳三钱　冬桑叶三钱　牛蒡子三钱　射干片二钱　净马勃二钱半　枇杷叶三钱（生）

【复诊】一剂后不恶寒，微发热，余症如昨，隐疹全露，觉渐减轻，以前方加甘寒品。

【次方】银花三钱　连翘三钱　薄荷一钱　瓜蒌三钱　桑叶三钱　牛蒡三钱　射干二钱　马勃二钱　生地四钱　枇杷叶三钱　橄榄三枚

【三诊】二剂烧蒸退，疹渐消，皮渐脱，喉痛减，舌绛唇赤，午后潮热，邪虽减，阴分伤，当利肺养阴为主。

【三方】瓜蒌三钱　杏仁三钱　黄杭菊三钱　黑豆卷五钱　生地四钱　浙贝二钱　石斛三钱　桑叶三钱　枇杷叶三钱　蔗汁一杯（冲）

【四诊】两剂后，疹皮脱尽，前证全消，当育阴扶正。

【四方】生地五钱　白芍四钱　黄杭菊三钱　钗斛三钱　豆卷五钱　霜桑叶三钱　枇杷叶三钱　雪梨汁半杯　甘蔗汁半杯

【五诊】饮食复原，精神稍增，但大便燥结，足征津液干枯，仍以甘润滋阴为宜。

【五方】甜杏泥四钱　火麻仁四钱（泥）　郁李仁四钱（泥）　生地五钱　白芍四钱　豆卷五钱　黄杭菊三钱　霜桑叶三钱　雪梨汁半杯　甘蔗汁半杯

【六诊】三剂，大便三次极爽，以地黄汤加减善后。

【六方】秦归三钱　熟地五钱　酒芍三钱　枣皮二钱半　淮药四钱　茯苓三钱

【效果】四剂，神清气爽，举动如常，全安。

诚按：此证初系湿温感于上焦，过服表剂，邪不得解，郁久为疹，湿滞为痹，以辛凉疏表，透湿宣痹，热邪得以解散，后以养阴，遂尔痊可。

远按：此证盖因误治而成疹，处方轻透，次序不乱，能手也。

12. 疫痘挟惊案

王玉玲（泰县姜堰）

【病者】胡春生，予之表弟也，年甫周岁，住陈宛舍。

【病名】疫痘挟惊。

【原因】素禀体壮，肌黑多火，适逢冬令干亢，疫痘盛行，外感时邪，遂发惊痘。

【症候】发热一日，痘未见点，即惊悸不宁，筋脉惕息，两目懞忪，神志昏迷，旋即手足抽搐，目睛窜视，烦闷作恶，耳后红丝隐露，兼犯紫色，手足冰冷，脸赤唇红，频频喷嚏。

【诊断】指纹青紫，舌红苔白。此孟氏所谓"痘未见形，时起惊者，乃热逼心经之故"。亦即翁氏所谓"头身灼热，不时惊搐者，痘自心经而出也"。方书云，先惊后痘者生，先痘后惊者死。以痘之生死，判于惊之先后，此语殊不尽然。又云"惊之轻者，痘亦轻；惊之重些，痘亦重"，观惊之轻重，而定痘之轻重，此言洵从实验中来，毫无虚讹，后学当奉为金科玉律也。

【疗法】拟松肌通圣散加减，用荆、防、牛、桔、蝉、芍、薄荷散风热、透肌表，天麻、钩藤平肝风，木通、灯心泻心火，天萝透络，青皮疏肝，楂肉宽气道，松痘毒。

【处方】荆芥穗一钱二分　防风五分　明天麻八分　牛蒡子钱半（炒，研）　桔梗八分　薄荷尖八分　蝉衣八分　生楂肉三钱　天萝络钱半　赤芍一钱　细木通六分　青皮一钱　双钩藤三钱（后入）　灯心二分

【次诊】次日午后复诊，痘以报点甚细，散见头面胸背等处，壮热燎人，惊搐瘛疭，续发不已。烦闷昏迷如故。知痘初见点，枭毒正盛也。《金镜赋》云："初发如还琐屑，繁密堪知。"即此推勘将来，痘疮出齐，恐无间隙之地矣。来势险逆，难许乐观。法仍拟松肌透托，照原方再进一剂，俾痘易出易长，而毒得外泄，惊搐速止，或有转机希望。

【三诊】痘疮陆续布出，果系稠密，头面固多，腰下尤不分颗粒，而皮肤内隐隐欲出者尚夥，瘛疭依旧频作。舌苔转黄，烦躁口渴，气粗便溏，余症仍在，此正毒气壅盛，不能宣发所致。叶氏云："频频惊厥，最多闷痘"，此为近之，再依原法加减进治。

【三方】净连翘钱半　苏薄荷八分　牛蒡子钱半（炒研）　赤芍一钱　桔梗八分　生楂肉三钱　荆芥穗一钱　蝉衣八分　细木通五分　青皮一钱（炒）　双钩藤三钱（后入）　灯心二分　地栗二枚（拍）

【四诊】痘渐布至足心，势有欲齐之象，惟浑身颗粒子母不匀，颜色俱无光泽。瘛疭仍时作时止，神识较清，此诚孟氏所谓毒盛气虚也。但当清解透

毒，毒出而元气自安，归宗汤加减主之。

【四方】小生地二钱　赤芍一钱　荆芥穗一钱　牛蒡子钱半（炒，研）　细木通五分　净连翘钱半　归尾钱半　生楂肉三钱　蝉衣八分　陈皮一钱　地栗二枚（拍）灯心二分

【五诊】痘已催齐。惊搐瘛疭渐止，指纹青紫渐淡，昏迷已醒。但痘色俱深红惨黯，腰下攒簇之地，尤见干紫不润，平塌不起，余症未见变化。毒壅血热，气虚不能驾取，人小载重，起卸维艰，勿谓惊止无妨也。前方尚合，略为增损即善。

【五方】小生地二钱　当归钱半（酒洗）　赤芍一钱　净连翘钱半　荆芥一钱　上红花五分　川芎五分　粉丹皮钱半　紫草茸五分　楂肉三钱　紫地丁二钱　甘草四分　白茅根三钱（洗，切）　嫩笋尖三枚

【六诊】痘当蒸长之期，自宜清凉解毒，前方又接服两贴，根脚虽见松阔，颜色未转红活，顶又中陷不起。终日只有烦躁渴饮，便利溲赤，舌红苔薄腻，微似欠津。聂氏谓痘高起之泡为气位，四晕根脚属血位，顶陷则气反亲下，此气亏而不能充也，法当补气；四围根脚无红晕，此血亏而不能附也，法当补血；然气血虽虚，而毒火甚盛，津液枯竭，难任温补，用参麦清补汤以调之。

【六方】西洋参八分（先煎）　大麦冬二钱　生黄芪二钱　花粉钱半　甘草四分　当归钱半　上红花五分　焦白芍一钱　桔梗一钱　川芎五分　大生地二钱（炒）　生楂肉三钱　糯米一撮　灯心二分

【七诊】服后烦渴等症均减，痘顶尤陷未起，色较活动，再于原方中去桔梗、楂肉，加入高丽参一钱、皂刺一钱、炮甲五分，解毒起陷，助气化浆。

【八诊】痘顶陷者微起，间有少数灌清浆，四围根脚始见红晕，盖顶白根红，已具行浆之势也，但始终二目未封，至此犹觉炯炯。舍戚颇形疑虑。予慰之曰，无恐。庄氏痘书云，痘出稠密，封眼者有救，不封眼者无救，此言不确；起胀者有救，不起胀者无救，此言甚确。缘痘之生死，判于浆之有无；浆之有无，系于胀之起伏；胀之起伏，系于身之气血。诚有如《黄帝逸典》所云者。故此时唯一急务，但当助气血以化毒，送毒外出。能多得一分浆，即是减少一分毒，即可多活一分命，至眼之封与不封，故无甚关系，不必过虑也。原方清补气血，最和机宜，再进一帖，另方用遄燕窝滋养气液，癫蛤蟆攻毒化浆。

【另方】暹燕窝二钱　癞蛤蟆两只（土名癞保，去外皮内肠道及四足）

二物泡洗干净，贮砂罐内入水两碗，盖好用泥封固，置炭火上，文火慢煎，熬剩三分之一为度，临服时揭盖去渣，徐徐灌服。

【九诊】先后两方，相间而服，夜间烦躁亦甚，体温升高，至次日午前诊视，囊之陷痘均起，清浆已变稠脓，约灌十分之七，两目依旧未合，腰下攒簇干紫之痘，均因碾破迸流脓水，盖攒簇之处，毒盛不能化浆，得癞蛤蟆以毒攻毒，皮肤破烂，毒即从此外泄，而无内攻之患矣，再用保婴百补汤加减以养浆，佐清凉以助结靥。

【九方】潞党参三钱　焦白术钱半　白茯苓二钱　甘草四分　薏仁三钱　淮山药二钱　大白芍钱半（炒）　连翘钱半　炒生地二钱　大麦冬二钱　灯心二分

【十诊】唇口四旁先结硬痂，身部亦顺次干靥。唇口属脾，万物皆归于土，先灌先靥，收结之佳象也，但腰下犹脓水淋漓，毒尚未净。内进清凉败毒，外扑药粉收水。

【十方】银花二钱　连翘钱半　焦白术钱半　茯苓二钱　薏仁三钱　丹皮钱半　泽泻钱半　通草五分　绿豆衣钱半　人中黄八分　小生地二钱　竹叶十片

【扑方】向药肆购制成之松花粉，扑腰下脓水溃烂处。

【十一诊】前方连服两贴，痘已全部干靥，渐次落痂，腰下溃烂，脓水较少，体温已恢复常度，余症亦俱归消灭，所谓生意已成其八九矣。惟胃纳呆滞，饮食不思，精神疲怠，胸腹微胀，气噫难伸。定系长浆之时，强行举发，积滞未消，成浆之后，气血俱虚，更难运化，致胃不和，而脾不醒也，法宜醒脾和胃，俾运健食增，斯能免乎后虑。

【十一方】焦白术钱半　茯苓二钱　采芸曲二钱　缩砂仁五分（研，后入）　苡仁三钱　新会白钱半　苏梗一钱　大腹绒一钱　枳壳一钱二分（麸炒）　通草五分　佩兰钱半　鲜金橘皮一元

【效果】叠进两剂，由便利转便粘，胃纳渐旺，精神渐佳，惟腰下溃烂之地，脓水未干，再用外治法及败毒剂，调理渐痊。

【说明】此为疫痘险而兼逆之症，何言之？痘未出之先，耳后紫丝隐现，一也；既出之后，惊搐依旧频作，二也；方出之初，距发热仅二日，三也；报点稠密，腰下尤见攒簇，四也；颜色惨黯，多处干紫不润，五也；痘形平塌，顶又中陷不起，六也；灌浆之时，二目犹未封合，七也。有此七者，则为险为逆，可以明证。故予于痘出之初，即逆料其难许乐观也。幸舍戚知予

素稔，始终委托，宗旨不变，俾予得以缓步就班，妥筹应付，当七八诊之际，痘犹未正式灌脓，两目炯炯不合，腰下攒簇之痘，尤于紫陷顶，显见元气不固，无力化毒成浆，毒气内陷，告变在即，补救之策，颇费踌躇，因思暹燕窝善滋气液，癞蛤蟆最能攻毒，故于正方之外，再用此二味，藉以助气化毒，攻毒成浆，毒化浆满，斯能免乎夭折，乃事竟有如愿以偿。一服之后，陷痘均起，十数之日，方灌稠脓，攒簇之处，都成破烂，调摄旬月，竟收全功。从中由险转逆，复出险入夷，非病家之信任专一，医家之心灵眼快，惨淡经营，何克臻此？非然者，巫医乱请，汤药杂投，或标奇立异，或好大喜功，意见纷歧，朝攻夕补，稚婴弱质，其何以堪！转见顺者险，险者逆，逆者死矣，又安能有幸耶？故予于斯案之成也，特附志其颠末，为舍戚喜，转为世之有子女患病者忧。

远按：此案逆险诸候，错综不一，而治法一定，步骤照常，丝毫不露忙乱之象，此其所以为能也，熟读而细玩之，对于痘科无全牛矣，亟录之。

13. 疫痘夹斑案

王玉玲（泰县姜堰）

【病者】祁童，粮船子也，年约十龄。

【病名】疫痘夹斑。

【原因】素未种痘，适疫痘盛行，遂致传染，经医误用温托，斑痘夹出，五日后，病势危殆，始就予诊。

【症候】周身痘点稠密，色犯干红焦紫，空隙之处，紫黑斑子重重，烦热渴饮，昏谵若狂，耳鼻流血，唇龈掀肿。

【诊断】脉来细数无伦，舌质鲜红带紫。此因染疫痘时，误用温托，毒火无从宣泄，心胃受其蒸淫，血液沸腾，痘斑夹出。心经热炽，故耳鼻流血；胃府毒盛，故唇龈掀肿；血为火灼，故痘紫斑黑。所虑者斑为阳毒，黑主胃烂，此燎不除，恐痘难起灌。症已犯逆，营救不易。

【疗法】姑用大剂犀角地黄合白虎汤加减，凉血活络，清心胃二经疫火。

【处方】乌犀角五分（磨汁和服）　鲜生地一两（取汁和服）　粉丹皮钱半　赤白芍各钱半　连心麦冬三钱　元参二钱　生山栀钱半　桃仁钱半　上红花五分　肥知母钱半　生石膏八钱　活水芦根六钱（洗拍）　竹叶卅片　以上三味，共煎汤代水煮药。

【次诊】服后，二便忽下血如注，颜色紫黯，昏谵顿减，神志已清，耳鼻血止，唇龈肿消，舌紫赤色渐淡，并转润泽，脉虽细数，已有次序。黑斑渐没，痘转红活，此毒火已解，血瘀从便而下，病势转机之象，再用清气凉血解毒，俾扫清余孽，痘易灌浆。

【次方】鲜生地六钱（取汁和服）　元参二钱　连心麦冬三钱　生石膏五钱（先煎）　肥知母钱半　全当归二钱　杭白芍钱半　粉丹皮钱半　甘草五分　西洋参一钱　上红花五分　紫草茸一钱　粳米三钱　竹叶卅片

【三诊】连服两贴，便血由渐而止，斑形亦全消灭，神安脉静，舌红渐淡，痘顶圆绽凸起，根红圈附，毒化热解，血活气至，脓浆渐成，转危为安，用参麦清补汤加燕窝，清滋气液。

【三方】西洋参一钱（先煎）　麦门冬三钱　毛燕一钱（泡洗去毛）　生黄芪三钱　杭白芍钱半　归身钱半　红花五分　生地黄三钱　花粉钱半　西甘草五分　糯米三钱　灯心二分

【效果】痘症气虚血弱，不能胜毒，毒盛液枯，难任温补。先哲聂久吾氏，特制参麦清补汤，用之辄效。兹复佐毛燕，合以清滋气液，相得益彰，故叠进两剂，浆即灌足，神气清宁，胃动喜食，越日收靥结痂，渐次脱落，调理旬余而愈。

远按：伤寒有衄解之候，推而言之，凡病之涉及营分者，均能因去血而解，何必衄也？此证因用大剂凉药，热毒无所容身，自寻出路，故从便血而解，虽由生机旺盛，排挤热邪而然，但非得药力之助，焉能若是之神速哉？

14. 暑热发疹瘖案

程次明（住上海）

【病者】孙某，年廿五岁，职业菜馆，住上海虹口密勒路醉乐春。

【病名】暑热发疹瘖。

【原因】平日劳动不避雨湿，乘凉露宿。己巳六月中旬，忽患形寒筋酸而卧。

【症候】初起形寒，继则身热无凉时，筋络酸楚，头晕呕哕，胸脘痞闷，微咳痰稠，渴不多饮，便艰溲赤，夜多谵语，久不纳谷。

【诊断】脉搏滑数，舌苔黄腻，边绛，此吸受暑热，复感风露，病名暑热。由劳动汗出，腠理疏豁，邪易侵袭，昼感暑热，夜冒风露，表里合邪，充斥三焦，第暑必夹湿，盖湿为地气，热为天阳，湿热交蒸，二氤氲之气谓之暑，非单热单湿之称，夏至以前为温病，夏至以后为热病。灌以暑字，当之暑中挟湿也。湿邪从气分而透于表为白㾦，热邪从血分而透于表为红疹。合参脉证，势酿疹㾦，急进清宣透邪，应手为顺。

【疗法】以银翘散合参导赤法加减。

【处方】银花四钱　连翘四钱　牛蒡子三钱（炒研）　　蝉蜕一钱半　童木通一钱　薄荷三钱（次入）　大豆卷四钱　鲜石斛三钱　原滑石四钱（入甘中黄八分）　苡仁八钱　白杏仁四钱　干淡竹叶一钱半　鲜芦根一尺

【复诊】一剂疹㾦透，谵语除，呕哕减，痰出多，胸脘尚闷，邪未尽达，再步前议。

【次方】前方去木通、竹叶，加酒炒芩三钱，梗通一钱半。

【三诊】疹㾦密布，热度已减，糜粥渐进，邪获外达，最为佳兆。

【三方】银花四钱　连翘四钱　牛蒡子一钱半（炒研）　鲜石斛三钱　大豆卷四钱　原滑石四钱（入甘中黄八分）　生苡仁六钱　白杏仁六钱（扁）　炒麦冬三钱　细生地四钱　陈皮一钱半

【四诊】疹㾦已回，身凉食进，更衣色黑，宿垢得下，苔退舌红，脉象软数，邪退正虚，且参清养。

【四方】北沙参三钱　原麦冬三钱　大生地四钱（砂仁拌炒）　生扁豆四钱　酒炒芩二钱　连翘三钱　银花三钱　陈皮一钱半　生苡仁五钱　绿豆衣三钱

【五诊】诸恙递躅，肢疲形悴，胃纳渐甦，拟进清补。

【五方】潞党参三钱（米炒）　冬术三钱　白茯苓三钱　淮山药四钱　生扁豆四钱　杭白芍三钱　陈皮一钱半　原麦冬三钱　制半夏一钱半　生草五分　红枣五枚

【效果】后以参苓白术散、麦门冬汤出入，调养而瘳。

远按：此案认证既真，处方亦善。惟疹㾦利在清透，黄芩嫌其苦寒；脾胃贵乎健运，山药嫌其壅满。大醇小疵，独此而已。

15. 胃发颐案

陈无咎（新重庆路咸益里七一九号）

【病者】高伯谦令郎，三岁，住北京路友成烟公司。

【病名】胃发颐。

【原因】麻疹方愈，误食寒凉。

【证候】右颐发肿，颈项两旁，生无数痰疬，累累成串，病已十日。

【诊断】脉弦苔厚，发热作惊，胃不欲食，湿毒循胃脉上行。

【疗法】磨胃豁痰，驱湿清毒，翼焦饮主之。

【处方】白苓块四钱　天花粉六钱　丝瓜络三钱　浙川贝各七分　炒橘络一钱半　生米仁三钱　忍冬藤一钱　石甘露藤五钱　分二次早晚温服

【效果】一剂，退热安眠。五剂，便痰而愈。

远按：痘疹调摄失宜，变证百出，颇为危险，此证亦其一也。此案处方，注重活络，使湿毒无所容，悉从下解，盖去毒之定法也。设遇痘疹遗毒发生他种症状，此项治法，可以隅反，故录案而揭其大要如此。

16. 感冒夹疹案

沈幼材（住阜宁八滩镇）

【病者】撒恒之子，四岁，住怀阁楼。

【病名】感冒夹疹。

【原因】体质素弱，时有胀泻。己巳三月二十五日，与群儿脱衣戏于河畔，晚即发热。

【症候】三日后，咳嗽疹出，惟胸前头面没有，其家以疹出无事，且虑儿吃药之苦，不如勿药。嗣见便泻大喘，惊就余诊。

【诊断】中气素虚，疹出忽暗，体凉神躁，舌红鼻掀，系疹邪内陷太阴，幸大便稀水，邪热尚有出路之机，非然恐不及救。

【疗法】急进解表，使疹邪仍从表泄，冀邪去喘止，方有希望。

【处方】薄荷一钱半　荆芥一钱半　麻黄五分（以芦根去节，纳入麻黄再以线扎两端入

......

煎）　　炙桑皮一钱　　蒌皮一钱　　桔梗一钱　　甘草五分　　炒牛子一钱半　　赤芍二钱

【复诊】体热喘平，遍身疹出，口微渴，便已稀，原法去麻黄，加

光杏仁一钱　　大贝母一钱　　芦根一尺

【三诊】便泻已止，咳声较高，脾阳素弱，苦寒宜去，莫使过分，原方去蒌皮、桑皮，加

黄芪皮二钱　　桑叶一钱

【效果】服四帖，疹渐退而愈。

远按：痘疹之出不齐，最为危险，家庭无此常识，几至误事，录之为家有儿女者，知所警惕焉。

第二十三卷　胎产病案（凡19案）

1. 妊娠吐蛔案

尹性初（湖北武昌）

【病者】周仲邦之妻，年三十，住武昌扎珠前街第九号。

【病名】妊娠吐蛔。

【原因】妊娠二月，胃气养胎，即作呕吐，因误治而增危笃。

【症候】闭目僵卧，寒热间作，遍体疼痛，心下痞鞕，时作奔豚，干噫食臭。呕吐昼夜五六十次，间吐蛔一条。二便秘涩，肌肉消瘦。历两月之久，家人已备后事。

【诊断】妊娠呕吐，和胃则愈。医者不察，纯投清凉，冰凝气血，怫热内作，痰愈结滞，故脉见细数。西人谓胃失其伸缩作用，《伤寒论》谓胃不和是也。胃不和则气滞而内结，故心下痞硬。气逆而上冲，故时作奔豚。怫热内作，则营卫失调，故寒热间作。胃气所司者水谷也，胃气和则谷消而水化矣。兹则谷不消而作腐，故干噫食臭。胃土湿盛而风木乘之，故吐蛔。蛔，风木之虫也。

【疗法】某谓此妇身重已四月矣。余曰：岐伯大法，有故无陨亦无陨也，必先开其冰凝之痰以治药病。乃用麻黄、苏叶以祛腠理之邪，薤白、乌药、生姜以振胸中之阳，半夏、瓜蒌仁、甘遂以祛冰凝之痰，黄连、大黄以平冲逆之火。

【处方】麻黄一钱　苏叶二钱　乌药二钱　薤白二钱　生姜一钱　半夏二钱　瓜

蒌仁三钱　甘遂四分　黄连一钱　大黄二钱

水煎服。

嘱曰：服下如胸中潮动，吐出胶痰，则药病除矣，即停后服。

【次诊】服下果潮动片时，吐胶痰半碗。胸部廓清，吐逆即止，寒热亦退，目开，进汤粉半碗。前方去麻黄、甘遂、大黄，加当归、车前仁。盖病衰其大半，则药亦宜和平也。

【次方】苏叶二钱　乌药二钱　薤白二钱　生姜一钱　半夏二钱　黄连一钱　瓜蒌仁三钱　当归身三钱　车前仁三钱

水煎服。

【三诊】进一剂，饮食渐进，便能坐立。惟胸中气微上冲，尚觉心下痞鞕。此胃中不和也。乃用生姜泻心汤以和胃气。

【三方】生姜一钱　炙甘草二钱　潞党参三钱　干姜八分　黄芩三钱　苏半夏三钱　黄连一钱　大枣六枚

水煎服。

【四诊】进三剂，痞鞕全消，冲气不作，行坐自如。惟齿微痛。前方加鲜生地以凉血而济姜半之燥。

【四方】即三方加鲜生地四钱

另以人中白、青黛为末，搽齿痛处，日数次。

【效果】进三剂，齿痛亦愈，身体即复常度。后生一女。

远按：妊娠呕吐，以和胃为主，的是扼要之论。此案药误在先，业成坏证，经峻药攻下，且不伤胎，此中分寸，耐人寻味。

2. 胎坠溺堵案

周禹锡（住四川隆昌县拯瘰轩）

【病者】张克谐之妻，年三十岁，泸县鱼没滩人。

【病名】胎坠溺堵。

【原因】妊娠六月，胎元下坠，堵塞溺道，小溲不通。前医照《金匮》妊娠小便难，用当归贝母苦参丸不效；又疑胞系了戾，用肾气丸亦不效；嗣后通利、升提、温补诸法，备试无效，愈服愈剧。延十余日，举家皇皇，群医束手。

【症候】小腹膨胀如鼓，触之甚痛，延及大腹亦胀，十余日不得一溺。惟仰身斜卧，则有些些之溲，点滴而下。

【诊断】脉涣散如水上浮沤，重按随手而没，右关细涩。时有医者五人在座，有仍拟大剂肾气丸以转正其胞系者，有主张用通关丸以开其上窍者，甚至有谓用药攻下其胎但救其母者。议论庞杂，病家无所适从。予曰：胎由土载。此素禀土虚，六月为足阳明胃气养胎之期，脾胃属土，土虚不能载胎，以致胎胞下坠，将膀胱下口堵塞，泌尿管压闭不开，故小溲点滴不通，胀闷欲死。益以药误，生气将绝，故脉散如沤。且水无土制，上泛高源，死生悬于一发，若再因循，凶危立见。

【疗法】时正仲秋，墙外莲池结实正熟，因悟及玉芝丸补土之法。爰嘱病家速采鲜莲子数两听用。

【处方】鲜莲子四两（打碎，不去心）　急火煎汤，取半盏，令病者饮之。

【效果】服药未及半小时，腹中雷鸣欲溺，俄顷胎胞转动上举，溲泄如注，小腹顿觉轻舒，病若失，脉亦复，胎亦向安。加甘淡调理而痊。后产一女，母子俱无他恙。

【说明】当病者小溲通下后，座有医者询予曰："胎由土载，前人论及矣。白术为补土安胎圣药，功驾诸药之上，仲景、丹溪皆推重之，何以用而不效？且莲子厚肠胃，多食令人作胀，载在《本经》，而取效反如是之神速，又为古书所未道及。岂《本经》不足信耶？先生究从何处见来？愿聆其详。"予曰："术味甘苦，甘虽补脾，性多呆滞；苦能坚胎，使之固而不移。今胎已下坠，又与以坚韧固摄之白术，不但不能举胎，转使下坠之胎位稳固，故无效也。莲子鲜者甘寒，清香不浑，禀清芳之气，得稼穑之味，为脾经之果，兼入心肾胃三经。且鲜者清升不壅，最益胃气，单用力专，补土载胎之功独胜，非若干莲子之性温多壅。且非常服，焉能致胀？方从王氏玉芝丸悟出，法仍本脾主摄胎之理。变化随心，师古而不泥，神而明之，此中国医学之所以以气化擅长也。"群医咸服。

远按：莲之为物，出污泥而不染，其吸收清气，拒绝浊气之力量，可想而知。李东垣《脾胃论》亟称莲之功用，良有以也。此证独用鲜莲实奏效，仍是升清降浊之理，无甚奥妙，但诸医自不察耳。

3. 转胞案

范葆谟（天台东区牌门陈）

【病者】齐陈氏，廿六岁，住黄枚洋。

【病名】转胞。

【病因】孕五六月，一日忽觉小便短少，腹内微闷，不以为意。数日后，小便闭涩，点滴全无。

【病状】小腹饱闷，小便急胀，坐卧不安。

【诊断】脉左手滑数，重按则盛，右手浮洪，重按则疾。参合脉症，断为转胞。转胞者，胞胎偏坠，阻压膀胱，则小便不通，法当升举其胎。用参、芪、归、术不效，用五苓利水亦不效，用滋肾丸又不通。因思得一外攻之法，虽觉于胎有碍，然修园谓治病即是安胎，用之何害？

【处方】外攻法。用麝香一分纳脐中，上封梅冰二分、大螺蛳二个合捣成膏，以带束之。一时许，小便立通。麝香开诸窍通经络，合梅冰善于走窜。香为百药之冠，香甚性必温。用螺蛳以济火热之气，使关窍通，自无壅滞之危。次用补气血、固胞胎、暖子宫之药，一日二服。

熟地六钱　归身三钱　阿胶二钱　西党四钱　炙芪三钱　焦冬术二钱　杜仲二钱　断续二钱　川芎二钱　陈艾叶二钱　炙草一钱

水煎。

【效果】愈后于胎无碍。月足产儿如常。

远按：此法古有用之，但施于孕妇，未免危险。赖有补剂，以辅其不逮耳。若能先服补剂，一二小时后，再用此法尤为稳妥。

4. 胎前温疹案

丁涤烦（奉贤泰日桥镇）

【病者】刘三妹，年十九，住泰日桥镇。

【病名】胎前发疹。

【病原】冬令伏邪，至春阳升，感邪触发。

【症候】头面疹透，身热未衰，咳呛口渴，胎动腹痛。

【诊断】脉数，舌红少液。胎热则动，得凉则安。际此伏邪未透，里热正盛，恐胎元有下坠之虞。

【疗法】清热透邪，即安胎上策。

【处方】牛蒡子三钱　净蝉衣钱半　冬桑叶钱半　山栀皮二钱　细生地三钱　炒条芩钱半　连翘壳三钱　金银花三钱　象贝母二钱　广郁金钱半　炒蒌壳三钱　炒白芍钱半　葡萄藤尺许　燕竹茹二钱（包）

【效果】服后汗出疹透。复诊参入元参、青黛、甘草等清热化毒之品，胎安疹回，遂愈。

远按：清热透邪以安胎，可谓要言不烦。方亦轻清可法。

5. 胎前暑湿痢案

丁涤烦

【病者】何右，年近三旬，江西人，现寓泰日桥。

【病名】胎前暑湿痢。

【病原】妊娠之体，怕热甚于常人，夏令贪凉饮冷，暑湿因之内伏，至秋酿成痢疾。

【症候】腹痛后重，痢下不爽，小腹重坠，胃纳呆钝。

【诊断】脉弦滑而细软，舌腻。痢下数日，脾肾必伤。但胎元资生于脾，维系于肾，脾肾既虚，恐其小产。

【疗法】安胎化滞，清暑理湿。

【处方】焦白术二钱　炒条芩钱半　广藿梗二钱　刮苏梗二钱　焦建曲三钱　炒枳壳钱半　大腹绒二钱　广木香八分　西砂仁八分（打）　炒白芍二钱　赤茯苓三钱　粉甘草四分　炒阿胶钱半　带梗荷叶一角

【效果】一剂知，二剂已。

远按：下利努责，易于伤胎。此方轻举而运化之，故面面俱到如此，然论方法，究嫌太杂。

6. 产后痰阻案

吴宏鼎（住当涂护驾墩）

【病者】邓姓妇，年三十岁，住当涂。

【病名】产后痰阻。

【原因】身体肥胖，素有湿痰。戊辰十月十一日，喘咳嗽痰。

【症候】产后胸胁闷胀，一动即咳嗽吐痰，痰唾遍地满瓢，口中痰沫，牵丝不断。

【诊断】面色㿠白，脉息迟涩。此湿痰积于脾肺，咳吐而不能清。

【疗法】以二陈合三子养亲汤化痰下气，加冬瓜仁、苦桔梗等醒脾利肺。

【处方】仙半夏二钱　陈广皮钱半（去白）　　白茯苓三钱　炙甘草一钱　白芥子钱半（微炒，研）　　紫苏子钱半（微炒，研）　　莱菔子钱半（微炒，研）　　冬瓜仁四钱　苦桔梗二钱

【复诊】三剂即胸胁宽快，痰嗽渐稀，喘咳亦已，惟身弱虚晕。随进夺命丹，大补益之。

【次方】益母草两半（剉）

浓煎去滓，加芎、归末各二钱，陈酒、童便各一盏，冲服。

【效果】二剂后，嗽痰除，虚晕减，饮食略进，身体渐强。末又服一剂，虚晕全愈。

远按：此案治痰不难，妙在善后一方，适合病情，兼顾本原，所以可贵。

7. 产后中风案

庄云庐（住宁波东江解元桥）

【病者】张右，年三十许，住镇海县东管乡。

【病名】产后中风。

【原因】农家妇体强性勤，产后三日即亲自操作，至次日骤然发热，昏厥不省。急延同邑某医院西医，以为子宫病，曾施手术及注射无效。再次日，急足至甬，就某世妇科店问方治之，又无效。越日，又请某名医诊治，仍无

效。如是三四天，家人为预备后事，至市店市身后应需物。店主方某询其情形，知尚未死。又稔余适下乡应某富户聘，随谓其家人曰：曷勿请庄某一视？乃邀余便道往诊。

【症候】至则牙关紧闭，人事不省，恶露不下，大小便闭。

【诊断】症为产后中风。因牙关不开，苔不能见。自汗淫淫，脉息未伏。明是内外不和，上下阻隔。

【疗法】余拟复方，为桂枝合桃仁承气，复以当归补血，加牛膝、红花。嘱先服一剂，以觇动变。

【处方】桂枝三钱　白芍三钱　炙草二钱　生姜三钱　红枣六枚　桃仁三钱　大黄三钱（后入）　元明粉三钱（冲）　生黄芪一两　牛膝三钱　全当归三钱　红花二钱

【效果】诊后返甬，至次日音讯全无，以为已不救矣。讵第三日，该乡来有多人就诊于余，彼辈同称余为仙人。方知该妇服药后，病已大瘥，续服一剂，即能起床。

远按：此案注重在承气，闭开结解，便如无事，而施之于藜藿之体，尤为适宜，故收效如是之速也。

8. 半产血崩欲脱案

吴佩衡（云南昆明市甘公祠街廿一二号）

【病者】靖国军第二军部军需处长方子安夫人，年卅五岁，罗平人，前住云南昆明市红栅子十号。

【病名】半产血崩欲脱。

【原因】素患半产，民国十二年五月十二日，孕五月而堕。

【症候】初起腰腹坠痛，继则见红胎堕，血崩盈盆成块，小腹扭痛，心慌目眩，气喘欲脱。

【诊断】脉芤虚无力，两寸且短。唇淡红，舌白滑，质夹青乌。据其夫云，是晚曾昏绝二次。由素患半产，肾气大亏，气虚下陷，无力摄血，阳气有随血脱之势。以气生于肾统于肺，今肺肾之气不相接，故气喘欲脱。

【疗法】以四逆汤扶阳收纳，启坎阳上升为君，佐以当归补血汤，补中益气而生过伤之血，艾枣温血分之寒，引血归经。

【处方】黑附片五两　黑姜一两五　炙草八钱　北口芪二两　当归八钱　蕲艾二钱（炒）　大枣五枚（烧黑存性）

【复诊】十三日，一剂后，血崩止，气喘平，病状已去六七，精神稍增。仍用原方。

【效果】十四日，次剂服完，证遂全瘳。

远按：单方易，复方难，合仲景之方而制为复方则尤难。盖仲景之方，各有主宰，合为一方，轻重多少之间，炉锤非易。此案认证非难，看他处方分量，酌病情以剂其平，是真善读仲景书者，无怪收效之大而速也。

9. 乳闭案

陈无咎（上海新重庆路咸益里七一九号丹溪学社）

【病者】杨炳南夫人，住海宁路富华织袜公司，年二十三岁。

【病名】乳脉闭。

【原因】产后瘀血未清，更伤风寒饮食。

【症候】发热恶寒，左乳硬闭，翕翕刺痛，四肢软酸。由专门妇科诊治，月余无效。

【诊断】六脉沉着，两尺更潜。舌苔淡白。湿入奇经，上行任脉，因而左乳硬闭。

【疗法】清任解冲，去湿行血，与疝同法。

【处方】炒丝瓜络　炒橘络各五钱　络石藤一钱半　白苓块一两　炙乳香三钱　炒米仁四钱　破川浙贝各七分　当归须一钱半　黄木通三钱　白蒺藜一钱　炒橘核七分　葱白二条

【效果】一剂痛止，七剂乳通。

远按：此证之发热恶寒，由于乳脉阻滞不行而起化学的作用，与感冒风寒者不同，处方通经活络，不杂一毫表散之味，方法谨严，矩矱井然。惟案中更伤风寒一语，易引起读者误会，故抉摘而声明之。

10. 产后热结胞宫案

吴兆舜（山东省掖县籍，住安东福兴堂）

【病者】张芳芷之妻，三十二岁，居安东乡二区。

【病名】产后热结胞宫。

【原因】产后数日，但觉心烦。又数日，少腹陡痛。

【症候】少腹坚硬，胀满作痛，恶露断绝，手不可近，近则痛剧。

【诊断】六脉极涩，呻吟呼噪，近热炕则剧痛。脉涩者，内结也。手近拒按者，邪实也。近热剧者，里热也。少腹者，血之部也。邪热乘虚内陷，与恶露结于血室。昔贤以昼日明了夜间谵妄为热入血室。此病虽无谵妄，亦当以寒攻法施行。若因产后当温，必至误事。

【疗法】认定实为热邪，投寒攻之方。

【处方】当归三钱　川芎二钱　生地二钱　桃仁三钱　红花二钱　甘草一钱　大黄三钱　川牛膝二钱　乳香二钱　香附三钱　青皮三钱　紫草一两（煎汤去滓代水，取其凉血化瘀也）

【复诊】二剂脉象较前疏活，恶露下行。

【次方】当归三钱　川芎二钱　生地三钱　玄参二钱　桃仁三钱　红花二钱　甘草一钱　牛膝钱半　香附二钱

【效果】二剂痛止血行，神情平稳。遂止药以防产后过寒之失。

远按：此案断语精确，处方有法，与其姑息养奸者，不可同日而语矣。

11. 半产胞衣不下误伤子宫案

蒋梓琨（蚌埠）

【病者】蚌埠站售票员许筱山之妻，年三十一岁，住伦元里。

【病名】半产胞衣不下，致伤子宫。

【病因】甲子八月下旬，抱三岁儿往亲戚家，失足跌倒，震动胎元而堕。

【症候】胎堕而胞衣未下。当跌后下红时，大剂托补犹可保胎。检服前方，丹皮、益母混用。保恐不及，哪堪再破？竟致下血不止，胎元失养，自然顺流而下也。余曾治一程氏妇妊娠七月，下血盈盆，继下浆水。一日夜服气血两补安胎大剂三帖而复安。又两月余，竟产一男。嗟乎！妇科固难，而胎前产后尤难，可不畏哉！

【诊断】半产比大产不同，一属瓜熟自落，一属强摘而堕，更伤气血，又兼胞衣不下，迟则瘀血上逆不救。

【疗法】用牛膝散作汤，送煅花蕊石（此方数试皆效）。

【处方】川牛膝三钱　当归三钱　川芎二钱　生蒲黄二钱（布包）　净蝉蜕一钱　冬葵子二钱　滑石三钱　朴硝一钱

米醋二酒杯冲药，化煅花蕊石一钱。

服药后嘱咐接生婆细心办理。

【复诊】药后半小时，胞衣果下。奈接生婆毫无收生常识，手乱心粗，接取胞衣时误将子宫拖下，产妇当时晕去。乃令速备热水一盆，教稳婆将手浴温，轻轻上托。急取内服药饵，辅助升提。

【次方】大有肥黄芪一两　西枸杞子四钱　绿升麻一钱　白归身三钱　芽桔梗二钱　抱木茯神三钱　炙甘草二钱　柏子仁二钱

先灌人乳一碗接服药。外用米醋三斤，烧红铁器焠醋内放产妇面前薰之。

【三诊】子宫收上，人亦转醒。经此一番劳动，又患感冒，外表发烧，脉浮数沉涩。拟方微汗之。

【三方】芥穗一钱二分　全当归二钱　川芎一钱半　黑小豆六十粒（打开）　苏薄荷二钱　防风一钱　香豆豉三钱　鲜姜三片

【四诊】服后遍身小汗，朦胧睡去，表热悉退，脉息缓软，腹亦不痛，第精神困倦。此时不独气血双虚，奇经冲任已受大创。拟方调理善后。

【四方】全当归三钱　炒白芍一钱五分　枸杞子二钱　柏子仁二钱　炙草一钱　炒菟丝子二钱　杜仲二钱　丹参二钱　广皮二钱　姜炭五分　蒲黄炒阿胶珠二钱

童便为引。

【效果】上方加减四剂全愈。此证一误于跌后胎动，两进伤胎之品；再误于稳婆当胎下时，不急取胞衣；三误于取胞衣带累子宫。子宫即血海冲脉，赖带脉维系，虽活动而不可乱动，一坠而生死系之。迨子宫收上，复患外感，有人竟认为产后风。不知产后风乃厥阴肝风内动，血不涵木之险候，其脉细涩散大，唇青色败，手足厥逆，甚则角弓反张，咬牙切齿，与感冒相悬霄壤。证虽治愈，而以上所陈均关紧要，故详晰声叙，以作前车之鉴。

远按：此证屡濒于危，卒以获救，医者之认真，病家之信任，兼而有之。案末声明，尤可警醒庸医，发人深省。

12. 产后血虚感冒案

张生甫（慈溪费市镇）

【病者】胡右，年二十余岁。

【病名】产后血虚感冒。

【原因】产后血脉空虚，感冒风寒，化热挟痰入络。

【症候】舌蹇苔黑不语。手足半边不能举动，偏卧便难，恶露净。据云，初曾身热痉厥。

【诊断】脉涩不调。血虚本能生风，复感风邪，化热挟痰入络，气血瘀滞，故舌蹇不语，手足偏废便难。

【治法】宜祛风养血，活络达痰。

【处方】鲜嫩桑枝尺半　当归二钱　元参二钱　橘络二钱　鲜淡竹沥二两（分冲）　炒荆芥钱半　白芍二钱　知母三钱　火麻仁二钱

【复诊】舌苔黑衣脱去，但微绛不泽。系血虚津燥，稍能言动，便尚未通，知已中病。

【次方】元参二钱　知母二钱　白芍二钱　橘络二钱　鲜淡竹沥二两（冲）当归二钱　根生地钱半　枳壳八分　炒蒌皮三钱

【三诊】语渐加多，肢亦活动，便达胃开。宜四物汤加味，多服数剂，自得复原。

【三方】当归三钱　炒川芎八分　秦艽钱半　枳壳八分　丝瓜络二钱　白芍三钱　根生地二钱　陈皮一钱　竹茹三钱

【效果】三方步步收效，得庆全愈。盖得"治风兼治血，血行风自灭"之旨。

远按：此证为半身不遂之先兆，况在产后，治不得法，危险殊甚。看他着重养血，而不用呆滞之品，是处方之得当处。

13. 脾虚血热夹感案

李达三（住琼州府坊绣衣坊）

【病者】 王俊登妻，年三十八岁，住琼州海口西关。

【病名】 脾虚血热夹感。

【原因】 临产血崩，服大补剂而死胎坠，血止，腹痛，怯风。服生化汤二剂，陈李济苏合丸二个，发热头痛。昨医进白虎兼生化汤一剂，诸症如昨，而头痛尤剧。

【症候】 壬子六月廿三日，面微赤，骨节疼，口干不多饮。舌苔白，小便少。艰寐。

【诊断】 脉躁短，明是血热夹感，且由脾虚不统血所致。

【疗法】 用菊、荷辛淡解热而不伤血；丹、桑苦辛苦甘，活血而不碍脾；甘草甘平，补脾而不损血。

【处方】 菊花三钱　鲜荷叶三钱　丹参二两　桑寄生七钱　炙甘草七钱

【复诊】 脉稍静，不怯风，热稍退，头痛较轻。

【二方】 前方去荷叶，减菊花一钱五分、丹参五钱、桑寄生、甘草各二钱。

【三诊】 面不赤，骨节不疼，头犹痛。

【三方】 前方减丹参五钱、桑寄生、甘草各二钱

【四诊】 小便利，脉渐长。

【四方】 前方减丹参五钱，加生扁豆五钱

【效果】 服后大便溏一次，头不痛，寐酣五日。进四君子汤一剂，大便不溏，以后进八珍、十全大补汤各二剂以善后。

远按：血统于脾，物生于土，呆滞之药，名为滋补，究之阻碍脾胃健运之力，所损更大。此案处方和平，两面俱到，补而不滞，所以为佳。

14. 产后中暑案

胡星洲（住广总城内）

【病者】 吴姓妇，年三十余，住北乡。

【病名】产后中暑。

【原因】下血过多，血海空虚，时值酷暑，暑邪乘隙中之。

【症候】病经三日，发热神昏汗出，周身颤动。

【诊断】脉洪数，面赤如硃，口渴喜饮，舌边绛中黄糙。此真阴被劫，肝风欲动之象也。

【疗法】拟清营却暑，佐以熄风柔肝。

【处方】炒银花三钱　黑荆芥二钱　杜阿胶三钱　当归尾三钱　杭寸冬二钱　天花粉一钱五分　桃仁一钱五分（杵）　北五味五分　生粳米一撮　鲜荷叶一角

【效果】一剂后，热退汗收，颤搐已定。再诊去花粉、归尾，加萸肉、归身、熟地炭养血育阴之剂，不数日而痊。

15. 产后夹温案

胡星洲

【病者】阮姓妇，年二十六岁，住北城内。

【病名】产后夹温。

【原因】孕娠尚未及月，新秋感受温邪，壮热头痛，不数日而胎堕，以家贫故，未服药。

【症候】延至五日，发热不退，头痛口秽而渴，恶露时下，色如污水。

【诊断】脉左虚数，右浮弦，舌苔厚腻。知温邪伏于中焦，真阴被灼，须防痉厥之变。

【疗法】用当归、桃仁、丹皮、泽兰为主，以透肌清络佐之。

【处方】酒炒当归三钱　黑荆芥三钱　桃仁一钱半（杵）　泽兰叶二钱　银花炭三钱　鲜金钗石斛三钱　稆豆衣三钱　炒丹皮二钱　姜炒竹茹二钱　杜阿胶三钱　蒲黄炭一钱半　鲜佛手二钱

【效果】两剂热退食进，舌苔已化。复诊脉细而濡，大便解，恶露稀。再进养营调胃法，不数日霍然。

【说明】产后阴血大亏，最易受感，凡遇温暑，尤易竭阴。用药当清则清，当散则散，微宜佐以活络流动之品，以免瘀血上攻。若拘泥于产后宜温之说，鲜有不偾事者矣。但大苦大寒，似宜慎重。质之高明，以为然否？

远按：《金匮》列举三大证，其原皆由血虚，温热烁阴，产后遇之，尤为棘手。案内辟俗说之谬，指定正鹄，洵产妇之福音，方亦流动可喜。

16. 阴挺案

胡咸生（寓峡石育婴所）

【病者】沈右，三十五岁，住殳山北。

【病名】阴挺。

【原因】产后失调，恒居潮湿之处。

【症候】阴挺溲血，白带，少腹胀急，大便欲行不下。

【诊断】脉细涩，苔薄黄腻，舌本红。此营阴虚弱，湿滞气陷所致。

【疗法】调气化瘀，升举下陷之气，通利下焦，以祛湿浊，为通摄兼施之法。

【处方】炙西芪三钱 炒归身三钱 小蓟草一钱五分 西赤芍一钱半 升麻炭四分 制锦军一钱半 台乌药一钱半 刺猬皮一钱半 甘草梢四分 左牡蛎四钱 败酱草一钱半

【洗药】荆芥 皂角 槐花 生军 明矾 白芷 五倍子 蛇床子 乌梅 苦参 等分煎汤洗涤。

【复诊】溲血已止，余者虽轻未愈，总属阴虚气滞，摄纳无权。

【次方】盐水炒西芪三钱 炒归尾三钱 西赤芍一钱五分 台乌药一钱五分 小青皮一钱五分 炒延胡一钱五分 升麻炭四分 炮姜三分 官桂三分 刺猬皮一钱五分 藁本四分

洗法勿间断。

【三诊】白带、溲血均止，便行已畅。温邪渐化，气阴未复，因怒动肝，纳入脘胀。宜疏肝解郁。

【三方】炒柴胡四分 炒当归三钱 焦白芍一钱五分 炙西芪二钱 炒丹皮一钱五分 白蔹一钱五分 蛇床子二钱 卷柏二钱 焦米仁四钱 皂角针三分 生甘草三分 藁本三分

【效果】前后二十余日，服药十五帖，洗二星期，渐次收效，现已恢复。

远按：此等证，非内外兼施，升降并用不效，录之所以为女科家指示一门径也。

17. 产后伤风案

胡畏之（湖北孝感）

【病者】李某氏。

【病名】产后风。

【原因】产后在外劳力受风。

【症候】头汗出，发热烦躁。

【诊断】脉浮兼细弱，系血虚，风邪恋而不去。按，经云：产后风，发热烦躁，头汗出为欲解。今头汗出而不解者，良由脉细弱而不数，缓也。

【疗法】仿阳旦意投之。

【处方】粉葛根三钱　杭白芍二钱　紫苏叶二钱　酒子芩二钱　粉甘草一钱　生姜三片　大枣三枚　为引。

【二剂】去姜枣加当归二钱、陈皮二钱，粉葛根减半。

【效果】服初剂，身微汗，烦躁除。服二剂告瘥。

远按：产后血虚，不能却邪，得葛、归、芍、草助之，则力足而肌可解。盖邪已有欲解之势，因而导之，易为功也。

18. 产后暴厥案

周锡琏（松江浦南山阳镇）

【病者】同乡农方五泉之妻，年四十岁。

【病名】产后暴厥。

【原因】怀孕八月，胎前时觉内热，口碎舌干。乙丑九月廿八夜，腹痛临蓐，产后忽厥。

【症候】一起即厥，口吐涎沫，四肢冰冷，面色铁青。

【诊断】廿九，天甫明往诊。脉伏，面青，口噤不能翕张，舌色难辨，系新产气血暴夺，郁火挟瘀上升，猝迷心窍。药力缓不济急，先以外治引火下行，庶瘀不上升，待稍转机，再议治法。

【疗法】以井底浮泥涂于两足底心涌泉穴，干则易之，以三易为度。

【复诊】泥涂后厥势渐定，神志仍迷，脉沉细涩，舌红苔灰。是郁火下行，瘀不上升，转机之兆也。拟通瘀清营法。

【次方】炒归尾三钱　赤白芍三钱（炒合）　紫丹参三钱　生桃仁三钱　炒青皮三钱　酒延胡三钱（杵）　怀牛膝三钱（炒）　泽兰叶三钱　银花一钱半　炒丹皮钱半　真琥珀六分（研细，先用白水冲服）

【三诊】一剂后，下瘀甚多。神志渐清，面青亦退。惟转寒热，口频作渴，脉涩较扬。舌红稍淡，再宗前法加减之。

【三方】炒全当归三钱　焦白芍三钱　生地炭三钱　童便炒青蒿三钱　炒白薇三钱　黑山栀三钱　淡竹叶一钱半　酒延胡三钱（杵）　泽兰叶一钱半　茺蔚草三钱

【四诊】寒热已愈，神志亦清，脉芤软，舌淡红。拟进和调法。

【四方】川石斛三钱　炒当归三钱　紫丹参三钱　生地炭三钱　焦白芍三钱　山栀皮八分　童便炒青蒿一钱半　制香附三钱（杵）　焦山楂三钱　炒茺蔚子三钱

【效果】服后加以调理，逐渐而愈。

远按：此案治法甚佳，方亦灵活，堪为产科宝筏。

19. 妊娠下痢案

王竹铭（住昆明市）

【病者】昆明薛宝奎之妻徐氏，年二十五岁。

【病名】妊娠下痢。

【原因】戊辰仲夏，患腹痛滞下，时有六七月之孕。

【症候】发热口渴，下痢红白，里急痛胀，日夜数十次。

【诊断】脉数苔黄，小溲短赤，此暑湿积滞也。

【疗法】宜调气行血，利在速战，否则胎动，不可迟误。

【处方】葛根二钱　黄连二钱　川归三钱　槟榔二钱　生草一钱　生军三钱　黄芩二钱　白芍三钱　木香一钱　厚朴二钱

【复诊】胀痛已缓，痢下未止。仍主前方加减。

【次方】前方减葛根、生军，加滑石五钱、荆芥二钱。

【三诊】红痢已稀，小溲略长，热渴亦减。前方加减。

【三方】前方减滑石，加银花三钱、地榆三钱。

【四诊】痢减七八，胎安食进，腹胀全蠲。前方加减。

【四方】原方减槟榔、木香，加生地五钱、苁蓉三钱、阿胶三钱。

【五诊】痢已全止。宜调理脾胃，异功散加减。

【五方】潞参三钱　茯苓三钱　扁豆三钱　陈皮二钱　大枣二枚　白术三钱　炙草二钱　淮山三钱　砂仁八分（研，后入）　木瓜三钱

【效果】服三剂，精神复原，胎已无恙而全愈矣。约计不过旬日，共服药七帖耳。

远按：此案初方得力在甘草一味，盖妊娠六七月，正脾胃养胎之候，克伐之剂，难以万全，非有甘草以缓其中，则胎之能保与否，未可知也。

第二十四卷　虫蛊病案（凡2案）

1. 虫蛊案

尹性初（湖北武昌）

【病者】尹仁祥，年十二岁，住金口南亩山。

【病名】虫蛊。

【原因】邪热不杀谷，与湿化而作腐则生虫。

【症候】腹大青筋，胸高气促，不饮不食，干噎食臭。

【诊断】山下有风，其卦为蛊。风木乘湿土则生虫，三虫贮于一皿则为蛊。水盛则土败，不能生金以制木，而木乃侮之。食湿化合，蕴热生风，风生虫而虫蛊成矣。胸高气促者，虫上入膈也。

【疗法】宜燥土平风、导水杀虫之品以消息之。

【处方】制苍术三钱　防风二钱　使君子二钱　榧子肉二钱　甘遂八分　黑牵牛末二钱　焦山楂一钱　全蝎三个　大黄二钱　芒硝三钱

水煎服。

【次诊】服下约半小时，胸膈潮动，吐出缘虫数百，如煮熟豆芽菜状，长者四五寸，其色白，次者二三寸，其色红，小者寸余，其色黑。吐后胸部即平，干噎亦止。令将前药再进一次，导动四五行，泄出之虫亦如前状，腹乃大松。仍如前法进之，以绝根株。

【次方】即前方去防风、芒硝。

【三诊】进一剂，又泻虫甚多，腹痛即消其半，乃用导水之品为丸服之。

【三方】制甘遂六钱　黑牵牛二钱

共制为末，炼蜜为丸，如梧子大，分二十次吞服。每日早晚各一次，白汤送下。

【四诊】服丸一料，腹即全消，乃拟方为丸，调理脾胃。

【四方】制苍术三两　焦白术三两　使君子二两　条黄芩二两　苏半夏二两 广陈皮二两　砂仁八钱　六神曲二两　炙甘草一两

各制为末，和匀炼蜜为丸，如梧子大。每日早晚各服三钱，白汤送下。

【效果】共服二料，即身体增壮盛矣。

远按：此证此案，平淡无奇，录之以备一格。

2. 风邪久羁挟虫积案

王玉玲（泰县姜堰）

【病者】张与可令郎，年四岁，住胡家集。

【病名】风邪久羁挟虫积。

【原因】素因恣食甜物及肉类，停滞难消，由滞生湿，由湿化虫。诱因，秋后凉风陡起，肤腠不密，乘虚袭入。发热腹痛，神倦纳减。医以为伤食也，而用消导之剂；或以为秋邪也，而用凉散之品。一则表病治里，引邪深入；一则当温反凉，邪愈抑遏。汤药杂投，一无效果。

【症候】身热汗少，时发轻度咳嗽，鼻塞气粗，腹胀作痛，入夜热增口渴。

【诊断】脉浮缓微弦，舌淡滑苔白，检视下唇内泡粒累累。浮缓为风，唇泡主虫，显系风邪久羁，兼挟虫积为祟。病虽匝月，邪尚逗留肌腠，迄未传变。辛温解肌，热自可清。

【疗法】遵《伤寒》"太阳病八九日不解，表证仍在，当发其汗"之例，用柴葛解肌变法。

【处方】前胡钱半　干葛钱半　赤芍钱半　炒枳桔各钱二分　杏仁三钱　神曲二钱　广皮钱半　薄荷尖八分　赤苓三钱　制香附三钱（研）　焦楂三钱　鲜姜皮二分

【次诊】服后得汗热解，咳止气平，表证悉去。只有腹胀作痛，时发时止。发则腹部拱起如梗，手按可得。舌苔微化，脉不浮缓而沉弦。盖久羁之风邪已散，而顽固之虫积未除也。藩篱既撤，可直接杀而下之。化虫丸法出入。

【次方】鹤虱钱半（炒）　使君肉三钱（杵）　川楝子二钱（杵）　芜荑钱半（炒）　槟榔尖钱半　焦苍术钱半　川厚朴一钱（炒）　广青皮各钱半　焦楂三钱　六神曲二钱　广木香八分　制香附三钱（研）　乌梅肉二枚（焙）　川椒十粒（开口，杵）

【效果】进四五帖，先后便蛔虫二三十条，粘腻大解数次。腹痛渐止，腹胀渐消，胃纳渐旺，嬉笑如常，旬日而瘳。

远按：此案分内外施治，见证治效，凿凿如绘，学优而心细，佳案也。

第二十五卷　痈疡病案（凡 2 案）

1. 咬骨疽案

陈无咎（上海重庆路咸益里七一九号丹溪学社）

【病者】张锡庆夫人，住法租界牛医生疗养院，家在海宁路粤秀坊邻近，年三十岁。

【病名】咬骨疽。

【原因】痰核流注奇经，与瘀血相搏结。

【症候】初生荐骨，蔓延腿骨，由西医骨科割治三次。内脏发热，孔如蜂窠，病已三月。

【诊断】脉弦苔绛，发热失眠。病发于阴而移于阳，虽属恶疽，尚可内治。

【疗法】清血护心，生津解毒。一物石藤饮加味。

【处方】当归身三钱　茜草根五分　熟枣仁一钱五分　莲花须三钱　蒲公英一钱五分　忍冬藤一钱五分　炙乳没各三钱　生白芍一两　骨碎补三钱　天花粉八钱　石甘露藤二两

【效果】二剂热退能睡，五剂拔出脓头如蚕蛹者无数。历治三月告痊。

远按：此为阴疽内托轻剂，录之以备一格。

2. 乳岩案

余莘泉（住上海）

【病者】李萍芳之夫人方氏，年二十九岁，住上海英租界晋福里。

【病名】乳岩二期。

【原因】体秉素寒，寒气滞而痰凝也。经西医割治，既收口而结核益大。

【症候】日晡发寒，右乳下面结有硬核，如荔枝大，皮色未变，痒欲得搔。虽不见若何险恶，而多方诊治，均属无效，倘转入三期，则难为力矣。

【诊断】脉细缓，舌根苔白薄，舌身色淡。

【疗法】以薤白为君，使以直达乳部之品，外用先曾祖云石公遗方贴之。

【处方】薤白四钱　穿甲珠一钱二分（土炒）　　全当归三钱　川贝末一钱　白蒺藜四钱（炒，去刺）　蒲公英四钱　夏枯叶六分　鸡舌香三分　皂刺六分　鹿衔一钱　王不留行一钱　白桔梗三分　黄酒一杯

【外贴方】老生姜五钱　肥皂荚六钱（去皮弦）　　生香附末三钱　青葱白十寸　麝香三分

同捣烂。另用黄花地丁五钱，黄酒煎。取酒和上药温贴核上。

【复诊】服三剂，敷二剂，发寒已退，核消太半，脉转冲和，左关仍缓弱，此肝血未复也。

【次方】即于原方加鹿角末三钱，外贴前方。

【效果】服三剂，敷一剂，诸恙全愈。

远按：乳岩均称难治，得此案足为此证定一标的，亦女界之福音也。

第二十六卷　奇病案（凡19案）

1. 腹痛肠穿奇症案

尹性初（湖北武昌）

【病者】吴琴舫之佃人雷某，年三十余，住武昌南乡。

【病名】腹痛肠穿。

【原因】骤患腹中绞痛，二便癃闭，点滴不通。乡井放痧辈刮之砭之，或艾灼或服种种痧药，或用三因备急等丸以通之，或用蜜煎导以导之，而闭痛转甚。如此二十余日，投水悬梁，求死不得。一日求伊兄代挖土大黄二斤，熬汁一盆，顿服二碗，越半日，二便仍不行动，竟于少腹左边胀穿一孔。

【诊候】孔中粪水涌射而出，近桶许，腹消痛止，未几二便亦通，但所穿之孔，汁水潼流，无论饮食茶水，上甫入口，下即直趋孔中而出，原质依然，迁延三月，气息奄奄。

【诊断】细审此症，攻下虽峻，何能胀穿肠腹？大抵闭痛日久，热结肠中，如痈先腐，适胀穿耳。

【疗法】饮食既难停蓄，用药治之亦趋孔道而出，盖以肠腹既穿，则胃府之摄力即驰，使幽门阑门洞开无阻，遂失停蓄运化之权，治法几穷。询诸余师石瑞庭先生，筹思良久乃曰："试用一法，令圆椅高枕靠卧，不大动移，不饮茶水，不食杂物，每日两餐，惟用细米作干粥喂食半饱，使之逗留肠胃不速下行，再用生肌散深填孔中令满，外以厚膏封贴，加布巾略略束之，药待三日一换，以观效验如何。"

【处方】生肌散如下：龙骨一钱　象皮一钱　淮芪二钱　当归二钱　白芷一钱　元寸半分　冰片二钱　海螵蛸二钱

各制为末，合匀用之。

【效果】甫三日，大便下粪少许，创孔稍敛，再过二日，换药两次，则二便俱和，创孔全收而愈。

性按：此症初起，当为热结实症，若用凉下，用通关达窍之品为向导，必能泄动而愈，乃迭次误治，侥幸不死，竟于垂毙之日，用余师之法治愈，岂其有天数耶？愿医家病家两省焉？

远按：奇病而治法甚当，论断亦复精切。

2. 痰积肿痛案

尹性初（湖北武昌）

【病者】刘王氏，年三十余，住武昌大树巷。

【病名】痰积肿痛。

【原因】风湿热酝酿而成。

【症候】腰部右偏，肿大如盘，胀穿一孔，水流如注，疼痛异常，身如束缚。

【诊断】脉沉涩，舌苔厚腻，非痈非疽，乃郁痰流注故也。

【疗法】用芎、芷、乳、没、胆星等疏泄之品，酌加归、芪者，寓补于攻之义也。

【处方】生黄芪五钱　制乳香一钱五分　制没药一钱五分　当归身三钱　川芎二钱　白芷三钱　胆南星二钱　瓜蒌霜三钱　苏条桂四分　西大黄三钱　朴硝四钱

水煎服。

【效果】进二剂，泻动数行，病即衰其大半，去朴硝再进三剂而愈。

远按：此证亦奇，从疼痛异常上，认为可攻，是眼力过人处。

3. 水痘肿痛案

尹性初（湖北武昌）

【病者】吴左氏，年近四十，住汉口法租界美领事街。

【病名】水痘肿痛。

【原因】禀赋多热，又因其夫患虚寒重病，所服皆辛温大热之药，逐日煨药，致药气从口鼻吸入，既助其热，兼感风火而发。

【症候】半身以上，水痘密布，头面更肿痛异常，其热烙手，医投以清淡之方，而肿痛愈甚。

【诊断】六脉滑数，舌苔白厚，湿热蕴蒸，挟风则交炽于上，服清淡则腠理闭滞，气愈怫郁不得宣通。则风热蓄结益甚，宜肿痛水痘增剧也。

【疗法】宜辛凉开发，佐以苦泄咸降解毒之品，使风热宣散，秽浊荡涤，毒解而气和也。

【处方】葛根三钱　防风二钱　白芷二钱　银花二钱　海马二钱　全蝎二个　酒芩二钱　六曲二钱　大黄二钱　朴硝三钱

水煎温服。

【次诊】服二剂，泻动二三行，肿消痛止，为里热除而气机调和也，仍如前法。

【次方】防风　白芷　川芎各二钱　酒芩二钱　当归三钱　银花二钱　皂刺一钱　六曲二钱　大黄一钱五分

水煎温服。

【三诊】服二剂，水痘已结痂矣，依前方加黄芪，使元气来复，邪气不留。

【三方】生黄芪三钱　当归三钱　连翘二钱　川芎二钱　生地三钱　酒芩二钱　银花二钱　半夏曲一钱　车前子三钱　生甘草一钱

水煎温服。

【效果】三剂，身体即复原状。

远按：此证亦不经见，录之以备一格。

4. 梅核膈案

顾振呼（浦东傲雪村东市）

【**病者**】陆姓妇，三十余岁。

【**病名**】梅核膈。

【**原因**】青年丧夫，近又丧女，郁久而成。

【**症候**】初起遇哀哭，则喉间格格不能咽。三阅月后，已结有形如梅核大，吞之不下，咯之不出，妨于食饮。

【**诊断**】脉沉而滞，气郁所致，郁必化火蒸痰，凝结成形，梗塞于咽嗌之内，如梗梅核，故称梅核膈也。

【**疗法**】无形之郁火，宜疏之清之；有形之痰核，宜软之化之；外加劝导，佐药力之不及。

【**处方**】桔梗　青皮　郁金　法夏　海浮石　昆布　海藻　丹皮　条芩（酒炒）　蛤黛散　旋覆花　夏枯草

【**效果**】方法不出乎此，前后加减服甘余剂，其病若失。

远按：此案认证真确，说理透辟，处方重在软坚，虽不开明分两，以意求之，大约昆布、海藻，须视他药一二倍，方能奏效。

5. 强中案

顾振呼（浦东傲雪村东市）

【**病者**】金姓子，年二十一岁，住雪村之南。

【**病名**】强中精流。

【**原因**】初病时邪壮热经旬，遗精二次，热邪下注，致成肝肾邪火，而为强中精流证。

【**症候**】茎强不萎，精泄绵绵，痛如针刺。龟头偶触衣被，溺即不禁，短数而赤，刺痛益剧，必牵引周身战栗不安。日夜溲溺数十次，非溺出即泄精，靡有已时，阳终不萎，大便秘结，面目黎黑，心烦不寐。

【**诊断**】脉息沉数击指，两尺数大，舌黄边绛根黑，断为肝肾邪火充斥下焦，内燔精室，外灼膀胱，所以精窍溺窍同为火迫，有泄无蓄，与淋浊不同。

【疗法】前阴者宗筋之所聚，作强在肾，疏泄在肝，肝肾为主动，余皆被动耳。实火宜泻，咸寒泻火，苦寒沉降，庶或近之。

【处方】川柏三钱　龙胆草二钱　大青二钱　元精石三钱　杜牛膝三钱　盐炒泽泻三钱　知母三钱　根生地四钱　黑栀二钱　明琥珀四分　雄鼠矢三钱

【次诊】一夜尽两剂，阳事遂萎，胯间忽起一块，突然热痛，前方加元明粉大泻而退，诸恙亦渐止。

【效果】前后共服用知、柏、生地等大苦大寒之品，三十剂方克全愈，而脾胃之阳竟不稍碍。为人治病以来，其下焦火有如是之甚，而能久受大剂苦寒者，只此一人耳。

远按：此候惟见于说部，初以为诞，不图此君亲手治过，可见天地之大，无奇不有。病既不可以常理测，则用药之奇，自不待言。且惟下焦实火壮盛异常，故能久泄而不已；亦惟医者胆力雄伟，故能久进苦寒大剂而不惧。录之可以扩见闻而药孤陋。

6. 寒侵督脉滑精案

吴兆舜（山东省掖县籍，住安东福兴堂）

【病者】李元华，四十一岁，安东乡三区，肩挑贸易为业。

【病名】寒侵督脉滑精。

【原因】七年前，晨兴涉水而得。

【症候】无疼无痒，但觉身肢疲倦，俯仰不灵，每日滑精数次，屡医无效。

【诊断】六脉沉细而微弦，系寒绵日久，命火衰微，阴邪渐盛，损及督脉，精气不纳，津液下注，即经所谓督脉为病，腰脊乃强（即俯仰不灵）也。

按督脉起于肾下胞中，上行达颠顶。男子下行则循阳茎，女子下行则终阴器，阴邪恣肆，侵及督脉，真阳衰微，故阳关难闭也。

【疗法】久病当从虚治，以故纸、胡桃、杜仲、续断、菟丝子、枸杞子填其已伤之精，补其已损之髓。以韭子、巴戟天、肉桂、附子扶其已衰之阳，退其恣盛之阴。鹿乃阳兽，元阳足而督脉盛，故循脊膂达脑顶而生角。角者，元阳与督脉之余也，用其角，建壮督脉，以助元阳，阳关自闭，精自纳矣。

【处方】 故纸　菟丝子　枸杞子　杜仲　续断_{各三钱}　胡桃_{二枚}　韭子　桂楠　附子　巴戟天_{各二钱}　鹿角_{一两}（盐水调黄土裹煨，碎之，先煎）

二剂。

【复诊】 脉搏较前粗柔，腰脊稍觉疏活，滑精轻减。

【次方】 依前方加狗脊、益智各三钱。

【三诊】 用次方三剂，脉搏渐趋缓和，腰脊通活，俯仰自然，滑精亦止。

【效果】 治疗一星期，病痊食加，神色焕然。逾月相晤，今昔判若二人焉。

远按：从腰脊强一端，认为病在督脉。鹿角一味，即已提纲挈领，游刃有余矣。认证既确，收效自宏。

7. 血气上冲案

施瑞麒　（兰溪东门外孝子坊）

【病者】 许志荣之妻马氏，年廿八岁，东阳人，住兰溪南门驿前。

【病名】 血气上冲，俗名斗经。

【原因】 经期未净，男女交媾，以至精凝血滞，而成此危急之症。

【症候】 庚申十一月中旬，二更时，气逆上冲，肚腹膨胀，胸高气喘，汗出如珠，腹中绞痛，声嘎不能言语。

【诊断】 六脉浮洪搏数，舌白发热，腹中绞痛，汗出如珠。脉症合参，此血气上冲之症也。

【疗法】 用局方牡丹皮散，以山棱、蓬术破瘀为君，以延胡、桂心、归尾、赤芍行血活血为臣，以川牛膝引诸药下行为佐，加酒以速行其血气为使也。

【处方】 京山棱_{二钱}　蓬莪术_{二钱}　猺桂心_{八分}　当归尾_{三钱}　赤芍_{二钱}　延胡索_{二钱}　牡丹皮_{二钱}　川牛膝_{二钱}

酒水各半煎服。

【效果】 先灸脐下气海、关元三壮而腹痛止，后服此药一剂即愈。

远按：此证利在急攻，缓则败矣。灸法引气归元，效力尤捷。

8. 妇人交节奇证案

石宝琛　（湖北武昌）

【病者】刘王氏，年三十余，咸宁人。

【病名】交节证。

【原因】湿热蕴于血室。

【症候】每年三四月之交，饮食渐减，肌肉渐消，面黄神疲，月信不行。至五六月时，热茶粒食不能入口，每日惟频饮冷水，食藕、梨、水果而已。夜则用凉水一盆，浸布巾二条，仰卧枕簟，将所浸湿巾贴胸上，热则易之，方能安睡，否则胸中即燥烈如火，由是枯瘦如豺，几至不起。然至八九月则病渐退，食渐进，元气渐复，冬腊正月健如常人，如是者已六年矣。医治不效，壬辰七月始求余诊。

【诊断】脉沉细而数，兼见代象，合脉证而细审之，乃知病因湿热蕴于血室，血室与肾为邻，血室之血瘀不行，则肾阳之化机亦滞，化机滞则水不上滋，火不下降，即《国语》所谓"阳伏而不能出，阴迫而不能蒸"之义也。阳生于子而极于午，阴生于午而极于子。十二月各有司令之气，而人身十二经亦随之流通。冬至一阳初生，水泉萌动，又值水旺之时，稚阳不敢与争，此病所以渐臻平复也。一交三月，辰土司令，胃属辰土，土克水，胃中之津液渐干。四月则巳火当权，脾属己土，火土燥，脾中之津液益涸。再至心属午火，小肠属未土，午未之月，火土亢极，脾胃之间，纯是一团燥热，譬之大旱之时，天气不降而阳亢于上，地气不升而炎蒸于下，田园旷野虽设法灌溉，终非雨露之真阴可比，此病之所以有日惟饮水等证也。

【疗法】拟引阳生阴之方，佐以化气行瘀之品，乘时而消息之。用白术为君，补脾土之虚而去其湿；乌附为臣，启肾中之阳而生其阴，用桂枝、益智行膀胱之气而化其滞。又取五味之酸，合白术用之，庶生其津而不燥；取白芍之苦，合桂附用之，庶敛其阴而易滋；取姜枣之微辛微甘和营卫而调周身之气。尤妙在大黄一味，上以润肠胃之枯焦，力折如焚之火，下以济桂附之辛燥，兼去血室之瘀。至于制药之法，分两之轻，盖以病气日久，必须从容缓调为妙也。

【处方】微炒白术三钱　乌附块二钱　桂枝一钱　益智仁一钱五分　五味六分

白芍二钱　大黄一钱　煨姜一片　红枣五枚

水煎服。

【次诊】三剂，病渐减。前方去大黄加洋参、桃仁，恐大黄之过降而伤其液，取桃仁以逐其瘀，洋参以助其液也。

【次方】炒白术三钱　乌附块二钱　桂枝一钱　益智仁一钱五分　五味六分　白芍二钱　西洋参二钱　桃仁三钱　煨姜一片　红枣五枚

水煎服。

【三诊】七剂而诸症悉除，依次方去五味加红花、木通，以正气既复，始重用去瘀行滞之品，以绝其根也。

【三方】炒白术三钱　乌附块二钱　桂枝一钱　益智仁一钱五分　白芍二钱　西洋参二钱　桃仁三钱　红花二钱　木通二钱　煨姜一片　红枣五枚

水煎服。

【四诊】二十余剂，交九月而月水即行，病乃全安。三方去桃仁、红花，加黄芪、当归，以经血既行，再用补血以善其后也。

【四方】炙黄芪三钱　当归三钱　炒白术三钱　乌附块二钱　桂枝一钱　益智仁一钱　白芍二钱　西洋参二钱　木通二钱　煨姜一片　红枣五枚

水煎服。

【效果】嘱令次年正二月，于交节之先，照服十余剂，遂不复发。此乃概未经见之证，如非反复推求，神而明之，乌能得心应手如是耶？是有不可以言传者。

受业尹性初曰：先生谈理深透，步步引人入胜，制方尤法律谨严，惯用甘润辈何曾梦见？

远按：此案从四时气化上，反复推求，而得其症结之所在，可谓心微如发，用药亦层次井井，洵桓文节制之师。此等方案，不可多得，惟苏子瞻谓"功之成，不成于成之日，盖必有所由起；祸之作，不作于作之日，亦必有所由兆"，此等痼疾，其发生必非偶然，医者对于此层未加探讨，是一罅漏。以意逆之，当是由于经水适来时忽于防范所致，交合、澡浴、感冒风霜雨露数者必有一焉，恨道阻且长，年湮代远，未能访医者病者而一诘之。

9. 膀胱胀案

叶鉴清（上海厦门路贻德里）

【病者】陆寅生翁，富商，四十七岁，南泥城桥。

【病名】膀胱胀。

【原因】因忍尿而起。

【症候】满腹胀痛疠急，小腹更甚。

【诊断】脉来弦劲，用金铃子散参调肝通气药，无效。从肝胃气治，亦无效。西医断为盲肠炎，外用灌肠法，内服药水，大便水泻，胀痛不减，溺时点滴，胀痛更甚。辗转数日，津液受伤，不寐渴饮，乃延余诊。因思《金鉴》有膀胱胀症，姑仿其法治之。

【疗法】通关利窍，清宣膀胱。

【处方】柴胡梢八分　焦山栀一钱半（姜汁炒）　金铃肉一钱五分　枸橘一枚（打）　生草梢五分　元胡索一钱（盐水炒）　橘叶一钱五分　木通五分　车前子三钱　橘核四钱（打）　滋肾丸一钱（开水吞，另）

【二诊】小便畅通，大便随行，痛胀十去七八，惟神疲倦卧，醒后口苦渴饮，膀胱机窍渐利，气阴均已受伤，脉来尚弦，昨方既合病情，当再守其制。

【二方】柴胡梢七分　生草梢五分　金铃肉一钱五分　原金斛三钱（先煎）　通草八分　淡竹叶一钱五分　焦山栀一钱半（姜汁炒）　橘核四钱（打）　灯心三扎　滋肾丸七分（开水另吞）

【三诊】小便已利，尚赤而热，腹痛已和，时有鸣响，胃纳渐展，夜寐安适，脉转细软。斯病由忍尿而起，仅属膀胱气阻，并无他邪，故气一通即愈，治再调和膀胱气化，以善其后。

【三方】萆薢三钱　赤苓三钱　原金斛三钱（先煎）　金铃肉一钱五分　橘叶一钱半　竹心三十支　焦山栀一钱半（姜汁炒）　生草梢四分　橘核四钱（打）　灯心三扎　通草八分

【效果】服两剂全愈。

远按：强忍小便致病，《内经》略有言及，惟语焉不详，得此案发挥之，足为医界开一法门。

10. 月经异证案

石宝琛（湖北武昌）

【病者】喻玉田之侄妇，年三十一岁，住武昌修贤里。

【病名】月经异证。

【原因】气化有限，经路不舒。

【症候】面色红活，肌肤如常，精神举动，毫无病状。询据姑嫜云，此妇自幼至今三十一岁，月信并未行过，然亦无甚大病，因求高明一诊。

【诊断】诊其脉亦如平人，惟两尺沉弱而涩。因遂断其气化有限，经路不舒。何则？女子之经血，名曰癸水，盖谓天一生壬水，地六癸成之。壬水者，天生之雨水也，阳水也，生于日中之真阳，男子之精应之。男子之精必待阴气之接而始泄，犹天生之雨，必待地气之升而始降也，是阳水如日，晴则涵，阴则泄，故阴晴无定候，涵泄亦无定候也。癸水者，地中之流水，阴水也，成于月中之真阴，女子之血应之。女子之血，不必阳气之接而亦行，犹地中之水，不必天气之降而亦行也。是阴水如月，盈则流，虚则注，故盈虚有定期，而流注亦有定期也。且女子血室之血，卒视肾中之气化为转移，气化不前，则血必少，气化太过，则血必多，气化得其平，则血始应期而至，此一定之理也。然则此妇之经血，三十一而不行，而又不觉其为病，此何故耶？盖气化不前，兼以血室中经血出路之机关不利，使血注胞中相安如常，犹之泉井之水，有来源而无去路，不取不溢，不引不流，使水注井中相安无事，即井水不打不满铉之谓也。夫岂女子不月，经血逆行，血枯血瘀之为病者，所可比哉？然则何由的知此病之原而投方之效耶？盖以证脉如常，惟尺脉微弱而涩，始知气化有限，经路不舒使然。至于有经不行而受孕者，有数月一行、一年一行、数年一行而受孕无病者，皆此类也。而古人谓性情乖僻，岂尽然哉？

【疗法】方用温经等药，助其阳而生其血，用通经等药，去其滞而畅其机，犹井中之水，取之使溢，引之使流耳。

【处方】淮芪四钱　当归身三钱　桂枝尖一钱五分　川芎二钱　桃仁三钱（去皮）红花三钱　益智仁二钱　淮木通二钱　炒小茴六分

令服十剂再诊。

【效果】不意仅越数日，服药七剂，经即行矣。由是应期如常，次年竟举一子。

远按：生理之异，古今常有，骈胁枝指，此异之见于外者，天阉两性，此异之藏于内者，历史所载，更仆难数。此案亦是类之一端耳，似无庸认以为病，反蹈庸人自扰之弊，惟案内论断透辟，理或有之，录之以广见闻，而资研究。

11. 虚汗异证案

石宝琛　（湖北武昌）

【病者】李金门，年四十余岁，住武昌修贤里。

【病名】虚汗异证。

【原因】夏月服务过劳，感受暑湿，交秋病作。证类伤寒，用香薷饮、清暑益气等汤，外证虽愈，惟时常盗汗自汗，莫可如何。诸医纯投清润甘寒，愈治愈剧，延至九月，遂成异状。

【症候】不惟盗汗自汗，偶见日光灯光，即大汗不止。偶食热茶热饭，汗亦如之。夜不安睡，闻声即惊而大汗淋漓，日惟深居暗室，略食冷物、饮冷茶而已。

【诊断】是日天阴，见其尚在堂奥，病容虽甚，而言谈起坐尚能支持。诊其脉，两尺沉迟，寸关大而有力，因断为心火不降，肾水不滋，故多惊悸、烦躁、盗汗、自汗之证，而前方清润甘寒之品，皆非对证。

【疗法】重用归芪，调营卫而补大亏之血，用参附固脾肾而启下焦之阳，用黄连小麦撤心热安心神，而止其悸。佐以龙骨，使浮者敛而镇之；佐以桂枝，使郁者开而宣之，俾上下交而水火济，则病自除。尤要在大黄少许，使承上焦之气速之下行，而快收其效也。总之，汗出于心，究不外仲师泻心诸法。

【处方】淮芪八钱　党参三钱　当归三钱　炮附块二钱五分　煅龙骨三钱　桂枝一钱二分　黄连五分　大黄一钱　小麦一合

水煎服。

【效果】越六日，伊竟乘舆来谢，谓服药四剂，病已全愈。惟元气未复，尚求调摄一方。乃将原方去大黄，桂枝只用八分，嘱其再服数剂而全安。

受业性初按，清润甘寒，医家病家，多蹈此弊。得先生此案，可为当头一棒。

远按：此方用桂枝加龙牡之意，而参以泻心之法，神而化之，足征其学问深而思虑密，惟案内疗法一栏，枝枝节节而解之，非第支离琐碎，且反足以晦其全方之妙处，故不揣固陋，而为揭其要点如此。

12. 行经反常案

范葆谟 （浙江天台）

【病者】车邦诰妻刘氏，年三十二，住花桃庄。

【病名】行经反常。

【原因】少年淫欲太过，有损冲脉。冲为血海，血海干枯则经脉逆转，失其顺行之常道。

【症候】面青唇紫，后便纯血，腹微痛，后重甚。医作血痢治之，愈治愈坏。一旬后血止，身烧热，心懊恼，小腹稍觉胀闷，不舒展。必俟大便去后，人乃畅遂，饮食方进。每常如此，或一二月一次，或三四月一次，已成常经矣。

【诊断】脉浮芤，重按则革，惟左尺弱而涩，参之脉理，此行经反常症也。余治张哲然妻产后病，用破瘀之药，连服三剂，瘀血不行，后反下血，病者自言前产亦如此。因此可以知车刘氏后便之血，是经血，非痢血也。大便所以难者，由血液干燥，不能流通，用增液汤以润之，作增水行舟之计。

【疗法】取元参为君，味苦咸微寒，壮水制火，能启肾水上潮于心；麦冬治心腹结气，亦能补能润能通之品，故以为臣；生地补血生津液，又能通二便，以之为佐；加油当归、油川芎以润大肠，水增舟行，自然之理，大便无秘涩之虞矣。

【处方】黑元参一两　细生地八钱　大麦冬八钱　油当归四钱　油川芎四钱
水煎服。

【效果】大便去后，人已畅遂，饮食如常，嘱令每月服八剂，归脾汤、温经汤间服。服之八个月，经水微见。至一年后，经水调而人复原。

远按：此证与前录之月经异证案，皆为生理之特异者，惟前起居饮食如常，可以勿药，此则血来血止，均有不适，未可任令滋蔓，致遗大患，处方滋液以润便，洵为扼要之图，病名一栏，仅注反常二字，不甚明白，僭增行经二字，论断中亦颇有芟削，以省支离，未知有当万一否也。

13. 暗经受孕案

张嘉湘　（住奉化大桥）

【病者】周右，二十岁，住城内。

【病名】暗经受孕。

【原因】素无经水，按月足心出血，以伤药傅之，不止。二三日后自止，后忽受孕，自以为病。

【症候】纳食作呕，头晕目眩，四肢乏力，神疲体倦，腰背酸楚，腹大而疼，小便不利。求诊数医，均投通利破积之剂，则腰腹愈痛，如有物下堕，足心血涌不止，发热烦躁，口渴引饮，时有晕厥。

【诊断】脉弦滑，两尺较甚，乃暗经受孕之诊，乱投攻利乃耗其气，气虚不能摄血，血不养胎，无怪足心血涌不止，腰腹愈痛也。胎漏血少，不能上润，故口渴发热，胸闷烦躁。阴不济阳，虚阳上浮，故时有厥冒。若再投攻利，至气衰虚，则胎下堕矣。

【疗法】宜以芎归胶艾四物汤，略加姜附补血安胎，滋阴敛阳。

【处方】川芎一钱半　当归身三钱　阿胶珠三钱（火烊冲）　艾叶一钱　炙甘草一钱　熟地黄四钱　白芍药二钱　淡干姜一钱　附片一钱

【二诊】服二剂，晕厥已止，口渴引饮，烦躁愈甚，面赤壮热，腰腹仍痛，足心之血较淡，仍宜前方增损。

【二方】白归身三钱　阿胶珠三钱（火烊冲）　炒艾叶一钱　地榆炭二钱　炒白芍钱半　熟地黄三钱　炙甘草一钱

【三诊】腰腹疼痛较愈，足心之血时出时止，渴仍喜饮，发热烦躁，仍以前法增损，合当归补血汤为治。

【三方】当归身三钱　炙黄芪一两　阿胶珠三钱　麦门冬三钱　地榆炭二钱　蕲艾叶一钱　酒炒白芍钱半　熟地黄四钱　炙甘草五分

【四诊】足心血止，疼痛热渴较愈，宜当归补血汤，合杜仲丸为治：

当归身三钱　炙黄芪一两　杜仲三钱　川续断三钱

【效果】服二剂，热渴腹痛均愈，而腰仍痛。以杜仲丸每日三钱，一周后腰痛止，至十二月下旬果得一雄。

远按：此案从脉候上认为暗经受孕，自是卓识，惟叠经攻伐，阴伤烦躁，姜附实非所宜，服初方而烦热益甚者以此也。特为揭出，以明用药之非易。

14. 钻心痧案

柯泽菴　（泰兴黄桥）

【病者】钱丁氏，四十八岁。

【病名】钻心痧。

【原因】己巳十二月十九夜，被匪复送帖求洋数百元，不与则与为难，嗣后居不安，食不饱，无日不在愁闷中，迄庚午三月十三日病发。

【症候】骤然恶寒腹痛，上及胃脘，片刻坚硬刺痛，手足抽掣，数人不能胜。既而目上视，呼吸毫无，若尸状，少顷气转，连呼不好，如是者屡。

【诊断】脉左部沉实，右部弦细，舌苔淡白，木来克土，肝气逆上，冲胸为患。

【疗法】病势凶猛，大有不可一息之概。先以唐栖痧药丸合藿香正气丸济燃眉之急，继以沉香、枳壳、槟榔、乌药降逆为君，藿香、木香、青皮、陈皮、苏梗、薤白，理气为臣，其余和中为佐。

【处方】沉香一钱　枳壳二钱　乌药一钱半　槟榔二钱　藿香二钱半　木香三钱　青皮一钱半　陈皮一钱半　苏梗二钱　薤白三钱　良姜一钱　厚朴一钱半　金铃子三钱　娑罗子三钱　香橼皮一钱

【效果】煎成，俟病潮过后尽予之饮，俄而逆气顺下，辘辘有声，胃脘痛止，病潮亦不复作而愈矣。

远按：此病由忧郁而发，势猛似痧，故亦名痧，有顷刻闭绝之虞，录之以为万一之备。

15. 阴寒缩阳案

邢玉田（住南昌西龙须巷）

【病者】裘君；年卅五岁，新建人，来省住龙须巷。

【病名】阴寒缩阳。

【原因】夙质文弱，阴阳两虚，适因有事晋省，迟误便船时间。步行卅余里，抵省倦甚。饭后浴罢，临风睡熟，寒中阴分，五更无梦遗精一次。次日又食西瓜，是为最重之诱因。

【症候】半夜腹痛，渐及少腹，牵引阳物，睾丸抽上，阳物内缩。

【诊断】脉沉细欲绝，迟至三至。面白唇淡，舌苔滑白，是阴分中寒，缩阳危症。

【疗法】内服黑锡丹，化开凝结之阴寒，藉以回阳固本。一面艾灸脐下三穴，灸至鼻尖见汗，或腹中之阴凝化开，闻有气行之微响，则病愈灸止。

【灸法及穴道】自肚脐至毛际，共为三穴，每穴相距一寸半，穴名关元、气海、丹田，分寸之长短难定，因人身高矮不同，总之三穴排列即可。用大片生姜盖于穴上，以搓至极熟艾叶三团，如桂元核大，燃于姜片之上，燃尽又换，见上述之汗或响声为止。

【处方】用生姜艾叶，泡开水，送吞双料黑锡丹五钱。

【复诊】翌晨尚觉恶寒，精神疲乏，寸关脉较昨略起，然仍迟弱，尺尚沉细，宜用温肾固阳之剂，驱散漫之余寒。

【次方】胡芦巴二钱　炒故纸三钱　巴戟天二钱　炮姜炭一钱五分　炙甘草一钱五分　黑附片三钱　泡吴萸二钱　炒白芍二钱　生龙骨三钱　桑螵蛸二钱　宣木瓜二钱　大红枣三枚　生姜二片

水煎服。

【效果】灸至半时，鼻尖微汗，内服之药力，亦渐发作。睾丸阳物，恢复原状，进次方两剂，精神畅旺，不再恶寒，病痊愈矣。

远按：虚劳将死，及修道达坚定阶级时，皆有阳具缩进少许之现象，惟并不自觉，毫无痛苦。此证则自觉其缩，且有抽痛，诚医界之奇闻，然以如是阳绝之候，灸之可挽，足见灸法之能起死回生也，亟录之供我医界共同之研究焉。

16. 寒犯心脏案

周禹锡（住四川隆昌县拯瘵轩）

【病者】李嘏常，年三十二岁，陆军十二师骑兵团书记，驻防隆昌县禹王宫。

【病名】寒犯心脏。

【原因】仲冬患感，初经误治，邪陷少阴，发为咽痛。嗣投苦寒药数剂，服黄连至两余，病愈剧。脉沉小而紧，投麻黄附子细辛汤，一剂病愈。隔一日，疾大作。

【症候】满床乱滚，心痛如割，大呼救命，泣谓三竖作祟。每痛时心中有三人相语，如军队呼口令，曰动则痛急欲死，曰止则安静如常，每次痛约半小时方止，逾时复作，精神困乏，不能饮食，余无他恙。

【诊断】脉三五不调，乍大乍疏，非结似代，舌绛不鲜。脉症合参，断为过服苦寒之药，心胸受寒，引导动下焦之阴气上逆，弥漫心阳，其旋发旋止者，因心阳一开，则阴邪渐退，故痛稍定，旋复上犯，故痛又作。

【疗法】阴邪上犯，非大建心阳，如日丽天中则阴霾必难立破，拟大建中汤以建心胸之阳。

【处方】蜀椒四钱（去核，炒去汗）　　干姜八钱　　野台参二钱　　净枣皮二两（去核）

急流水煎取二钟，分三次服。

【效果】药甫下咽，病者心间忽大动，频作小语，曰捉我者至矣，盍去休，曰诺。言罢自觉气机下行，心里顿然宽舒，旋至小腹，转矢气数声而痊。余药亦未再服。

远按：心为君主之官，邪犯之，安有生理？是不过犯及宫城耳，姜椒为厥阴温经之药，与病情亦复相合。读此方知晋候二竖，为精神病变上实有之症状，非左氏之浮夸也。

17. 呕吐绿痰案

谭意园（住芜湖长街状元坊巷内）

【病者】黄焕文，年十八，湖南人。

【病名】呕吐绿痰。

【原因】先日头痛，忽恶寒发热。

【症候】吐出痰涎，纯是深绿色，一昼夜不息。饮食进口即吐出，口苦，心烦不安，小便短涩。

【诊断】脉左搏指有力，舌苔黑而干，是肝胆两经风火郁结所致。

【疗法】先宜苦温降痰，继宜安胃和脾。

【处方】炒竹茹二钱（姜汁炒）　炒枳壳一钱　制半夏一钱　广橘皮一钱　云茯苓三钱　炒山栀一钱　吴茱萸五分　黄连五分

【次诊】二剂，呕吐即止，舌苔稍滑，左脉软，热退心仍烦。

【次方】法半夏一钱　广橘皮一钱　云茯苓三钱　川黄连八分　炮干姜一钱　乌梅三枚

【三诊】二剂，身热退清，心亦不烦，舌苔转白，脉和缓，拟扶脾以进食。

【三方】潞党参二钱　焦白术一钱　云茯苓三钱　制半夏一钱　广橘皮八分　泡干姜八分　缩砂仁八分

【效果】二剂，食量大进。按，肝胆两经治法，古人每寒温并施，以厥阴之寒、少阳之火相为倚伏，故用山栀、黄连清少阳胆经之火，吴萸、干姜温厥阴肝经之寒，惟呕多伤脾，终以扶脾收功。

远按：此案说明肝胆治法，足开后学心胸，且可与仲景泻心诸方相发明，学者隅反可也。

18. 产后奇症案

谢铨镕（住四川成都海会寺街）

【病者】刘姓之女，高姓之妇，住北新街。

【病名】产后奇症。

【原因】平日气虚血弱，于民国四年十月初二日临产，用力太过，挣破膀胱。

【症候】产后气促神昏，满腹坚硬如石，三日后恶露全无，小便直流不禁。

【诊断】诊其脉，沉细之中，隐带滞象，此乃元气大虚，恶露停滞。

【疗法】不补则元气欲脱，补之则瘀血壅闭，姑拟活血通瘀一方，药味之克削者轻而又轻，取其意，不执其方。

【处方】秦归三钱　川芎一钱　胡索八分　桃仁五分（去皮尖）　炮姜八分　官桂八分　丹参二钱（酒洗）　血木通一钱　小黑豆三钱（炒黑）　益母草一钱

【复诊】服后恶露稍见，气促神昏，满腹坚硬，小便不禁仍如前。乃思得外治法。

【次方】用天脚使女旧鞋，烘熨少腹，取其以人之元气，运血海之源泉。间日复以食盐炒热，布帕包熨，取其咸能软坚，咸能入肾化血海之坚凝。药剂仍服前方。

【三诊】七日以后，恶露全通，包块渐散，神气渐爽，饮食渐加，惟小便不禁如故，此膀胱有损，未整理也，乃制补胞散一方，取破而复补之义。

【三方】北建芪五钱　秦归身五钱　熟地黄三钱　广陈皮三钱　苏芡实五钱　潞党参五钱　白绢一幅煅灰冲服

【四诊】服后小便渐能收束，但虚象尚有，乃以气血两补法使其气血复元。

【四方】高丽参四钱　贡白术四钱（土炒）　云茯苓三钱　炙甘草二钱　秦归身三钱　老川芎一钱　熟地黄三钱　酒杭芍三钱　上安桂七分　黄附片一钱

【效果】三剂后，二十余日，得收全功。

【说明】愚按此症，是产后之最危险者也。单养贤曰：产后腹痛兼血块者，宜服生化汤加桂，此温经行血之义也。朱丹溪曰：有收生不谨，损破产妇尿脬者，致大痛淋漓，用猪羊胞煎入药，以参芪为君，归地为佐，桃仁、陈皮、茯苓为使，于极饥时饮之，令气血骤长，其胞自愈。所主之方，皆仿照两贤立论脱胎而出，宜其服之，挽回造化也。

远按：此证虽经丹溪发明，迄未经见，录之为临证者之一助。

19. 气利案

吴兆舜（山东省掖县籍，住安东福兴堂）

【病者】马占鳌，五十二岁，宽甸县籍。

【病名】土衰气利。

【原因】中气不建。

【症候】频出虚恭，昼夜无次，有时虚恭出，粪亦随之，虽在行路，常有污秽裤裆。医治年余未瘥。

【诊断】脉搏虚弱，为土衰，谷气不能内充，故脉象松软也。考《金匮》有阴吹，是谷气之实，阳明之气，不由谷道通行，逼迫而由旁道下泄，用膏发煎润肠通大便，使矢气归旧路，法至善也。若寻其对面，则为气利，是三焦之气不利，膀胱之清窍不通，用诃黎勒散固肺肠之气，以开其清窍，使水行气畅而气利止矣，是偏前者后之，偏后者前之，两相对照，使无过不及也。

【疗法】当收纳金气以固肺肠之气，再佐培土之品。《金匮》云：气利，诃黎勒散主之。唐宗海补注云：气利即矢气，俗所谓放屁也。兹遵其法，因药味单独，改用真人养脏汤，重用诃子为君，罂粟为佐，以纳金气固肺肠，肉蔻、于术、甘草、党参补中州以厚土，桂楠补命火以生土，芍药平肝以免侮土，当归润肠，木香行气。

【处方】诃黎勒一两　罂粟壳二钱　肉豆蔻三钱　西当归钱半　桂楠钱半　广木香一钱　于潜术三钱　杭白芍四钱　西党参三钱　汾甘草一钱

【效果】连服四剂，渐次就痊，可知古方活用，无不奏效者。

远按：是案论《金匮》治阴吹、气利之理，透辟精湛，处方亦详密，悉合病情。惟粟壳有毒难用，毒药治病，古人所慎，鄙意重用诃子收涩之力已足，似无庸叠床架屋，加此有毒之粟壳也。